新发突发传染病流行病学

主　编　刘　民　梁万年

编　者　（按章节顺序排序）

刘　民（北京大学）

梁万年（清华大学）

王全意（北京市疾病预防控制中心）

郑　阳（北京市疾病预防控制中心）

冯兆民（北京市疾病预防控制中心）

吴　敬（中国健康教育中心）

金莲梅（中国疾控预防控制中心）

景文展（清华大学）

廖凯举（中国疾病预防控制中心）

王亚东（首都医科大学）

王亚丽（中国疾病预防控制中心）

周　蕾（中国疾病预防控制中心）

韩　辉（中国海关科学研究中心）

吴　俣（北京大学）

杜　敏（北京大学）

刘　珏（北京大学）

北京大学医学出版社

XINFA TUFA CHUANRANBING LIUXINGBING XUE

图书在版编目（CIP）数据

新发突发传染病流行病学 / 刘民，梁万年主编．
北京：北京大学医学出版社，2024. 8. -- ISBN 978-7
-5659-3190-1

Ⅰ．R18

中国国家版本馆 CIP 数据核字第 2024M0S341 号

新发突发传染病流行病学

主　　编：刘　民　梁万年
出版发行：北京大学医学出版社
地　　址：(100191）北京市海淀区学院路 38 号　北京大学医学部院内
电　　话：发行部 010-82802230；图书邮购 010-82802495
网　　址：http://www.pumpress.com.cn
E-mail：booksale@bjmu.edu.cn
印　　刷：北京瑞达方舟印务有限公司
经　　销：新华书店
策划编辑：董采萱
责任编辑：靳　奕　　责任校对：靳新强　　责任印制：李　啸
开　　本：787 mm×1092 mm　1/16　　印张：17.5　　字数：445 千字
版　　次：2024 年 8 月第 1 版　2024 年 8 月第 1 次印刷
书　　号：ISBN 978-7-5659-3190-1
定　　价：65.00 元

本书由

北京大学医学出版基金资助出版

前　言

当我们共同步入 21 世纪的第三个 10 年，全球公共卫生领域正面临前所未有的挑战与机遇。新发突发传染病的出现和蔓延不分国界与种族，给世界卫生组织、各国政府、医疗卫生机构以及广大医学研究人员带来了严峻的考验。在此背景下，《新发突发传染病流行病学》这本著作应运而生，它汇集了一批杰出学者和实践者的智慧成果，目的是为研究生以及公共卫生专业人员提供实用、全面且具有前瞻性的学习资源。

全书共分十六章。第一章至第四章旨在阐述新发突发传染病的流行病学基本理论和知识，包括新发突发传染病的发现与确定、新发传染病的风险评估与预警、新发传染病疫情的应对与处置及其相关的关键技术。第五章至第十一章则针对近年来全球关注的重大传染病疫情或能够导致全球大流行的传染病的流行病学特征、临床特征和预防控制措施等进行了介绍，这些疾病包括传染性非典型肺炎（SARS）、人感染禽流感、甲型 H1N1 流感、中东呼吸综合征（MERS）、埃博拉病毒病、寨卡病毒病、新型冠状病毒感染等。第十二章至第十四章，分别介绍了经血液或体液传播的新发再发传染病，包括艾滋病、丙型病毒性肝炎和猴痘。第十五章和第十六章分别介绍了导致儿童感染并在儿童中广泛传播的手足口病以及病媒生物传播的莱姆病。

本书在深入讨论具体疾病的流行病学特点的同时，也没有忽视传染病风险评估预警的重要性。因为这些疾病不仅影响了世界上数百万人的生命安全和健康，也对国际政治经济秩序产生了深远影响，牵动了所有全球公共卫生相关人员的心。我们希望这些内容能够帮助公共卫生决策者、研究人员以及医护人员更好地理解疫情的发展趋势，制定出更为有效的应对措施，以减少传染病的发病和死亡，增进人民的健康和社会的福祉。

值得一提的是本书中的基本内容已经在北京大学公共卫生学院研究生"新发突发传染病流行病学"课程中讲授多年，深受研究生欢迎。此次除了教学内容外，本书增加了我国应对新发突发传染病流行的经验以及我国公共卫生应急体系建设的实践内容，以增进读者对我国公共卫生应急体系和新发突发传染病处置的认知。此外，本书着重介绍了我国在防控传染病工作上的原则、策略与效果，以及在全球卫生治理中扮演的角色，希望可以为国内外读者提供参考和借鉴。

新发突发传染病流行病学是一门动态的科学，它的进展与人类对传染病理解的深入和防控策略的优化密不可分。因此，本书的编写不仅要求我们及时更新科学知识，还要求我们开阔视野，跨越学科界限，关注能够影响传染病传播和流行的相关因素。本书的编写团队由我国传染病流行病学和疾病预防控制领域资深的专家、学者组成，他们不仅具有深厚的理论基础，还在实践中积累了丰富经验。期望通过共同努力，使本书能够为读者提供清晰的理论指导和可行的实践建议。

为未来的烽火岁月做足准备，本书旨在为战斗在公共卫生第一线的每一位成员提供知识的锐刃，激励专业人士以科学的知识和卓越的技能应对全球传染病流行的挑战，保卫人类健康福祉。

在此，我衷心感谢所有参与本书编写的编者和审稿人，感谢他们无私地分享知识和辛勤地奉献。同时，也期望各位读者能够从本书中获益，并将所学知识和能力运用到未来的公共卫生事业中，为维护世界健康做出应有的贡献。

感谢国家科技部科技创新 2030—"新一代人工智能"重大项目"全球重大突发传染病智能化主动监测预警系统研发及应用"（2021ZD0114100）、国家自然基金委重点项目"'一带一路'背景下公共卫生风险防范及其模式创新研究"（71934002），以及北京大学医学出版基金的资助！

刘　民　梁万年

2024 年 5 月

目　录

第一章

绪 论

传染病在人类发展史中具有举足轻重的地位。鼠疫、霍乱、天花等古老传染病曾给人类的健康和生命造成了巨大的灾难,艾滋病(AIDS)、病毒性肝炎、埃博拉病毒病等新发传染病的流行给人类健康事业提出了新的挑战。人类在与传染病的博弈、斗争中,不断地认识疾病、构建理论、采取措施、总结经验,直接或间接地促进了社会的进步,也逐渐形成和发展了流行病学学科。

第一节 传染病流行病学的基本理论

传染病(communicable diseases)是由各种病原体引起的,能在人与人、动物与动物以及人与动物之间产生传染性的疾病。具有感染性的病原体包括细菌、病毒、真菌、衣原体、支原体、立克次体、寄生虫以及朊粒等。

传染病流行病学(communicable diseases epidemiology)是研究人群中传染病的发生、发展和分布规律及其影响因素,并制定预防、控制和消灭传染病的策略和措施的一门学科。

传染过程(infectious process)是指病原体自体外侵入宿主体内后,与机体之间相互作用、相互斗争的过程。传染过程的形成必须具备 3 个条件:病原体、宿主和它们所处的环境。

一、病原体

病原体(agent)是指感染机体后能够引发疾病的各类生物,包括病毒、细菌、真菌、立克次体、衣原体、支原体、朊粒、螺旋体等微生物(microorganism 或 pathogen),以及原虫、蠕虫、孢子虫等寄生虫(parasite)。

(一)病原体的特性

病原体侵入机体后最终能否致病主要取决于病原体的致病能力(pathogenicity)以及宿主的免疫反应,病原体的致病力包括传染力、毒力、数量,以及病原体的变异性等。

1. 传染力(infectivity) 又称侵袭力,是指病原体侵入宿主机体并在体内繁殖生长、引起传染的能力。钩端螺旋体、血吸虫尾蚴等病原体可直接侵入宿主;结核分枝杆菌、志贺菌等病原体需要通过消化道或呼吸道先附着在黏膜上,再侵入组织细胞;病毒通常需要与细胞表面的受体结合才能进入细胞内引起传染;而破伤风杆菌、狂犬病病毒等病原体传染力较弱,需经破损的伤口才能侵入机体。常用续发率、基本再生数(reproductive number,R_0)等对传染力的大小进行测量。

2. 毒力（virulence） 指病原体感染宿主后引发严重疾病结局的能力，包括毒素和其他毒力因子。毒素分为内毒素（endotoxin）和外毒素（exotoxin）：内毒素是通过激活机体的单核 - 吞噬细胞、释放细胞因子产生作用；外毒素是病原体分泌（或释放）的毒性物质，需与靶细胞受体结合，从而进入细胞产生作用。其他毒力因子包括穿透能力、溶组织能力等。病原体的毒力大小可以通过重症病例比例、病死率等指标进行评价。

3. 数量（quantity） 侵入宿主体内的病原体需达到一定数量才能诱发传染，一般来说病原体的数量与致病能力成正比。不同病原体引起疾病的最低数量存在差异，如伤寒需要 10 万个伤寒立克次体，而细菌性痢疾仅需 10 个菌体。

4. 变异性（variability） 在与自然环境和宿主体内环境的相互作用中，由于多种因素的影响，病原体可以发生变异，这种变异可分为遗传变异和表型变异。遗传变异是指病原体的基因发生变化，并且能稳定传递给后代的变异，它可导致变种或新种的产生；表型变异是指因外界因素的影响，病原体的部分特征发生变化，由于遗传物质的结构并未改变，故这种变化不可遗传。病毒的基因组结构简单，复制速度快，易出现基因突变、重组与重配等变异。

（二）病原体在宿主体外的生存环境

传染过程的形成离不开病原体在宿主体外的生存环境。外环境中的物理、化学和生物因素等影响了病原体的生长繁殖，如光、温度、湿度、酸碱度等。病原体在外环境中的生存能力差异较大，如炭疽杆菌等细菌病原体可通过形成芽孢的方式在干燥的室温环境中存活数十年，而多数病毒在 50 ~ 60℃下 30 分钟即可被灭活。

二、宿主

宿主（host）是给病原体提供基本营养场所的生物群体，在自然条件下能被病原体寄生。宿主能否感染病原体并最终产生疾病，不仅受到病原体致病能力的影响，还取决于自身的防御机制、遗传易感性以及其他社会环境因素。

（一）宿主的防御机制

1. 非特异性免疫（nonspecific immunity）

（1）天然屏障：指机体阻挡病原体侵入的第一道防线，分为外部屏障和内部屏障。外部屏障包括皮肤、黏膜及其分泌物，如上呼吸道黏膜上的纤毛、皮脂腺分泌的脂肪酸和汗腺分泌的乳酸等；内部屏障包括血脑屏障和胎盘屏障等。结构完整的天然屏障不仅可以阻止和抵抗病原体的侵袭，而且能够传递信息给机体，激发免疫反应。

（2）吞噬作用：包括血液中的游走单核细胞、淋巴结、骨髓中固有的吞噬细胞、中性粒细胞等在内的单核 - 巨噬细胞具有非特异性的吞噬功能，能吞噬、清理侵入机体的病原体。

（3）体液因子：是指存在于体液中能够通过免疫调节作用等清除病原体的溶菌酶、补体、细胞因子等物质。其中细胞因子主要是由单核 - 吞噬细胞和淋巴细胞被激活后释放的。

2. 特异性免疫（specific immunity） 特异性免疫是指机体对病原体的特异性抗原进行识别和作用而获得的免疫，包括体液免疫（humoral immunity）和细胞免疫（cell-mediated immunity）。

（1）体液免疫：是由 B 淋巴细胞介导的特异性免疫，主要通过产生特异性的抗体发挥作用。外周免疫器官中的 B 细胞在受到病原体抗原的刺激后活化、增殖、分化成熟为浆细胞和记忆 B 细胞，并分泌特异性抗体。这些特异性抗体根据化学结构的差异可分为 IgM、IgD、IgC、IgE 和 IgA 5 种，每一种抗体由可变区和恒定区构成，分别决定了抗体的特异性和稳定性。通常来说，在初次感染病原体后，IgM 最先出现，是机体抗感染的"先头部队"，但持续时间不长，一般被用作近期感染的标志。IgG 随后产生，是机体抗感染的"主力军"，也是再次感染病原体后产生的主要抗体。IgA 主要在黏膜局部免疫中发挥作用，是机体抗感染的"边防军"；IgE 是一类亲细胞抗体，可与肥大细胞、嗜碱性粒细胞表面受体结合，引起超敏反应和抗寄生虫感染；IgD 的生物学功能尚不明确。

（2）细胞免疫：是由 T 淋巴细胞介导的特异性免疫，主要通过效应 T 细胞特异性杀伤病原体及其寄生的细胞而产生效应。外周免疫器官的 T 淋巴细胞在接触抗原后，活化、增殖、分化为具有不同功能的效应 T 细胞和记忆 T 细胞。效应 T 细胞可通过多种途径（如分泌穿孔素、淋巴毒素、颗粒酶等）特异性杀伤靶细胞，也可以调节由 B 细胞介导的体液免疫，故 T 细胞在适应性免疫反应中占据核心地位。

（二）宿主的遗传易感性

宿主的遗传易感性在传染过程中也可能发挥着至关重要的作用。目前发现，多个基因位点与宿主对传染病的易感相关，如染色体 10p13 区存在麻风病的易感基因、编码干扰素 -γ 受体 1 的基因发生突变可能会导致非典型分枝杆菌的易感。

（三）其他因素

传染过程还受到宿主所处的自然、社会环境以及个人习惯和生活方式等的影响。居住在热带地区的人们容易被蚊子叮咬，发生由蚊子介导的虫媒传染病，如疟疾、登革热等。从事畜牧业者容易患有人畜共患病，如狂犬病、布氏杆菌病等。共用静脉注射器、男男同性性行为人群易感染人类免疫缺陷病毒（HIV）。

三、感染谱

病原体侵入宿主机体后传染过程就开始了。根据病原体致病能力与机体防御功能的强弱，传染过程可以产生不同结局，这些结局可通过感染谱（spectrum of infection）反映。感染谱是指宿主在传染过程中对病原体的反应程度，一般包括清除病原体、隐性感染、显性感染、病原携带状态、潜伏性感染、死亡等。

（一）清除病原体

在接触到病原体后，机体首先会用皮肤、黏膜屏蔽病原体，之后启动非特异性免疫功能清除病原体，包括体液的溶菌作用、胃酸的杀菌作用、单核细胞的吞噬作用等。同时，机体还会启动已经存在的或者激活特异性免疫功能清除病原体。

（二）隐性感染

隐性感染（covert infection）是指病原体进入宿主体内后，仅诱导机体产生特异性免疫应答，而不引起或只引起轻微的组织损伤，因此绝大多数感染者在临床上不呈现明显的临床症状、体征或生化改变，重症及死亡病例罕见。隐性感染需通过免疫学检查才能发现，是最常见的传染过程表现。在隐性感染过程结束之后，多数宿主可获得不同程度的特异性免疫，清除病原体；但也有少数感染者转变为病原携带状态，即病原体长期存活在宿主体内，不引起明显的临床表现。以隐性感染为主的传染病有乙型脑炎、脊髓灰质炎和结核病等。

（三）显性感染

显性感染（overt infection）是指病原体进入宿主体内后，不仅诱导机体产生免疫应答，还会通过病原体的作用和机体的变态反应等导致组织损伤，引起显著的临床表现。仅少数传染病的传染过程以显性感染为主。宿主在显性感染结束后可获得较为稳固的免疫力，但也有一些传染病诱导形成的免疫力不稳定，可引起宿主的再次感染。以显性感染为主的传染病有水痘、麻疹和痢疾等。

（四）病原携带状态

病原携带状态（carrier state）是指病原体进入宿主体内后，可停留在入侵部位或深入到较远的脏器继续生长、繁殖，却不引起任何的疾病状态，但能够携带并释放病原体，使携带病原体的宿主成为传染病流行过程中的传染源。常见的呈病原携带状态的传染病有乙型肝炎、伤寒、细菌性痢疾和白喉等。

（五）潜伏性感染

潜伏性感染（latent infection）是指病原体进入宿主体内后，寄生在某些器官组织，由于机体的免疫功能无法彻底清除病原体，病原体便长期蛰伏在体内，待机体免疫功能下降时，开始活化并引起显性感染。宿主在潜伏性感染期间并不排出病原体。常见的具有潜伏性感染表现的传染病有结核病、疟疾、水痘和带状疱疹等。

（六）死亡

死亡是最严重的传染过程结局。病原体在进入宿主体内后，引起严重的临床表现，并最终导致死亡，如狂犬病。

四、传染病的流行过程

流行过程（epidemic process）是指病原体从传染源体内排出，经过一定的传播途径，侵入易感者体内引发新一轮感染，并不断发生、发展，引起疾病的过程，即传染病在人群中的发生、发展和转归的过程。其中"传染源""传播途径"和"易感者"3个环节是流行过程形成的基本条件，必须同时存在，若任一环节缺失，则流行过程终止。此外，传染病的流行过程还受到自然因素和社会因素的影响。

（一）传染源

传染源（source of infection）是指体内存在病原体的生长、繁殖，并能将病原体排出体外的人和动物。传染源一般有患者、病原携带者、感染动物等。

1. 患者（cases） 是传染源中最常见的一种，也是大多数传染病的重要传染源。患者体内存在大量病原体，表现出相应的临床症状和体征，并可向外排出病原体。患者向外排出病原体的整个时期被称为传染期（communicable period），传染期的长短决定了流行过程中病例的多少和疫情持续时间的长短：传染期短，续发病例常成组出现；传染期长，续发病例陆续出现，持续时间可能较长。因此，传染期是决定传染病患者隔离期限的重要依据。

患者自接触病原体后，并不是马上具有传染性，而是需要经过一段时间。依据疾病的发生、发展过程，传染病的疾病过程可分为潜伏期、临床症状期和恢复期3个阶段。

（1）潜伏期（incubation period）：是指宿主自感染病原体至最早出现临床症状或体征的时期。每种传染病有各自较为固定的潜伏期，不同传染病的潜伏期差异较大，其长短取决于病原体的侵入途径、数量、繁殖能力、毒力以及机体的防御能力等。

潜伏期在传染病病程中非常关键，具有特殊的流行病学意义及用途：①根据患者症状出现的时间推算患者感染病原体的时间；②依据潜伏期的长短决定接触者的留验、检疫和医学观察期限；③根据潜伏期长短确定免疫接种的时间；④利用潜伏期来评价防制措施的效果，在实施一项措施后，若发病数经过一个潜伏期后明显下降，则可认为该措施可能有效；⑤决定传染病的流行程度，一般潜伏期较短的传染病在人群中呈暴发性出现，而潜伏期较长的传染病在人群中流行的时间较长。

（2）临床症状期（clinical stage）：是指感染者出现临床症状和体征的时期。在此时期，病原体在患者体内大量生长、繁殖，且可通过不同症状排出体外（如咳嗽、打喷嚏），传染性最强。

（3）临床恢复期（convalescence period）：是指患者的临床表现消失，机体逐渐恢复痊愈的时期。在此时期，患者的特异性免疫功能形成，清除病原体的能力增强，一般不再具有传染性，但也有少数传染病的患者在恢复期仍可排出病原体。

2. 病原携带者（carrier） 是指在感染病原体后不发生临床症状但长期排出病原体的感染者。根据病原体的类别，病原携带者可分为带菌者、带虫者和带毒者。根据感染者携带病原体的临床分期，病原携带者又分为潜伏期病原携带者、恢复期病原携带者和健康病原携带者。

（1）潜伏期病原携带者（incubatory carrier）：是指在潜伏期内（感染病原体后至出现临床表现的时期）携带并可排出病原体的感染者。仅少数传染病存在潜伏期病原携带者，如霍乱、痢疾、麻疹等。

（2）恢复期病原携带者（convalescent carrier）：是指在临床表现消失后携带并可排出病原体的感染者。根据携带病原体的时长，恢复期病原携带者可分为暂时性病原携带者，即临床症状消失3个月内仍能向体外排出病原体的感染者；和慢性病原携带者，即超3个月仍能向体外排出病原体的感染者。常见的存在恢复期病原携带者的传染病有乙型肝炎、伤寒等。

（3）健康病原携带者（healthy carrier）：又称隐性感染者，是指无临床表现但能向体外排出病原体的感染者。这类感染者只能通过实验室免疫学检查才能确定，常见的传染病有乙型肝炎、脊髓灰质炎、流行性脑脊髓膜炎等。

3. 感染动物（infected animals） 在众多传染病中，有一类脊椎动物与人类之间可自然传播的疾病，被称为人畜共患病（zoonosis）。因此，感染了某些病原体的动物可将病原体传播给人类，即可作为传染病流行过程中的传染源。根据人群之间是否传播可将人畜共患病分为：

（1）以动物为主的人畜共患病：这类人畜共患病一般主要在动物之间传播和延续，人类在一定条件下可以感染，但人与人之间一般不传播。常见的传染病有狂犬病、森林脑炎、钩端螺旋体病等。

（2）以人为主的人畜共患病：这类人畜共患病一般主要在人群中传播，偶然情况下感染动物。常见的传染病有阿米巴痢疾、人型结核病。

（3）人畜并重的人畜共患病：人和动物均可作为传染源，并可互相传播。常见的有血吸虫病。

（4）真性人畜共患病：这类人畜共患病是指病原体必须经过以人和动物分别为终宿主和中间宿主的过程才能流行。常见的传染病有猪绦虫病、牛绦虫病等。

（二）传播途径

传播途径（route of transmission）是指病原体从传染源体内排出后，侵入新宿主前的过程。一般来说，同一种传染病可具有多种传播途径。外环境中的病原体进入宿主体内需借助一定的传播因素，包括传播介质（如水、空气、土壤等）或者传播媒介（如虫媒等）。传播途径一般分为水平传播（horizontal transmission）和垂直传播（vertical transmission），水平传播是指病原体在外环境中需借助传播因素在人与人之间传播，垂直传播是指病原体通过母体直接传给子代。传播途径还可根据传播因素分为不同类别。

1. 经空气传播（air-borne transmission） 是呼吸道传染病的主要传播途径，具体包括经飞沫、飞沫核和尘埃传播。

（1）经飞沫传播（droplet transmission）：传染源在呼气、打喷嚏、咳嗽时释放出含有大量病原体的飞沫，邻近的易感者吸入后即引起感染的传播。这种传播方式多发生在空间拥挤且通风较差的场所，如车厢、电梯、宿舍等。

（2）经飞沫核传播（droplet nucleus transmission）：飞沫核是由飞沫失去水分后剩余的蛋白质和病原体组成，可在空气中存留较长时间。

（3）经尘埃传播（droplet nucleus transmission）：携带病原体的飞沫落到地面，干燥后形成的尘埃被易感者吸入后也可诱发感染。

经空气传播的传染病的流行特征为：①传播范围广，发病率高；②在冬春季节高发；③儿童和老年人多见；④在未经免疫预防的人群中，发病可呈现周期性升高；⑤居住拥挤和人口密度大的地区高发。

2. 经水传播（water-borne transmission） 根据易感者与病原体的接触，经水传播可分为经饮用水传播和经疫水传播。经饮用水传播是指水源水被病原体污染，再经易感者饮用而传播。经疫水传播是指易感者接触被病原体污染后而具有传染性的水体（疫水）时，病原体通过易感者的皮肤、黏膜进入体内，引发感染。

经饮用水传播传染病的流行特征为：①病例分布与供水范围一致，有饮用同一水源水的经历；②在水源经常受到污染的地区病例终年不断，发病呈地方性；③发病无年龄、性别、职业差别；④停止使用污染的水源或采取消毒、净化措施后，暴发或流行即可平息。

经接触疫水传播的传染病有以下流行特征：①患者有接触疫水史；②呈现地方性或季节性特点，多见于水网地区、雨季和收获季节；③大量易感者进入流行行区，可引起暴发或流行；④对疫水采取措施或加强个人防护可控制疾病发生。

3. 经食物传播（food-borne transmission）　易感者食用了本身含有病原体或被病原体污染的食物，从而引发传播。

经食物传播传染病的流行特征：①患者有相同的进食史，不食者不发病；②潜伏期短，一次大量污染可致暴发；③当停供污染食物后，暴发即可很快平息。

4. 经接触传播（contact transmission）　易感者接触了含有病原体的体液（血液、唾液等）或被病原体污染的物品（如毛巾、牙刷、门把手等）而诱发传播，前者为直接接触传播，后者为间接接触传播。

经间接接触传播传染病的流行特征为：①一般呈散发；②无明显季节性；③卫生习惯不良和卫生条件较差的地区发病较多；④加强传染源管理和消毒措施可减少病例的发生。

5. 经节肢动物传播（arthropod-borne transmission）　病原体在进入宿主体内之前，存活于节肢动物体表或体内，经节肢动物的机械携带和叮咬吸血侵入机体。这些节肢动物包括蚊虫、苍蝇、蜱、螨等。

（1）机械性传播：病原体在节肢动物体表或体内存活，但在体内不进行生长发育。节肢动物通过接触、反吐和排便等途径掉落携带的病原体，污染食物、器皿等，进而使易感染者接触到病原体。

（2）生物性传播：病原体在节肢动物体内生长、发育、繁殖，在完成生命周期的某一阶段后才能被节肢动物排出体外。吸血性节肢动物通过叮咬传染源而吸入病原体，当病原体发育到一定阶段时叮咬易感者，从而将具有传染性的病原体传播给易感者。

经虫媒传播传染病的流行特征为：①地区性，病例与节肢动物分布基本一致；②季节性，病例消长与节肢动物活动季节一致；③有明显的职业分布特点，如森林脑炎多见于伐木工等野外作业人员；④存在年龄差别，老疫区病例多集中在儿童，新疫区病例年龄差异不明显；⑤一般无人直接传人的情况。

6. 垂直传播（vertical transmission）　以上几种传播途径均为水平传播，垂直传播是指病原体在传染源孕期和分娩过程中，通过母体直接传递给子代。含有这类传播途径的传染病包括乙型肝炎、艾滋病和梅毒等。垂直传播可分为以下3种：

（1）经胎盘传播：指受感染的孕妇经胎盘将病原体传给胎儿，引起先天性感染。如风疹、乙型肝炎、艾滋病、梅毒等均可经胎盘传播。

（2）上行性传播：指病原体从孕妇阴道经子宫颈口到达绒毛膜或胎盘引起胎儿感染。如单纯疱疹病毒、葡萄球菌、大肠杆菌及白念珠菌等。

（3）分娩时传播：指分娩过程中胎儿通过严重感染的孕妇产道时受到感染。如淋球菌、疱疹病毒等。

（三）易感人群

易感人群（susceptible person）是指由于缺乏针对性的特异性免疫力，容易感染某种传染病的人群。人群中易感者的比例决定了整个群体对传染病的易感程度，即人群易感性（herd susceptibility）。当人群易感性达到一定程度，群体中又存在传染源和合适的传播途径时，很容易发生传染病的流行。与人群易感性相对应的概念是人群免疫力（herd immunity），也称群体免疫力，是指群体对病原体的侵入和传播的抵抗能力，可用人群中免疫人口的比例来衡量。

五、影响传染病流行的因素

传染源、传播途径和易感人群是传染病流行过程的关键环节，三者之间的此消彼长直接决定了传染病的流行。而自然因素和社会因素又影响和制约着这三个关键环节。

1. 自然因素　包括地理、气候、土壤和动植物等。一些自然疫源性疾病、寄生虫病和虫媒传染病受自然因素影响较大。传染病的地区性和季节性特点与自然环境有着密切联系，如血吸虫病主要在南方地区流行，因为南方水系发达，有适宜血吸虫生存的环境；流行性感冒多在冬春季节流行，这不仅是因为流感病毒能够适应较冷的环境，也是因为寒冷环境减弱了人体的呼吸道抵抗力。

虫媒传染病受自然环境因素的影响更为明显。作为传播媒介的节肢动物的地理分布、活动范围、生长发育等以及病原体在媒介生物中的生长、繁殖等均受到自然环境的影响。如登革热、疟疾等依赖蚊虫传播的虫媒传染病主要在热带地区流行，因为蚊虫主要活动在温热地区。

2. 社会因素　包括社会制度、经济发展、生活条件、居住环境等一切与人类生产生活相关的活动，对传染病的流行过程影响更大。政府出台的一系列政策和措施直接影响了传染病的流行程度和范围。如计划免疫的推行，极大地降低了传染病的发病率；随着我国对外开放、经济发展，人员流动愈加频繁，使得传染病的输入性传播风险增加。人类的居住环境、文化信仰、生活习惯以及行为方式等也深深影响着传染病的流行过程。拥挤、通风不良、卫生不佳的环境可增加人群患呼吸道传染病的风险，喜食生食的人群易患寄生虫病，吸毒、不安全性行为等导致性传播疾病发生率增加等。

第二节　传染病的预防控制

新中国成立以来，我国十分重视对传染病的预防控制工作。总体上，我国传染病防治的策略以预防为主，坚持防治结合、分类管理、依靠科学、全社会参与。

传染病流行的预防控制主要是针对流行过程的"三环节"（传染源、传播途径和易感人群）开展的。

一、传染病监测

传染病监测是发现并识别传染源、控制传染病流行的重要环节，主要对传染病的发生、流行及其影响因素进行及时监测和报告。1989年9月1日，《中华人民共和国传染病防治法》（后称《传染病防治法》）开始施行，并于2004年、2013年进行了2次修订。目前，我国法律规定报告的传染病共有41种，分为甲类（2种）、乙类（28种）和丙类（11种）。

甲类：鼠疫、霍乱。

乙类：新型冠状病毒感染、传染性非典型肺炎、猴痘、艾滋病、病毒性肝炎、脊髓灰质炎、人感染高致病性禽流感、麻疹、流行性出血热、狂犬病、流行性乙型脑炎、登革热、炭疽、细菌性和阿米巴性痢疾、肺结核、伤寒和副伤寒、流行性脑脊髓膜炎、百日咳、白喉、新生儿破伤风、猩红热、布鲁氏菌病、淋病、梅毒、钩端螺旋体病、血吸虫病、疟疾、人感染 H7N9 禽流感。

丙类：流行性感冒、流行性腮腺炎、风疹、急性出血性结膜炎、麻风病、流行性和地方性斑疹伤寒、黑热病、包虫病、丝虫病，除霍乱、细菌性和阿米巴性痢疾、伤寒和副伤寒以外的感染性腹泻病、手足口病。

《传染病信息报告管理规范（2015 年版）》对传染病上报的组织机构职责、传染病信息报告流程、数据内容以及资料存储等做了规定，明确了传染病报告信息的责任报告单位及报告人、报告病种、诊断与分类、登记与报告、填报要求、报告程序与方式、报告时限等。

不同级别传染病的报告时限不同：甲类传染病要求各地区发现后 2 小时内通过传染病疫情监测信息系统上报；对于其他乙、丙类传染病病人、疑似病人和规定报告的传染病病原携带者，应于诊断后 24 小时内进行网络报告。不具备网络直报条件的医疗机构及时向属地乡镇卫生院、城市社区卫生服务中心或县级疾病预防控制机构报告，并于 24 小时内寄送出传染病报告卡至代报单位。

二、传染源管理

1．针对患者的措施 应做到早发现、早诊断、早报告、早隔离、早治疗。尽早发现和诊断传染病有助于控制传染源、阻断疾病的传播；及时上报传染病能起到警惕作用，也能为正确研判传染病疫情发展趋势、制定传染病防控策略和措施提供数据支持；将传染病患者和其他易感人群隔离开来，不仅能为传染病患者提供针对性治疗措施，还能彻底阻止病原体的进一步扩散；对患者进行充分的治疗有助于患者清除体内的病原体，减弱传染病在人群中的传播能力。

2．针对病原携带者的措施 甲类传染病以及甲类管理的乙类传染病的病原携带者需进行隔离治疗，对有些传染病的病原携带者的行为和职业进行限制。如伤寒的慢性病原携带者、慢性病毒性肝炎的病原携带者不得从事饮食行业，HIV 感染者和艾滋病患者不得献血。

3．针对接触者的措施 与传染源有过密切接触并可能受到感染的人群应进行采取留验、医学观察和其他预防措施。

留验：是指隔离观察，如集中隔离点观察。即在发现接触者后，限制其活动范围，在特定场所进行诊察、检验和治疗。一旦发现确诊病例，应以患者的标准管理接触者。

医学观察：即在保证接触者的正常工作、学习的前提下，对接触者进行体格检查、病原学检查和必要的卫生处理，如居家医学观察、临时隔离点观察等。

应急预防和药物预防：随着医学技术的发展，有些传染病的接触者可在接触传染源后进行预防接种和药物预防等应急措施。如被狗抓伤或咬伤的接触者可及时接种狂犬病疫苗，发生 HIV 职业暴露的医务人员，或与 HIV 感染者和艾滋病患者有过高危性行为等接触的人群，可进行暴露后预防用药阻断 HIV 感染。

4．针对感染动物的措施 应根据感染动物对人类的危害程度和经济价值对其进行处理。如属于有经济价值的家禽、家畜，可尽可能采取治疗措施，必要时则先进行宰杀再进行消毒；如属于无经济价值的感染动物，则应予以捕杀。

三、传播途径切断

切断传播途径主要是消除或杀灭外环境中的病原体，即根据不同的传播途径，对外环境中被病原体污染的物品进行消杀。

1．消毒（disinfection） 是指通过化学、物理、生物等方法消除或杀灭外环境中病原体的一种方法。

（1）预防性消毒（preventive disinfection）：是指还没有发现明确的传染源时，就对可能被病原体污染的场所和物品进行消毒，以杜绝感染的发生。

（2）疫源地消毒（disinfection of epidemic focus）：疫源地（epidemic focus）是指传染源及其排出的病原体向周围播散所能波及的范围。疫源地是传染病流行过程的基本单位，一般将范围较小的疫源地或单个传染源所构成的疫源地称为疫点，范围较大的疫源地或若干疫源地连成片时称为疫区。

疫源地消毒即对曾经存在或者现在存有传染源的场所进行消毒。具体可分为随时消毒和终末消毒。随时消毒（current disinfection）是指当传染源还存在于疫源地时，对其排泄物、分泌物、被污染的物品及场所等进行的及时消毒；终末消毒（terminal disinfection）是指当传染源痊愈、死亡或离开后对整个疫源地进行彻底消毒。

2．杀虫 是指利用物理、化学、生物等方法杀灭携带病原体的昆虫，如虫媒传染病流行过程中传播病原体的节肢动物。杀虫也可分为预防性杀虫和疫源地杀虫，后者又可分为随时杀虫和终末杀虫。

四、易感人群保护

保护易感人群的主要措施是增强易感人群对抗病原体的能力，包括非特异性保护和特异性保护。

1．非特异性保护 是指提高易感人群的非特异性免疫力，如改善营养、锻炼身体、提高生活水平等。

在传染病流行时期，可采取个人防护措施。如在呼吸道传染病流行的时期，应避免到人群密集的地区、保持通风良好、勤洗手、戴口罩等；在虫媒传染病流行地区，应使用蚊帐、驱蚊剂等。

对于有特效药防治药物的传染病，可对易感人群预防性用药。如前往疟疾流行地区前，给易感者服用抗疟药。

2．特异性保护 是指提高易感人群的特异性免疫力，即预防接种。在传染病流行之前，通过给易感人群有计划地进行疫苗、菌苗、类毒素的接种，可使人体主动产生能够维持一段时间甚至终生的免疫力。由于人类普遍接种牛痘疫苗，目前已经在全球范围内消灭了天花。此外，还可给易感人群注射抗毒血清、人类丙种球蛋白等进行被动免疫，使机体能够立即产生免疫力，但效用时间较短，主要用于治疗由外毒素引起的疾病或与传染源接触后的应急处理。

第三节 新发突发传染病的特点及应对策略建议

新发突发传染病（emerging and reemerging infectious disease，ERID）也称新发再发传染病，是指在过去20年内在人群中新发现的或已发现的但发病率有所增加的传染病。前者即新出现的传染病（emerging infectious disease，EID），是指由新种或新型病原体引发的传染病，多数新发传染病的病原体来自动物宿主；后者即再发传染病（reemerging infectious disease，RID），是指已经存在且已基本得到控制，本不构成公共卫生问题，但近年来因种种原因重新流行，或某一区域输入以往未曾发现的传染病。

20世纪70年代以来，全球约有40多种新发现的传染病，如冠状病毒属（coronavirus）引起的传染性非典型肺炎（SARS）、中东呼吸综合征（MERS）和新型冠状病毒感染（COVID-19），人类免疫缺陷病毒（human immunodeficiency virus，HIV）引起的艾滋病，甲型H1N1流感病毒引起的甲型流感等。由于病原体变异产生的耐药性，结核病死灰复燃，据世界卫生组织估计，全球约有1/4的人口感染过结核分枝杆菌。

一、病原体种类繁多

新时期传染病的一大流行特点便是新老传染病同期出现。尽管随着医学技术和社会的进步，曾经肆虐的古老传染病（如天花、鼠疫、霍乱等）的流行已经得到了很好的控制。但由于自然疫源地的存在、病原体的变异、人员和物资的流动等因素，一些古老传染病仍然威胁着人类的健康。2017年和2020年，世界卫生组织分别报告了马达加斯加、刚果民主共和国的鼠疫疫情；2018—2022年，世界卫生组织共报告了19起霍乱疫情，遍及15个国家。

新发传染病因不确定性高、病例原体种类多、传染性强、传播方式复杂、病死率高、人群普遍易感等特点，对人类健康、社会经济发展、社会稳定和国家安全等具有深远影响。例如，2014—2016年西非暴发的埃博拉病毒病（Ebola virus disease，EVD）疫情是自1976年首次发现该病毒以来规模最大的一次疫情，共造成28 639人感染，11 322人死亡，病死率高达40%。2019年12月31日，由新型冠状病毒（SARS-CoV-2）引起的新型冠状病毒感染，在世界范围内大流行。

二、传染源流动性强

随着交通运输行业的发展，人员、物资的频繁交流，传染源的流动性增强，导致疫源地分布广泛，相关预防控制措施实施难度加大。近年来，全球新发传染病的流行程度多为暴发、大流行，传播速度快、传播范围广。

2009年4月15日，美国疾病预防控制中心（CDC）在加利福尼亚州一名10岁患儿送检样本中，检测出一种新型甲型流感病毒，即H1N1型。随后于4月17日、4月23日陆续在多份样本中检测出H1N1。后来的研究发现，这种新型流感病毒引起的感染最早可能发生在墨西哥，因为其他国家的病例多有该国旅行史。4月24日，世界卫生组织发布H1N1疫情暴发公告，并于4月29日将H1N1疫情流行的警戒级别从4级提至5级，即在WHO一个区域的至少两个国家中有人传人现象发生，后于6月11日升至6级。自发现病毒到将全球流感大流行警戒级别升为6级的短短2个月时间里，世界卫生组织公布全球约有75个国家和地区出现甲型H1N1流感疫情。

2012年，中东呼吸综合征（Middle Eastern respiratory syndrome，MERS）首次在沙特阿拉伯王国报告，随后迅速扩散至27个国家，引起大范围的流行。2015年，韩国发生一起MERS的暴发疫情，其发现的首例病例（指示病例）在中东4个国家有短暂的旅行史，由于此患者早期表现为无症状，当地又无MERS的流行，该患者并未进行隔离治疗。随后疫情迅速发展，在不到两个月的时间里造成186例感染者，39例死亡，成为迄今为止除沙特阿拉伯王国以外最大的MERS疫情。

三、传播途径复杂

新时期的传染病种类多样，而不同传染病的传播途径不尽相同，同一传染病还可能具有多种传播途径，故新时期传染病的传播途径复杂。由于社会经济发展差异、人类生活方式和行为习惯的不同、自然环境变化等，不同时期、不同地区、不同人群同一种传染病的传播途径有所不同，因此相关的传染病防控工作的侧重点不完全一致。

人类获得性免疫缺陷综合征（human acquired immunodeficiency syndrome，AIDS），简称艾滋病，自1981年在美国首次被发现以来，席卷全球，截至目前共造成8 420多万人感染。1980年代，美国CDC对报告的病例进行了分析，结果发现AIDS患者大多拥有大量男性性伴侣、有静脉吸毒史、有输血史、母亲为AIDS患者、性伴侣为AIDS患者等，从而总结出AIDS的传播途径主要为经性行为、血液、母婴途径。HIV感染和艾滋病在我国的流行主要可以分为3个时期：① 1985—1988年被称为输入散发期，除4例为血友病患者使用进口凝血因子Ⅷ感染外，其余均为境外输入；② 1989—1994年被称为局部流行期，主要在边境地区的静脉吸毒者中聚集性流行；③ 1995年至今被称为广泛流行期，在全国多个省市均有流行，其中中部几个省以不安全采血途径传播为主，沿海和中心城市则以性行为传播为主。据联合国艾滋病规划署统计，HIV感染和艾滋病以经性行为传播为主，约占新发病例数的70%。

新型冠状病毒感染流行早期，有关传播途径的预防控制措施主要是切断呼吸道传播和接触传播，如佩戴口罩、保持社交距离、避免去人群密集的场所等。常态化疫情防控时期，我国出现了多起因冷链食品引起的暴发疫情。2020年6月，北京新发地市场出现聚集性疫情，在切割进口三文鱼的案板上、市场环境中均检出新型冠状病毒核酸阳性。山东、吉林、福建等多地的海关口岸均通报了进口冷冻水产品外包装新型冠状病毒检测阳性的消息。2020年10月22日，国家卫生健康委员会（卫健委）发布了《关于印发冷链食品生产经营新冠病毒防控技术指南和冷链食品生产经营过程新冠病毒防控消毒技术指南的通知》，加强了针对经接触冷链食品传播的控制管理。

四、人群免疫力有限

新时期的部分传染病是新出现的传染病，人群缺乏特异性的免疫力，普遍易感。由于病原体发生亚型变异、抗药性变异等，既有的治疗方案、疫苗接种效果将大打折扣。

新型冠状病毒自 2020 年 1 月被分离出来，在短短 3 年时间中，已经出现了多种变异株。其中被世界卫生组织列为关切变异株（variants of concern，VOC）的有 Alpha（B.1.1.7）、Beta（B.1.351）、Gamma（P.1）、Delta（B.1.617.2）及 Omicron（B.1.1.529），它们在全球范围内造成了几波疫情高峰，已感染过新型冠状病毒或已接种过新型冠状病毒疫苗的人群对这些变异株仍然敏感。

五、应对策略建议

（一）坚持预防为主

我国传染病防制工作一直实行"预防为主"的方针，应对新时期的传染病，在开展防制工作时，具体措施包括：

1．加强对传染源的管理 做到"早发现，早报告，早诊断，早隔离，早治疗"，控制疫情的传播。根据传染病的潜伏期、传染期等因素制定合理的检疫、医学观察期限，控制传染源的流动。

2．加强健康教育 传染病的防控工作需要动员全社会力量共同参与，形成共治共享的良好局面。可通过网络、电视、宣传册、口袋书等多种渠道向大众宣传新时期传染病的主要表现、流行特点、预防措施等相关知识，提高防范意识。

3．加强预防接种等提高人群免疫力的措施 针对已研制出疫苗的传染病，应及时采取"预防接种"措施，做到"应接尽接"。进入疫区以及从事传染病防控工作的人员需做好防护。

（二）完善防控措施

为了更好地应对新时期传染病的流行，尤其是充满未知的新发传染病，应不断完善传染病相关的预防控制措施，如：

1．优化传染病监测报告系统 传染病监测系统是传染病防控工作的重点内容之一，其主要目的是通过连续、规律地收集传染病分布、影响因素、措施效果等资料，整理分析出有价值的信息，为疫情研判和政策制定提供依据。针对新时期传染病监测系统的优化，首先应培训一线的医务人员，使其掌握新时期传染病的流行特点，能够及早发现病例或疑似病例，并迅速上报相关内容。其次，应逐步改善网络直报系统的设备、程序和质量，使各监测点能够有条件、按照统一规范、高质量地进行上报。最后，要提高相关部门分析和利用监测资料的能力，在新时期传染病疫情瞬息万变的情况下迅速做出应对。

2．加强口岸检疫能力 随着物品、人员互动交流的频繁，新时期传染病的输入性风险较高，口岸检疫工作难度加大。应加强口岸检疫队伍的建设，针对不同传染病的流行特点制定专门的检疫工作方案，做到"应检尽检"。

3．完善卫生应急管理体系 为避免应对新时期传染病时出现措手不及的情况，应完善卫生应急管理体系建设，协调联动多部门，合理配置、储存、调配和使用应急资源，提高突发公共卫生事件的应对能力。

（三）发展与运用现代信息技术

现代信息技术的发展为新时期传染病的预防控制提供了新的方法。例如，在新型冠状病毒肺炎流行期间，我国信息通信研究院联合中国电信、中国移动、中国联通3家基础电信企业，通过手机所处的基站位置获取地理位置信息，为全国16亿手机用户免费提供查询服务"通信大数据行程卡"，用户在授权后可获取其本人14天内到访地信息。该项服务不仅可以使用户实时获取14天内到访地信息，还可以通过关联疫情动态信息，初步判断感染风险，为分类分级管理提供便利。此外，红外线测温仪、人工智能、线上教学系统、地理信息系统等现代信息技术在传染病防控工作中都起到了重要作用。

（四）强化国际合作

随着全球范围内人员和商品的密集流动，没有任何一个国家可以在新发突发传染病的流行中独善其身，国际联合防控传染病工作已成为必然。在新型冠状病毒肺炎发生后，我国迅速作出应对，不仅及时向世界卫生组织通报了不明原因肺炎疫情，还在极短的时间内分享了病毒的基因序列，为全球防控新型冠状病毒肺炎疫情提供支持。

在防范新发突发传染病流行的工作中强化国际合作，首先需要制定和完善传染病相关国际法，使得各国能够按照统一标准准确、高效地进行传染病防治信息的交流。其次，推进全球传染病监测体系的优化，号召各国履行相关义务，关注不同地区重点传染病的流行情况。最后，应加强各国之间传染病防控工作的交流，如具体措施、诊疗方法等，各国根据传染病在本国的流行特点，结合其他国家的防制经验，取长补短，对本国的传染病进行防控。

（刘　民　梁万年）

第二章

新发突发传染病的发现与确定

新发突发传染病多具有发病突然、难以预测、不易被早期发现的特点，且种类繁多，除了新出现的病原体外，一些细菌及病毒不断发生基因突变且变异速度不断加快，也使得新发病原体的数量不断增加。在疾病发现初期，人们往往对其病原学、流行病学和临床特征认识不足，缺乏特异性的预防措施与治疗手段，且人群普遍缺乏对该疾病的免疫力。因此，容易造成新发传染病的流行，严重时可在较大区域蔓延甚至波及全球，导致较为严重的经济损失和社会影响。本章节将从新发传染病的发现途径、确定过程以及现有的实验室检测技术 3 个方面对新发传染病的发现和确定进行简要介绍。

第一节　新发突发传染病的发现

早期识别确定新发突发传染病的发生，不仅能够及时救治患者、保护人群健康，而且能够降低对社会生产生活以及经济发展的影响。大部分新发传染病是临床医生在发现异常症状的病例后通过报告进而发现的，另外，医疗机构将病例样本送至医学检验机构进行病原体测序，也是近年来新发传染病发现的一个重要途径。因此，新发传染病的早期发现与识别是需要结合临床症状、实验室检测结果和流行病学调查等多方面共同确定。临床医生是最早接触患者的专业人员，能否发现病例的异常状况并及时报告是新发传染病发现的前提条件；实验室通过采用测序等检测技术对样本进行检测是发现新病原体的一个有效途径；疾病监测系统能够识别异常信号、灵敏地发现异常聚集现象并及时报告病因不明的病例是新发传染病发现的关键途径；关注动物健康信息，做好养殖动物与野生动物的监测，是发现病原体变异、新病原体种类的重要渠道。

一、医疗机构就诊途径发现

（一）个案病例报告

各级医疗机构，特别是基层医疗机构的临床医生往往是最早接触到新发突发传染病的患者，医生的个人素质包括疾病诊断能力、对国内外疾病进展的熟悉程度、对疑似传染病病例的敏感性等都决定了其是否能够在接诊患者的第一时间通过患者主诉发现异常情况，做出正确的判断，并对这些异常情况及时报告。

对于门诊或急诊的轻症患者而言，通常由于症状不典型、病程短、健康损伤不严重，容易与其他疾病混淆，有时经过对症治疗后就可以康复，因此容易被忽视而延误疾病的诊断，难以早期发现。对于住院患者，尤其是在 ICU 治疗的重症患者来说，则容易引起患者和家属的足够重视，以及医生的关注。临床医生在诊治病因不明、难以做出明确诊断的患者时，可以选择通过各种途径进行报告，从而依托后续的调查和实验室检测实现新发传染病的早期发现与确定。部分重症患者因长时间治疗无好转现象而病程较长，部分患者则可能出现病程短但病情进展迅速的情况。对于这类病例，如怀疑为感染性疾病，通过常规诊疗手段不易判断病因，在医院就诊过程中能否被及时发现与初步临床诊断关系重大。医生在做出疑似诊断后，可通过疾病监测系统或法定报告途径进行报告，通过综合分析、全面排查、病原体分离鉴定等途径，最终可以确定造成疾病的病原体。部分重症病例在明确诊断前，就可能因病情恶化而死亡，对其进行尸检也是发现致病原因的有效途径。

2012 年 9 月 20 日，全球新发传染病监测信息平台"ProMED"曾报道了 1 例新型冠状病毒感染导致的死亡病例。该病例为沙特阿拉伯籍，6 月 6 日发病；6 月 13 日因重症肺炎收入沙特阿拉伯的一所医院，后出现肾功能衰竭，于 6 月 24 日死亡。病例尸检肺组织标本经冠状病毒通用引物检测为阳性，随后经荷兰 Erasmus 医学中心进行病毒序列比对，怀疑为新型冠状病毒感染。紧随其后，2012 年 9 月 22 日，英国公共卫生署向世界卫生组织通报了 1 例新型冠状病毒感染病例。该病例为卡塔尔籍，既往体健，9 月 3 日出现呼吸道症状，发病前曾前往沙特阿拉伯；9 月 7 日，被收入卡塔尔一所医院的 ICU 进行治疗，随后出现肾功能衰竭；9 月 11 日，乘救护飞机从卡塔尔转至英国接受治疗；9 月 21日，该病例呼吸道标本经冠状病毒通用引物检测为阳性，通过病毒序列比对，最终确定为新型冠状病毒感染。英国科学家对这两例病例体内的新型冠状病毒基因进行了序列比对，发现高度同源。同时，该病毒与蝙蝠冠状病毒的同源性达 80%，与严重急性呼吸综合征（severe acute respiratory syndrome，SARS）冠状病毒在基因序列上不相似，为一种新病毒。2013 年 5 月世界卫生组织正式将该病毒被命名为中东呼吸综合征冠状病毒（Middle East respiratory syndrome coronavirus，MERS-CoV）。

（二）关联性病例报告

临床医生在接诊过程中，如果遇到异常状况的病例时，尤其是在询问过程中发现病例熟悉的人员中还存在与其有类似症状的一组人，需要及时对关联性病例做出报告，提示疾病预防控制部门开展进一步调查。另外，各级卫生健康部门如果通过疾病监测系统发现短时间内某地区出现多个类似的或者有关联性的重症病例或死亡病例时，则可提示相关部门开展适当的调查，通过收集异常增多的类似信息，开展流行病学调查以及实验室检测等工作，加快疾病病因的发现。

德国自 2001 年起将肠出血性大肠埃希菌（enterohemorrhagic Escherichia coli，EHEC）感染和溶血性尿毒综合征（hemolytic uremic syndrome，HUS）病例及其病原体纳入法定的常规监测。历史数据表明，在德国这两类病例全年均呈现低发，也未曾出现过聚集性或暴发疫情。2011 年 5 月 8 日至 7 月 26 日，德国发现 HUS 和 EHEC 感染的发病率明显增加。2011 年 5 月 19 日，汉堡卫生部门向德国国家级公共卫生部门罗伯特·科赫研究所（Robert Koch Institute，RKI）报告一起 3 名儿童 HUS 聚集病例事件，并提出协助调查请求。随后RKI 立即开展了调查，并发现不仅在儿童中，在成年人中也出现了 HUS 病例，且病例数急速上升。根据疫情数据显示，德国 16 个联邦州均有病例报告，以成年人为主，主要集中在北部地区，调查发现欧盟成员国及其他国家发现的病例大多有发病前去过德国北部的旅游史。根据患者的临床特征、三间分布及以及潜伏期等信息并结合实验室检测结果，最终确定是由于 EHEC O104 ：H4 型大肠菌所致。通过利用不同测序平台对暴发疫情中发现的菌株进行全基因测序，得到暴发疫情菌株的全基因组结果，证实暴发疫情菌株与肠聚集性大肠杆菌（Enteroaggregative Escherichia coli，EAEC）同源，但由于包含编码了 *stx2* 基因、其他特殊毒力及耐药性基因的噬菌体，而与其他的大肠杆菌以及 O104∶H4 菌株都有明显不同。暴发疫情的菌株在基因组水平上与肠聚集性大肠杆菌一致，但由于通过基因水平转移获得了编码志贺毒素的 *stx2* 基因和毒力相关质粒，从而表现出 EHEC 的特点，这可能是造成该菌株具有强毒性和引发重症感染的原因。研究还发现，由于该菌株携带氨基糖苷类、大环内酯类、磺胺类等抗生素的耐药基因，导致抗生素治疗无效，给疫情的控制带来极大难度。此外，RKI 联合联邦和州卫生与食品安全机构集中在德国北部地区开展了多次连续的病例对照研究和队列研究，逐步锁定暴发来源。根据流行病学调查结果，欧盟食品安全局（European Food Safety Agency，EFSA）联合欧盟有关机构及 RKI 开展了全面的溯源调查，最终从 A 公司回溯到污染来源，锁定为由埃及进口的葫芦巴豆种子所致。

二、实验室检测途径发现

细菌、病毒等微生物种类繁多且数量巨大，有研究指出，全世界野生动物携带的病毒数量至少在 100 万种以上。面对如此众多的未知病原体，人们急需在病原体导致人群感染甚至引发暴发、流行之前就发现和认识它们。了解已知病原体的变化规律，尤其是发现未知的病毒、细菌等，查明它们与已知病原体之间的关系，解析其对人类的致病性及其传播风险，从而由过去的被动防御转变为主动防控，实现"提前布局、准确预警、精准防控"，避免与减少新发突发传染病所带来的危害。

（一）临床标本检测

生物技术的迅速发展及计算机水平的逐步提高，带动了检验医学的发展，也促进了第三方医学检验机构快速发展，这些机构致力于提供高品质、规范化服务，其众多的检测项目弥补了中小型医疗机构检测项目不足的问题，也是对大型医疗机构的有益补充。一些检测机构可对临床送检样本进行病原微生物的宏基因组检测，可有助于辅助病原学诊断，这种检测途径是发现新发传染病病原体的一个有效途径。

（二）实验室病原学监测

实验室病原学监测是各类疾病监测系统的重要组成部分和有益补充。传染病能快速跨国界、洲际传播，通过网络、远距离地进行异地传染病病原体的监测与分析是防控疾病国际间传播的需要。传染病的实验室监测网络，利用病原微生物分子分型技术，能够发现由不同菌毒株引起的传染病暴发流行。通过结合流行病学监测数据，在发现新病原、确定暴发、流行及其范围、寻找传染来源和传播链、确定不同暴发事件之间的相互关系等方面具有重要价值。例如美国 CDC 针对细菌性传染病威胁所建立的实验室分子分型监测网络 PulseNet 已向欧洲、亚太区发展，最终建立全球化网络，用于早期识别（48 小时）、监视和预警食源性疾病的暴发，能够在暴发疫情的早期展开调查和实施预防措施，减少发病和死亡。对于我国来说，建立传染病实验室监测网络是提高疾病监测效率和国际化的要求，也是我国应对新发传染病的技术水平和能力提高的体现。

（三）实验室病原学研究

实验室研究工作是识别新发传染病病原体的重要组成部分，多种实验技术的应用是早期发现识别新发传染病的技术保障。近年来，除了采用常规的检测技术外，实验平台的发展及各类先进技术的应用如高通量序列分析平台、多重 PCR、DNA 微测定等，进一步提升了对新发传染病病原体的早期发现与识别能力。

2016 年我国启动了"野生动物源性未来新发突发传染病病原体调查"项目，在不同地理生态区开展了各种野生动物和媒介中已知与未知病毒、细菌等微生物的相关调查。在超过 220 种无脊椎动物中，通过深度转录组测序共计发现超过 1445 种全新的病毒。研究所获得的无脊椎动物病毒谱表明病毒基因组具有极其巨大的灵活性，包括频繁的重组、病毒和宿主间的水平基因转移、基因的获得和丢失以及复杂的基因组重排等。另外，从我国陆地及各类水域中，采集的包括头索纲的文昌鱼、两栖纲的蛙、爬行纲的蛇等 186 种脊椎动物标本中，发现了 214 种全新 RNA 病毒。在这些新发现的病毒中，既有与已知 RNA 病毒差异很大的新病毒科，也有覆盖了已知能感染包括人类在内的脊椎动物的所有 RNA 病毒科。这些研究结果呈现出了一个复杂的、多样的病毒圈，从而为研究病毒甚至生物的遗传与进化奠定了基础。该研究建立的检测体系、发现的新病毒也有助于我国在新发突发传染病防控领域中的病原体的早期识别。

不同地区的实验室紧密合作，并通过公共数据平台实现信息互通共享，能够有效缩短新病原体的发现与鉴定时间。不同领域如公共卫生、临床诊疗、食品监测、兽医及其他相关实验室之间的协调合作对于新发传染病监控和响应同样十分重要。

三、症状监测系统发现

症状监测是指在明确临床诊断前，系统地、持续地收集能够指示疾病暴发的相关信息，及时发现疾病在时间和空间分布上的异常聚集，实现对疾病早期探查、预警和快速反应的监测方法。这类监测系统所收集的数据来源多样，能够实时或近实时地收集、分析，甚至可自动收集和分析数据。

由于新发突发传染病的不确定性，人们对其缺乏认识，无法提前掌握其相关的背景资料，因此，传统的疾病监测系统难以发挥作用，这使得症状监测成为常用的早期发现新发传染病的重要手段。国内外与症状相关的监测系统种类较多，常见的有对典型症状或症候群开展的监测，也有利用学校或集体单位因病缺勤数据、药店药品销售记录等非医疗数据进行的监测。

（一）基于典型症状或症候群的症状监测

为了筛查可能的 SARS 和人感染高致病性禽流感病例及其他传染性呼吸道疾病，早期发出预警并采取相应的防控措施，防范 SARS 疫情的扩散蔓延和可能出现的人禽流感疫情，在 SARS 早期预警监测的经验基础上，结合中国 SARS、动物禽流感疫情的实际和监测、防制工作的需要，我国于 2004 年起在全国范围内开展了不明原因肺炎病例监测。2005 年 10 月 18 日湖南省儿童医院收治了 1 例"不明原因肺炎"患儿，该病例有病死禽接触史，且其姐姐也有类似病史，并已死于肺炎。医院于接诊次日即通过不明原因肺炎病例监测系统进行了网络报告，后经流行病学调查及实验室检测，确定该患儿为中国大陆首例人感染高致病性 H5N1 禽流感病例。2013 年 12 月江西省亦通过不明原因肺炎监测系统发现了首例人感染 H10N8 禽流感疫情。与全球既往已报道的 H10N8 禽流感病毒不同，其内部基因来自 H9N2 禽流感病毒，提示这是一种新发现的重配病毒。这些结果充分表明这一系统能够有效的通过重症肺炎病例的监测发现新发传染病。

（二）基于非医疗数据的症状监测

对于轻症的新发传染病病例，由于自行服药或在医疗机构就诊后对症治疗后即可缓解症状，故难以早期发现，往往容易被忽视。因此，通过非医疗数据观察到异常增多的关联性病例，有助于实现轻症病例的早发现、早诊断。例如，工作单位、学校的因病缺勤申报，是一类与健康相关的非诊断性的数据，可用于早期发现疫情。缺勤数据及缺勤人员聚集性、症状关联性情况还可以提供有关疫情暴发的关键信息。例如 1993 年美国密尔沃基市隐孢子虫感染暴发疫情中，病例多出现腹泻等症状。1993 年 4 月 5 日，密尔沃基市卫生部门在接到大量胃肠道疾病导致医院员工、学生和学校教师普遍缺勤的报告后，联系了上级部门威斯康星州卫生局。经调查，最终找到了造成疫情发生的原因是取自密歇根湖的水源遭到污染，隐孢子虫卵囊通过了水处理厂的过滤系统从而造成大范围的饮用水的污染。

（三）综合性的症状监测系统

症状监测系统中一个典型的例子就是美国建立的社区疾病流行早期报告电子监测系统（electronic surveillance system for the early notification of community-based epidemics, ESSENCE）Ⅰ和Ⅱ，它是已知唯一的覆盖军事和民用卫生保健信息的疾病暴发监测系统，同时为美国军方与地方政府服务。系统很好地整合了多渠道来源的数据信息，如其所收集临床部门数据包括：急诊主诉与症状记录、私人诊所记账资料、兽医部门的症状信息；还可收集包括工厂缺勤与学校缺课、护理热线电话、处方与非处方用药信息等在内的非临床部门数据。该系统在数据源开发、软件设计及监测系统运行等各方面均体现了多部门合作。所有数据经过分析处理后，通过安全网络传递至需要此信息的用户，作为一个早期预警系统，尽可能早地发现疾病流行异常动态。

症状监测以非特异的症状或现象为基础，能够收集疾病诊断之前的信息，为早期应对疫情赢得时间，相对于传统的疾病监测更具有及时性。这种监测如果要实现全面整合各类系统的信息、综合分析、实时预警，数据采集与分析处理难度大，则需要建立信息化平台，监测结果的解释与响应的工作量大，且成本昂贵。

四、动物监测途径发现

动物作为储存宿主或传染源，在新发传染病发生过程中扮演着重要角色。动物引起的新发传染病占总数的 75% 以上，其中绝大多数病原体来自野生动物。在全球一体化、生态环境改变、人口增长、城市化扩张等因素的推动下，野生动物栖息地被破坏，野生动物被引入市场和餐桌，这些都可能促使人类成为病原体的新宿主。通过对野生和家养动物健康监测及相关数据收集，能够及早发现动物病原体向人类转移的情况，能够从源头上探测新发传染病的出现。

（一）对野生动物监测

由于野生动物作为人类新发传染病事件的来源发挥着越来越大的作用，野生动物疾病监测的重要性与日俱增。动物健康状态、死亡信息或媒介生物携带病原体的情况均可以有效预警疾病的发生与流行。自1986年起，法国的野生动物疾病监测就涵盖了野生动物的症状和死亡监测内容，收集了大量动物健康数据，其中也包括尸检结果的描述。不同于死因诊断常依赖于高昂、耗时的实验室分析，肉眼可见的病变描述可用于病例的症候分类，帮助早期检测。另外，可以对症候群在空间和时间上进行监测，以便对异常健康事件进行趋势分析和快速检测。此类监测工作的开展和数据获取，有利于早期发现和识别人畜共患病。

1999年纽约市暴发了西尼罗病毒（West Nile virus，WNV）感染疫情，导致数千人感染。该起疫情发生后，纽约市卫生部门于2000年夏天建立了一个全市性的关于蚊虫和死亡鸟类的监测网络。科研人员在对2000年的监测数据进行回顾性分析时发现，在第一例西尼罗热病例发病前大约2周，在史坦顿岛收集的死鸟和蚊虫样本中检测到了西尼罗病毒。可见这种监测能够灵敏地发现西尼罗病毒的传播，然而这种对蚊虫和鸟类样本的监测十分耗费人力、物力。

（二）对人工饲养动物监测

农业扩展和集约化增加了人和家畜与野生动物和野生动物病原体接触概率，家畜是新发传染病流行的一个重要传播媒介。例如，欧亚类禽H1N1猪流感病毒（Eurasian avian-like H1N1，EA H1N1）被认为是引起下次流感大流行可能性最大的动物流感病毒之一。EA H1N1在我国猪群中广泛流行，偶尔可突破种属屏障感染人，由此对公共卫生和猪养殖业均有一定的威胁和影响。2009年12月至2010年6月，在采集的我国南方广东省和广西壮族自治区屠宰场猪气管拭子和血清样本中，检测发现超过一半的血清呈阳性，其中19份样本检测为EA H1N1，该病毒为新的重配病毒，其中10株病毒的表面基因血凝素（hemagglutinin，HA）基因和神经氨酸酶（neuraminidase，NA）基因来自于EA H1N1，内部基因来自于甲型H1N1流感病毒（2009 pandemic influenza H1N1 virus，2009 pdmH1N1）。动物实验表明，该重配病毒可以有效地在猪群中传播，并可通过气溶胶传播到雪貂；同时可以在人肺组织细胞中复制，说明该病毒存在有跨越种间屏障从而感染人群的可能性。

第二节　新发传染病的确定

随着技术的发展，新的检测方法可以帮助发现标本中的微生物核酸，如何判断新的病原体引起疾病或暴发疫情是疫情及时准确处理的关键。新发传染病的确定需要相应的原则来确定新发现的病原体是导致疾病发生的元凶。

一、科赫法则

德国细菌学家罗伯特·科赫（Robert Koch）提出了鉴定传染病病原体的基本原则，被称为科赫（Koch）法则。新病原体和疾病之间的论证需要遵从科赫法则，该原则为结核病和霍乱等疾病的病原体判断提供了基本准则。

主要内容如下：在每一个病例中都出现相同的微生物；要从寄主分离出这样的微生物并在培养基中得到纯培养；用这种微生物的纯培养接种健康而敏感的寄主，同样的疾病会重复发生；从试验发病的寄主中能再度分离培养出这种微生物来。

二、基因组时代的科赫法则

一些新的病原体确实引发了传染病，但它们并不完全符合科赫法则的所有条件。比如不是所有的病原体都能被培养，许多疾病存在无症状感染者，因此科赫法则的适用性受到了限制。

1996年，美国斯坦福大学的David Relman等提出了基因组时代的科赫法则，包括：①属于假定病原体的核酸序列应该出现在特定传染病的大多数病例中。在已知的患病器官或明显的解剖学部位，应能发现该微生物的核酸，而在与相应疾病无关的器官中则不会发现。②在未患病的宿主或组织中，与病原体相关的核酸序列的拷贝数应当较少或完全检测不到。③随着疾病的缓解，与病原体相关的核酸序列的拷贝数应减少或检测不到。如果临床上有复发，则应该发生相反的情况。④当序列检测预示疾病将发生，或序列拷贝数与疾病的严重程度有相关性，则序列与疾病的联系极可能构成因果关系。⑤从现有序列推断出的微生物特性应符合该生物类群的已知生物学特性。⑥应在细胞水平探求患病组织与微生物的关系：用原位杂交来显示发生了病理变化的特定区域，以证明微生物的存在，或显示微生物应该存在的区域。⑦这些以序列分析为基础获得的上述证据应当是可重复获得的。

从基因水平上通过核酸序列的检测，可以更准确地鉴别新的病原体。基因组时代的科赫法则对于新病原体和疾病的因果关系论证提供了新的确认准则。

三、新型冠状病毒肺炎的确定

2019年12月27日，湖北省中西医结合医院向武汉市江汉区疾病预防控制中心（疾控中心）报告不明原因肺炎病例，专家从病情、治疗转归、流行病学调查、实验室初步检测等方面情况分析，认为上述病例系病毒性肺炎。12月30日，武汉市卫健委向辖区医疗机构发布《关于做好不明原因肺炎救治工作的紧急通知》。12月31日，专家组赴武汉市，指导做好疫情处置工作，开展现场调查。武汉市卫健委发布《关于当前我市肺炎疫情的情况通报》，发现27例病例，提示公众尽量避免到封闭、空气不流通的公众场合和人多集中的地方，外出可佩戴口罩。

2020年1月1日，中国疾控中心、中国医学科学院收到湖北省送检的第一批4例病例标本，即开展病原鉴定。1月5日，共发现59例不明原因的病毒性病例，根据实验室检测结果，排除流感、禽流感、腺病毒、传染性非典型肺炎和中东呼吸综合征等呼吸道病原体感染。1月7日，中国疾控中心成功分离新型冠状病毒毒株。1月8日，国家卫健委专家评估组初步确认新型冠状病毒为疫情病原体。1月9日，国家卫健委专家评估组发布武汉市不明原因肺炎的病毒性肺炎病原体信息，病原体初步判断为新型冠状病毒。1月10日，中国疾控中心、中国科学院武汉病毒研究所等专业机构初步研发出检测试剂盒。1月12日，将"不明原因的病毒性肺炎"更名为"新型冠状病毒感染的肺炎"。中国CDC、中国医学科学院、中国科学院武汉病毒研究所作为国家卫健委指定机构，向世界卫生组织提交新型冠状病毒基因组序列信息，在全球流感共享数据库（global initiative of sharing all influenza data, GISAID）发布，全球共享，这为新型冠状病毒肺炎的疫苗和药物研发提供了重要依据。

上述结果，首先，根据实验室检测结果，排除了流感、禽流感、腺病毒等呼吸道病原体，确定为不明原因肺炎。其次，通过病毒分离、电镜检查以及基因测序等技术，确定不明原因肺炎为新型冠状病毒肺炎，是一种新发传染病。

为了确认新的病原体与疾病之间的关系，还需要从多个方面来研究病原体的生物学特征和流行规律等。应该综合利用多种方法，进行新发传染病的确定。我们可以寻找敏感的细胞系进行病原体的分离培养；在显微镜下观察病原体的形态结构；研究病原体感染所引起的抗体反应；通过基因测序技术获得病原体的全基因组，利用生物信息学对病原体进行进化分析。新发传染病的确定也是多种技术手段综合鉴定的结果，而不是简单的一种检测方法的判定。

目前，新发传染病多来源于动物病毒，如流感病毒、冠状病毒等。还有大量的未知病原体广泛存在于自然界，因此，新发传染病的发现、确定和研究将是一个长期而艰巨的任务。

第三节　新发传染病病原体的实验室检测

当出现新发传染病疫情时，实验室在第一时间对样本中的病原体进行分离、鉴定和诊断，对于有效控制疫情、制定治疗方案以及疫苗和药物的研发至关重要。随着新发传染病的不断出现和科学技术的发展，病原体的鉴定和诊断技术不断进步。特别是分子生物学技术在病原体鉴定领域的应用，使新发传染病病原体的鉴定时间不断缩短，检测灵敏度和特异度不断提高。新发传染病病原体的诊断技术，主要包括病原体分离培养技术、利用光学显微镜和电子显微镜技术进行病原体分类和形态学观察的检测技术、基于抗原抗体反应的酶联免疫吸附实验和细胞内抗原物质定位的免疫荧光技术，以及病原体的分子生物学检测技术（核酸扩增技术和高通量测序技术）等。不同的病原体检测方法具有不同的优缺点，在病原体诊断过程中可以进行互补。无论是公共卫生突发疫情还是临床的诊断治疗，都需要快速、灵敏和准确的检测技术，在短时间内确定感染的病原体，从而为疫情的控制和临床的治疗提供依据。

一、病原体的分离培养与鉴定

（一）病毒的分离培养与鉴定

组织细胞培养技术最早用于病原体的鉴定。细胞培养在病毒学方面的研究最为广泛，细胞培养可以用于病毒分离，还可以研究病毒在细胞中的繁殖过程、细胞的敏感性，细胞的病理变化和包涵体的形成。在细胞培养技术出现之前，病毒分离、培养及鉴定主要依靠实验动物和鸡胚，自从发现离体的组织细胞在适宜条件下可存活和增殖后，科学家们一直试图利用组织细胞来进行病毒分离。

1. 组织细胞培养技术在病毒学研究中的发展　1928 年 Maitland 将鸡肾组织剪成小块

进行病毒培养，从而开创了利用组织培养的方法体外繁殖病毒的技术。1943 年我国病毒学家黄祯祥对西方马脑炎病毒进行了组织细胞培养，即人为地将动物组织经过处理消化成单层细胞，并加入一定的营养成分供细胞存活。将病毒接种细胞内，经过一段时间，细胞就会出现一系列的病理改变，观察者利用普通显微镜可以观察细胞有无病变，判断病毒是否复制。1949 年 Enders 利用单层细胞培养成功繁殖了脊髓灰质炎病毒，并发现脊髓灰质炎病毒可以在人肾细胞中增殖，还可以产生致细胞病变效应（cytopathic effect，CPE），确立了以 CPE 作为判定病毒增殖的指标，并于 1954 年获得诺贝尔生理学或医学奖。之后又建立了一系列对细胞培养病毒的鉴定系统，通过细胞形态的变化、培养细胞出现血凝素或其他病毒抗原、红细胞吸附现象等方法对病毒加以识别。1952 年 Dulbecco 将病毒溶血空斑试验用于病毒的定量检测分析。随着其他分子生物学技术和免疫学技术的发展，为病毒细胞培养的快速检测提供了新的技术手段。

目前，细胞培养技术已成为病毒学研究的重要手段和检测技术，尽管体外细胞和体内细胞存在差异，并不能完全代表体内的结果，但是体外细胞培养为病毒培养提供了生理特性基本一致的实验材料，对病毒的易感性比较接近；细胞培养可以消除实验动物中存在病毒特异性抗体或非特异性抑制因子对病毒分离的影响；在多数情况下，病毒的细胞培养可以出现病毒增殖的特征，便于进行观察；其他的检测方法如红细胞吸附实验、病毒干扰现象、免疫荧光测定（immunofluorescence assay，IFA）和病毒核酸检测试验可以为细胞培养提供辅助鉴定；病毒的细胞培养除可以进行定性检测，还可以进行定量的分析，如溶血空斑试验和测定半数组织培养感染剂量（50% tissue culture infectious，$TCID_{50}$）；细胞培养和免疫学及分子生物学技术相结合为病毒的快速确定提供了技术支持。

2. 体外培养细胞的来源　用于病毒培养的细胞多来自病毒的自然感染宿主的组织，人、猴和鼠的胚胎以及脏器也是常见的细胞来源。成体组织细胞中大部分为已分化的细胞，体外增殖困难，且生命周期长。胚胎组织的细胞成分中有大量的前体细胞和胚胎干细胞，体外增殖能力较强，因此常用人或动物的胚胎组织来制备原代细胞，如人胚肾细胞和鸡胚细胞等。其他正常组织和肿瘤组织中获得的细胞也经常用于病毒培养，如非洲绿猴肾细胞和宫颈癌上皮组织的 Hela 细胞。流感病毒的分离常用狗肾细胞（Madin Darby canine kidney，MDCK），新型冠状病毒（severe acute respiratory syndrome coronavirus 2，SARS-CoV-2）的病毒分离常用 Vero 细胞。

3. 病毒的鉴定方法　由于病毒需要在活的细胞中才能进行繁殖，因此细胞培养技术可以为病毒培养提供繁殖空间，为病毒的分离、检测和疫苗生产提供了研究依据。病毒的分离培养需要选择敏感的细胞，可以根据细胞病变初步判定病毒的种类，病变的类型主要有细胞圆缩、细胞坏死和细胞形成包涵体等。病毒感染细胞后，无需染色可以直接在普通光学显微镜下观察 CPE。不同的病毒产生的细胞病变有所不同，有的细胞变圆、坏死、破碎或脱落，有些病毒能使细胞形成包涵体，位于细胞质内或细胞核内。流感病毒引起受感染的细胞病理变化无特殊指征，一般为细胞颗粒增多、变圆，最后脱落。另一种常见的现象为细胞脱落，细胞成网状。对于不引起细胞病变的病毒，可利用红细胞吸附试验，在显微镜下可以观察到红细胞吸附于受病毒感染的细胞周围。溶血空斑试验可用于定量测定病毒的感染能力。中和试验（neutralization test）通过观察分离的病毒能否被特异性标准血清中和，来鉴定病毒。电镜技术可以直接进行病毒观察，根据特有的病毒形态判定病毒的种类，如冠状病毒外膜呈皇冠状突起。

病毒增殖可通过观察细胞产生的变化如细胞病变等来判定结果，可以结合免疫学技术检测细胞内有无增殖的病毒。利用细胞培养可以从感染动物组织内分离病毒并进行病毒克隆，以分离获得纯化的单一毒株。病毒的组织细胞分离培养仍是病毒鉴定的"金标准"（golden standard），但病毒分离培养往往需要较长的实验周期，而且组织细胞发生病变后仍需要借助其他的方法对分离培养的病毒进行鉴定。

（二）细菌的分离培养和鉴定

细菌可以分为革兰氏阳性球菌、革兰氏阴性球菌、肠杆菌科、革兰氏阴性杆菌、弧菌科、弯曲菌和螺杆菌、分枝杆菌属、放线菌属和诺卡菌属、厌氧菌、螺旋体、支原体、衣原体和立克次体。细菌培养和鉴定是主要的实验室诊断方法，通过对细菌的培养和鉴定才能对细菌感染性疾病进行病原学诊断，这对预防和治疗具有重要作用。细菌的培养方法包括需氧培养、厌氧培养和二氧化碳培养，根据菌落的形态和生化反应进行鉴定。

（三）真菌的分离培养和鉴定

真菌为真核细胞型微生物，有典型的细胞结构。对人致病的真菌分为 4 类：病原性真菌、条件致病性真菌、产毒真菌及致癌真菌。真菌感染发病率近年来有明显上升趋势，尤其条件致病性真菌感染更为常见，如隐球菌、组织胞浆菌、念珠菌、曲霉菌和耶氏肺孢子菌感染。真菌的培养方法主要包括沙氏培养基培养、平皿培养和玻片培养，通过菌落形态和生化反应进行真菌的鉴定。

二、形态学鉴定

（一）病毒的形态学鉴定

电子显微镜（electron microscope，EM），简称电镜，是 20 世纪 30 年代最突出的科学技术之一，经过 80 多年的发展已经成为现代科学技术中不可缺少的重要工具，广泛应用于生物学和医学等领域。

1. 电子显微镜的发展和分类　1932 年，Ruska 研制成功第一台电子显微镜，实现了人们直接观察微观世界的愿望。1939 年，Kansche 在电子显微镜下直接观察到了烟草花叶病病毒，病毒为直径 1.5 nm，长 300 nm 的长杆状颗粒。这是人类第一次直接观察到病毒，也是电子显微镜在生命科学最重要的成果之一。1968 年，Ruska 因发明了电子显微镜获得了诺贝尔物理学奖。

电子显微镜技术的应用建立在光学显微镜的基础之上，光学显微镜的分辨率为 0.2 μm，透射电子显微镜（transmission electron microscope，TEM）的分辨率为 0.1 nm，要比光学显微镜的分辨率高。电子显微镜的种类很多，主要有透射电子显微镜、扫描电子显微镜（scanning electron microscope，SEM）和免疫电子显微镜（immuno-electron microscopy，IEM）。免疫电子显微镜是将免疫学检测方法应用于电镜。病毒的形态微小，用电子显微镜才能观察到。要想确定新发传染病的种类，观察病毒的形态结构尤为重要，因此电子显微镜技术在病毒学研究中非常重要。

2. 电子显微镜在病毒形态学鉴定中的应用　不同的病毒具有不同的形态，大多数球状病毒为二十面体立体对称，包括大多数 DNA 病毒及小 RNA 病毒。弹状病毒、正黏病毒和副黏病毒以及多数杆状病毒等呈螺旋对称，核衣壳呈中空的圆筒状。根据病毒的不同形态，电子显微镜技术可以用于病毒性感染的快速诊断，是目前新发传染病确定的重要方法。用电子显微镜可以直接观察病原体的形态，进而确定病原体属于何种病毒。如冠状病毒在电子显微镜下病毒的外膜呈皇冠状突起；流感病毒颗粒呈球形或丝状，膜上有糖蛋白纤突。电子显微镜适用于不同的病毒样本来源。皮肤病损材料包括细胞刮取物和皮疹液，可以用电子显微镜进行病毒（如痘病毒、单纯疱疹病毒、水痘带状疱疹病毒以及人乳头瘤病毒等）检测，感染早期的人与动物的鼻咽分泌物是呼吸道病毒检测的理想标本，如禽流感病毒、冠状病毒、副流感病毒和呼吸道合胞病毒。

电子显微镜在新发传染病的确定过程中，发挥了重要作用，如发热伴血小板减少综合征布尼亚病毒（severe fever with thrombocytopenia syndrome bunyavirus，SFTSV）、H7N9 流感病毒和新型冠状病毒等引起的传染病。在某些病毒感染的早期样本中，电子显微镜可以直接检测出病毒颗粒，从形态学上鉴别病毒的种类，特别是难以分离培养的病毒，为临床和疾控系统提供可靠的诊断依据。相比于其他检测技术，电子显微镜技术可以快速诊断，是鉴定新病原体和未知病原体，特别是病毒性传染病的重要手段。但是电子显微镜只能根据病原体的形态进行初步的类别判断，检测的灵敏度较差，对样本中病原体的浓度有要求，还需要联合其他检测方法应用。

（二）细菌的形态学鉴定

细菌具有相对稳定的形态和结构，细菌的形态学鉴定是重要的诊断方法之一，细菌在合适的培养基表面生长形成菌落，根据菌落的大小、形状、高度、边缘、表面状态、透明度、菌落颜色和光泽对细菌进行初步鉴定，如肺炎链球菌在绵羊血琼脂平板上呈脐状。通过对细菌染色标本进行显微镜观察，观察细菌的形态，进行细菌鉴定，如放线菌的为革兰氏染色阳性，呈串状、分枝和细丝状。细菌的鉴定离不开形态学检查，形态学检查具有十分重要的意义。

（三）真菌的形态学鉴定

目前临床上大多数真菌的鉴定，仍是以形态学鉴定为主，包括直接显微镜检查法和染色标本检查法。通过直接镜检发现特征性的真菌结构可以帮助鉴定菌种或属，一般可区分念珠菌、隐球菌、曲霉菌、镰刀菌和马拉色菌等的感染。如白念珠菌在培养基上呈现奶油色、光滑的外表。

三、免疫学鉴定

1941 年 Hirst 发现流感病毒的血凝素凝集红细胞的现象。自此，红细胞凝集试验和红细胞凝集抑制试验用于流感病毒和其他病毒的鉴定和检测。1941 年 Coons 首先使用荧光素标记的抗体检测抗原物质，这种以荧光物质标记抗体而进行抗原定位的技术称为荧光抗体技术。1971 年 Engvall 和 Perlmann 发表了酶联免疫吸附试验用于免疫球蛋白 G 定量测定的文章，使得该方法迅速发展和广泛应用。根据检测的目的不同，主要分为间接法、双抗体夹心法、竞争法和捕获法等。

免疫学方法是实验室诊断和鉴定病原体的重要技术手段。目前免疫荧光测定、酶联免疫吸附试验（enzyme linked immunosorbent assay，ELISA）、中和试验、红细胞凝集及红细胞凝集抑制试验已经广泛用于病原体的鉴定。

（一）免疫荧光测定

免疫荧光测定在病原体诊断领域应用广泛，可用于病原体的鉴定、病原体抗原的检测和疾病的诊断。先将已知的病原体抗原或抗体标记上荧光素制成荧光标记物，再用这种荧光标记的病原体抗原或抗体作为分子探针，检测细胞或组织内的相应抗体或抗原。不同种类的病毒在细胞内复制的部位不同，一般 DNA 病毒在细胞核内，如腺病毒等，细胞核内出现荧光颗粒。RNA 病毒一般在细胞质内复制，在细胞质内有荧光颗粒，如乙型脑炎病毒、轮状病毒。

（二）酶联免疫吸附试验

酶联免疫吸附试验是一种抗原、抗体免疫反应和酶的高效催化作用相结合的试验方法，可以检测微量的抗原或抗体。将特异性的抗体或者抗原吸附于固相载体的表面，然后加入相应的抗原或抗体，在固相载体表面形成抗原 - 抗体复合物，再加入酶标记的特异性抗体或抗原，与载体表面的抗原或者抗体结合。加入酶反应的底物，酶催化底物变为有色产物，有色产物的量与标本中受检抗原或者抗体的量直接相关，从而定性或者定量分析标本中抗原或者抗体的存在与含量。

（三）中和试验

中和试验是病毒和特异性抗体结合后，检测病毒感染力的一种方法。这些可以和病毒颗粒结合，阻止病毒感染细胞的抗体称为中和抗体。中和试验可以用于病毒的鉴定，分析病毒抗原的性质。有些病毒和病毒表面的血凝素能引起人或哺乳动物的红细胞发生凝集，这就是红细胞凝集。流感病毒能引起红细胞凝集主要是由于流感病毒表面的血凝素与红细胞表面的受体结合，病毒被吸附到红细胞上产生。血凝试验（hemagglutination test）特异性强，操作简便，可以用于发现和鉴定病毒。

免疫荧光和酶联免疫吸附试验用于检测病原体的抗原或抗体，与其他检测方法相比，技术比较成熟，检测时间较短，操作简单，结果判定标准明确，所需要的实验室设备和条件相对检单。在实验过程中需要荧光标记物和酶催化底物显色，荧光易消退，不易保存，非特异性荧光干扰较多，这就限制了检测的灵敏度、交叉反应以及"窗口期"的问题。

四、分子生物学鉴定

（一）核酸扩增技术

聚合酶链式反应（polymerase chain reaction，PCR）是一种对特定的 DNA 片段在体外进行快速扩增的方法。该方法不同于传统的分子克隆技术，不通过细胞，以极少量的 DNA 为模板，在几个小时内将 DNA 分子扩增 $10^7 \sim 10^8$ 倍。PCR 技术已经广泛应用到分子生物学研究的各个领域。

1956 年 Kornberg 等从大肠埃希菌提取液中发现了 DNA 聚合酶（DNA polymerase）。由于 DNA 聚合酶不耐高温，高温使之变性，不符合高温变性的聚合酶链式反应。1966 年 Brook 等从水生栖热菌（thermus aquaticus）中分离到 Taq DNA 聚合酶，该酶耐受高温，随后 Taq DNA 聚合酶被应用于 PCR 扩增中，使操作更加简化。

1985 年 Mullis 等发明了 PCR 技术，随后该技术应用于 β- 珠蛋白基因扩增和镰状红细胞贫血的产前诊断。作为分子生物学上的革命，PCR 技术已获得了广泛应用，推动了分子生物学其他技术的发展。1993 年 Mullis 因发明了聚合酶链反应获得了诺贝尔化学奖。

PCR 是一种体外酶促合成特异 DNA 片段的新方法，反应体系主要包括 DNA 模板、引物、4 种脱氧核苷酸、Taq DNA 聚合酶和反应缓冲液。PCR 反应也是一个重复进行的过程，DNA 模板解链、引物与模板 DNA 结合和 DNA 聚合酶催化合成新的 DNA 链的过程，即高温变性、低温复性或退火和适温延伸，使 DNA 片段在数量上呈指数增加，从而在短时间内获得大量的特定基因片段。为扩增病原体的核酸，需要针对病原体核酸设计特异性的引物，引物与病原体核酸的靶序列以较稳定的形式互补结合。不同病原体的基因组和突变率不同，在引物设计和探针选择上也有所不同，要用已知病原体的基因序列进行序列比对，选择基因组的保守区域作为引物设计的靶点。

目前，新发传染病的病原体往往是 RNA 病毒，如新型冠状病毒。由于 RNA 病毒的多聚酶在子代病毒复制过程中的校正功能较弱，容易发生基因位点突变；有些病毒甚至会出现基因片段的重组重配。面对高突变率的 RNA 病毒，引物的选择和数据分析更为复杂。随着 RNA 病毒变异的不断积累，设计的引物可能会出现位点不匹配，造成检测的假阴性，需要重新设计检测引物。为了避免引物的脱靶，提高病原检出率，在新型冠状病毒检测过程中，通常选择不同的基因片段设计多对引物进行检测，如选择新型冠状病毒的开放读码框（open reading frame，ORF1ab）、核衣壳蛋白（nucleoprotein，N）、包膜蛋白（envelope，E）和刺突蛋白（spike，S）。我国新型冠状病毒检测选用了 ORF1ab 和 N 基因为靶标。目前针对病原体检测常常基于病原的保守序列设计通用引物，进行病原体的初筛，保守序列的 PCR 扩增（consensus PCR）。每一科属的病毒具有一些相似的特征，同一科病毒的基因序列在某些位置可能非常保守，可以根据已知病毒的基因序列，找出保守区域，设计引物进行检测。对于阳性标本，进一步用目标病原体特异性的序列进行 PCR 扩增。若怀疑为新的病原体，利用扩增所获基因片段，通过直接测序获得病原的基因片段序列，进而判断是否为新的病原体或变异株。在 SARS 疫情出现时，研究人员从病例呼吸道标本种分离培养出一种未知病原，在电镜下发现病毒呈皇冠状，具有冠状病毒的形态结构，通过利用冠状病毒家族的保守序列引物，获得一定长度的 PCR 产物，通过测序确定是新的病原体。该方法操作简便，易于实施，难点在于引物的设计。

1. 反转录 PCR　反转录 PCR（reverse transcription PCR，RT-PCR）是针对于遗传物质为 RNA 的病原体，先将 RNA 反转录成 cDNA，再以 cDNA 为模板，扩增所合成的目的片段。RT-PCR 应用广泛，可用于检测细胞中基因表达水平和细胞中 RNA 病毒的含量。RT-PCR 的关键是 RNA 反转录，一般用随机引物进行扩增，cDNA 的 PCR 扩增和普通 PCR 条件一样。

2. 多重 PCR　多重 PCR（multiplex PCR），又称为复合 PCR 或多重引物 PCR，在 1988 年首次提出，基本原理和普通 PCR 相同，多重 PCR 在反应体系中加入两对以上的引物，各引物分别结合在模板的对应部位，同时扩增出多个核酸片段。新发传染病在未明确病原前，通常需要排查已知病原体。多重 PCR 通常使用巢式 PCR 和半巢式 PCR 进行，可以对多种病原进行同时检测或鉴定。多重 PCR 可以通过优化反应体系和反应条件提高扩增的片段数量，既有单个 PCR 的特异性和灵敏性，又高效简便快捷。难点在于多个靶点之间扩增条件不同，每个靶点都需要设计特异的引物。

3. 实时荧光定量 PCR　实时荧光定量 PCR（real-time quantitative PCR，qPCR），1996 年美国 Applied Biosystems 公司发明了实时荧光定量 PCR 技术，该技术实现了 PCR 从定性到定量的飞跃，采用完全封闭管检测，避免了交叉污染，操作简单、耗时短、易于标准化，因此得到了广泛的应用。该技术在 PCR 反应体系中加入荧光基团，通过连续监测荧光信号的强弱变化，实时分析目的基因的初始量，最后通过标准曲线对未知模板进行定量分析，具有准确、快速和灵敏的优势。该技术在新发传染病（MERS 冠状病毒、寨卡病毒、埃博拉病毒、H7N9 流感病毒和新型冠状病毒等）的检测和鉴定中发挥了重要作用，也是目前最常用的检测方法。

实时荧光定量 PCR 技术在检测过程中加入一种特异的荧光探针（TaqMan 探针），探针的 5′ 端标有报告荧光，3′ 端有淬灭荧光，当探针保持完整时，检测不到报告荧光的荧光信号。当 PCR 进行扩增时，Taq DNA 聚合酶可以将荧光探针切割成单个碱基，使报告荧光不再受淬灭荧光的影响，可以检测到报告荧光的荧光信号，信号强度随着 PCR 扩增次数的增加而增加。

目前，许多公司研发了多重实时荧光定量 PCR 的检测，可以同时检测多种病原，节省了时间。多重实时荧光定量 PCR 主要依靠在 PCR 反应体系中加入不同荧光标记的探针，对多个病原体进行同时检测。但是荧光探针的数量受到实时荧光 PCR 仪检测通道的限制，所检测的病原体数量也有限。目前常见的试剂盒多为三重或四重实时荧光定量 PCR。该技术造成 PCR 产物污染的概率低，反应结束后不需要进行其他操作；缩短了检测时间；根据发射不同波长的光可以使用不同的荧光探针，进行多重检测；可以检测到低拷贝的目的基因，特异性强，灵敏度高；结果重复性好，定量准确；广泛应用于新发传染病的检测中。与传统 PCR 相比，实时荧光定量 PCR 所需要的仪器和试剂价格昂贵，检测时需要设计特异性的 TaqMan 探针。

4. 等温扩增技术　等温扩增技术（isothermal amplification technology，ITA）是近年来发展起来的基于恒温扩增的核酸扩增技术，主要包括环介导等温扩增（loop-mediated isothermal amplification，LAMP）、核酸序列扩增（nucleic acid sequence-based amplification，NASBA）、交叉引物扩增（crossing priming amplification，CPA）、链替代扩增（strand displacement amplification，SDA）和重组酶聚合酶扩增（recombinase polymerase amplification，RPA）等。

2000 年 Notomi 首先提出了适用于基因诊断的恒温核酸扩增技术，即环介导等温扩增技术。该技术的基本原理是基于 DNA 在 65℃ 左右处于动态平衡状态，一条引物向双链 DNA 的互补部位进行碱基配对延伸时，另一条链就会解离，变成单链。针对靶基因设计 4 种不同的特异性引物识别 6 个特定区域，在链置换 DNA 聚合酶的作用下，进行恒温扩增。该方法可以在等温条件下实现扩增，不需要进行模板的预变性，扩增效率高，检测的灵敏度要高于普通 PCR，反应时间短（60 分钟左右就可以完成 PCR 扩增），操作简单；但引物设计复杂，容易出现非特异性扩增。

（二）高通量测序技术

1977 年 Sanger 发明了 DNA 序列的测定方法，这为 DNA 测序技术的发展奠定了基础。1980 年 Sanger 因发明 DNA 测序方法获得了诺贝尔化学奖。随着人们对 DNA 测序技术的了解，新的测序方法不断出现，如焦磷酸测序技术和生物芯片技术，都能实现 DNA 测序的快速检测。DNA 测序技术已广泛应用于生物学研究的各个领域，很多新发传染病都是通过高通量测序技术确定。新一代测序技术已经发展为主流的测序方法。高通量测序技术（high throughput sequencing，HTS）是对传统 Sanger 测序技术的变革，可以一次对几十万到几百万条核酸分子进行序列测定，也称为第二代测序技术（next generation sequencing，NGS）。第二代测序仪主要有 454 测序仪、SOLiD 测序仪和 Illumina 测序仪。近几年，第三代测序技术（third generation sequencing，TGS）得到快速的发展，单分子实时（single molecule real time，SMRT）测序和纳米孔单分子测序技术，不需要经过 PCR 扩增，实现了对每一条 DNA 分子的单独测序。

高通量测序技术能够更简单、更全面检测病毒的全基因组序列，识别新的病原体，广泛应用于新发传染病的确定、进化和传播机制研究。目前不同的测序平台，有自己的优势。考核测序平台最重要的技术指标包括模板 DNA 的最低起始浓度、测序的时间和成本、测序的通量和测序的读长。测序文库制备和测序所需要的时间是疫情防控的关键因素。疫情暴发时，需要在最短的时间内确定病原体。测序的读长和数据通量往往会影响测序数据分析的准确性。

1．第一代测序技术　Sanger 测序法（双脱氧终止法）的基本原理是 ddNTP 的 2′ 和 3′ 都不含羟基，其在 DNA 的合成过程中不能形成磷酸二酯键，因此可以用来中断 DNA 的合成反应，在 4 个 DNA 合成反应体系中分别加入带有一定比例放射性同位素标记的 dNTP，利用 DNA 聚合酶延伸结合在待测核酸模板上的引物，然后利用琼脂糖凝胶电泳和放射自显影，之后可以根据电泳条带的位置确定待测分子的 DNA 序列。第一代测序技术虽然测序的通量很低，获得大量序列的成本很高，但是测序的准确性比较高。

2．第二代测序技术　使用 454 测序仪的测序方法，又称为焦磷酸测序，是第一个被广泛用于病原体发现的测序平台。主要技术原理是大规模并行焦磷酸合成测序。即对样本基因组进行随机切割，获得大量 DNA 片段，在 DNA 片段上加上生物素修饰的接头，结合到表面包被链霉素亲和素的磁珠上，DNA 通过使用与接头序列互补的引物在油包水的液滴中进行乳液 PCR 扩增。反应产物转移到微滴板上进行测序。每当有核苷酸加入到 DNA 片段上，就会释放焦磷酸，焦磷酸在酶的作用下催化底物产生信号，被摄像机捕获，由此确定待测模板的碱基序列。

SOLiD 测序技术是由连接酶测序法发展而来，同样是采用油包水的方式进行乳液 PCR。在 PCR 扩增的同时对扩增产物的 3′ 端进行修饰。在 PCR 完成之后，用 SOLiD 测序技术进行测序时，其反应底物是含有 8 个碱基的单链荧光探针混合物，在测序时，这些探针按照碱基互补原则与单链 DNA 模板链配对，不同的探针的 5′ 末端分别标记不同颜色的荧光染料，每两个碱基确定一个荧光信号，相当于一次能决定两个碱基，因此，这种测序方法也被称为两碱基测序法。

Illumina 测序技术是一种基于单分子簇的边合成边测序（sequencing by synthesis，SBS）技术，是基于专有的可逆终止化学反应原理的四通道成像技术。测序时将基因组

DNA 的随机片段附着到光学透明的玻璃表面，这些 DNA 片段经过延伸和桥式 PCR 扩增后，形成数以亿计的簇，每个簇具有数千份相同模板的单分子簇。然后利用带荧光基团的 4 种碱基，通过可逆性终止的 SBS 技术对待测的模板 DNA 进行测序。人感染 H7N9 和 H10N8 禽流感病毒以及新型冠状病毒等新发传染病都是利用该测序平台检测和鉴定。

3．第三代测序技术 SMRT 测序技术也应用了边合成边测序的方式，并以 SMRT 芯片为测序载体。以 cDNA 中的一条链为模板，在聚合酶的催化下合成另外一条分子链，在碱基配对阶段，不同碱基的加入，会发出不同光，根据光的波长与峰值可判断进入的碱基类型。

纳米孔单分子测序技术与以往的测序技术皆不同，它是基于电信号而不是光信号的测序技术。该技术的关键是设计了一种特殊的纳米孔，孔内共价结合有分子接头。当 DNA 碱基通过纳米孔时，它们使电荷发生变化，从而短暂地影响流过纳米孔的电流强度（每种碱基所影响的电流变化幅度是不同的），灵敏的电子设备检测到这些变化从而鉴定所通过的碱基。

（王全意　郑　阳　冯兆民）

参考文献

[1] de Groot RJ，Baker SC，Baric RS，et al. Middle East respiratory syndrome Coronavirus（MERS-CoV）：announcement of the Coronavirus study group [J]．J Virol，2013，87（14）：7790-7792.

[2] Rasko DA，Webster DR，Sahl JW，et al. Origins of the E.coli strain causing an outbreak of hemolytic-uremic syndrome in Germany [J]．N Engl J Med，2011，365：709-717.

[3] Shi M，Lin XD，Chen X，et al. The evolutionary history of vertebrate RNA viruses [J]．Nature，2018，556（7700）：197-202.

[4] 余宏杰，陈裕旭，舒跃龙，等．中国大陆首例人感染禽流感病毒（H5N1）的调查与确认 [J]．中华流行病学杂志，2006，27（4）：281-287.

[5] 万建国，张晋湘，陶文强，等．全球首例甲型 H10N8 禽流感病毒感染导致重症肺炎死亡病例分析 [J]．中华危重病急救医学，2014，26（2）：120-122.

[6] Kenzie WM，Hoxie NJ，Proctor ME，et al. A massive outbreak in Milwaukee of cryptosporidium infection transmitted through the public water supply [J]．N Engl J Med，1994，331（3）：161-167.

[7] Abat C，Chaudet H，Rolain JM，et al. Traditional and syndromic surveillance of infectious diseases and pathogens [J]．Int J Infect Dis，2016，48：22-28.

[8] Warns-Petit E，Morignat E，Artois M，et al. Unsupervised clustering of wildlife necropsy data for syndromic surveillance [J]．BMC Vet Res，2010，6（1）：1-11.

[9] Mostashari，Farzad，Kulldorff，et al. Dead bird clusters as an early warning system for West Nile virus Activity [J]．Emerg Infect Dis，2003，9（6）：641-641.

[10] Zhu HC，Zhou BP，Fan XH，et al. Novel reassortment of Eurasian Avian-like and pandemic/2009 influenza viruses in Swine：infectious potential for humans [J]．J Virol，2011，85（20）：10432-10439.

[11] 李洪源，王志玉，裴晓芳，等．病毒学检验 [M]．北京：人民卫生出版社，2006.

[12] 卢洪洲，梁晓峰，周蕾，等. 新发传染病 [M]. 北京：人民卫生出版社，2018.

[13] 李德新，舒跃龙，董小平，等. 病毒学方法 [M]. 北京：科学出版社，2012.

[14] 徐顺青，刘衡川，黎明兰，等. 免疫学检验 [M]. 北京：人民卫生出版社，2006.

[15] Espy MJ，Uhi JR，Solan LM，et al. Real-Time PCR in clinical microbiology：applications for routine laboratory testing [J]. Clinical Microbiology Reviews. 2006，19（1）：165-256.

[16] Shendure J，Ji H. Next-generation DNA sequencing. Nature Biotechnology. 2008，26（10）：1135-1145.

新发突发传染病风险评估与预警

新发突发传染病严重威胁人类健康安全和社会经济稳定发展。近年来，全球频繁遭受新发传染病侵袭，如 2003 年非典疫情、2009 年甲型 H1N1 流感大流行、2014 年埃博拉病毒病疫情以及 2020 年新型冠状病毒肺炎疫情。新型冠状病毒肺炎疫情是近百年来全球发生的最严重的传染病大流行，是新中国成立以来我国遭遇的传播速度最快、感染范围最广、防控难度最大的重大突发公共卫生事件。面对新发传染病疫情，如何进一步增强早期监测、风险评估和预警能力，实现疫情早发现、早报告，科学研判，及时、精准、有力、有序、有效处置，将新发传染病风险和危害降到最低水平，是当前我国公共卫生体系建设中必须解决的重点和难点问题。我国的相关法律法规和重要政策文件要求建立有关风险评估制度和预警制度。

本章将重点介绍新发突发传染病风险评估与预警的理论、方法、流程等，以及当前我国工作实践中的一些主要做法。

第一节　风险评估的相关理论与方法

一、风险评估历史沿革及相关领域的应用

风险评估（risk assessment）作为风险管理的核心部分，其雏形则可以追溯至公元前916 年的共同海损制度和公元前 400 年的船货抵押制度。那时候人们已经认识到了风险因素的存在，以及这些风险因素可能会导致事故或者严重损失的可能性存在。但是，人类真正把风险当做一门学科来研究是近代的事情。

1. 在经济领域　为满足工业化大生产的需要，风险评估出现在 20 世纪 30 年代的保险行业；到 20 世纪 60 年代开始全面、系统地研究应用于企业、环境、市场等领域的风险评价理论；60 年代后期，以概率风险评价（probabilistic risk assessment，PRA）为代表的系统风险评价技术得到了研究和开发。在此期间，英国建立故障数据库和可靠性服务咨询机构，对企业开展概率风险评估工作。风险评估传统上归于统计中的分类问题，应用的模型很多，如根据判别函数的形式和样本分布的假定分类，包括多元回归分析模型、多元判别分析（multiple discriminant analysis，MDA）模型，Logit 分析模型、近邻法、风险价值（value at risk，VaR）法等。

2. 在工程领域　风险评估理论于 20 世纪五六十年代开始应用于欧美核电厂的安全性评估之中，随后在发达工业国家中诸如化学工业、环境保护、航天工程、医疗卫生、交通运输、经济等众多的领域得以推广和应用。到 1980 年，国际风险分析协会（Society for Risk Analysis，SRA）的成立成为风险评估历史上的一个里程碑。工程领域的风险评估是

指通过对风险的辨识和估计，对工程系统风险做出综合评估，从而找出减少工程风险的资金投入和改善管理的方案。

3．在信息安全领域　风险评估的应用开始于 20 世纪 70 年代初，其评估标准的发展共经历了探索阶段、成熟阶段和全球化阶段 3 个阶段。美国、加拿大等信息化发达国家于 20 世纪 70 年代和 80 年代建立了国家认证机构和风险评估认证体系，负责研究并开发相关的评估标准、评估认证方法和评估技术，并进行基于评估标准的信息安全评估和认证。目前这些国家与信息系统风险评估相关的标准体系、技术体系、组织架构和业务体系都已经相当成熟。

4．在减轻灾害领域　灾害风险评估是当代国际社会、学术界普遍关注的热点问题。早在 1981 年，国际风险分析协会（Society for Risk Analysis，SRA）成立，开展灾害风险分析、风险管理与政策研究。1987 年 12 月，第 42 届联合国大会宣布从 1990 年开始的 20 世纪的最后 10 年定为"国际减轻自然灾害十年"，从不同的角度开展了一系列有关灾害风险的科学研究，并组织实施了一系列的综合减灾和灾害风险防范工程。1994 年 5 月在日本横滨市召开的第一次世界减灾大会开始，对灾害风险和脆弱性有了一致的认识，指出灾害风险和脆弱性评估研究是防灾备灾减灾规划的基础。1999 年开始，联合国减灾行动计划由原来的国际减灾 10 年计划，调整为联合国国际减灾战略计划（United Nations Internation Strategy for Disaster Reduction，UNISDR），鼓励国家将自然灾害风险的全面评估纳入国家发展计划，进一步强调重视降低人类社会系统对灾害的脆弱性，建立更安全世界。2003 年 6 月第一届世界风险大会在比利时首都布鲁塞尔召开，全球对灾害的研究，从重视灾害分析转向重视灾害风险、灾害风险管理和灾害风险政策研究。2005 年 1 月在日本神户市第二次世界减灾大会发表了《兵库县行动纲领》（*Hyogo Frame for Action*），其中提出"更有效地将灾害风险因素纳入各级政府的可持续发展政策、规划和方案"是实现国际减灾战略目标的重要保证，"确定、评估和监测灾害风险并加强预警"被《兵库县行动纲领》列为未来 10 年减灾的 5 个优先领域之一。

5．在健康领域　风险评估应用随着当今社会科技的发展在不断地变化。1940 年，Lewis C. Robbins 医生首次提出健康风险评估的概念，用于指导疾病预防有效开展。其创造的健康风险表（Health Hazard Chart）是世界上最早的健康分险评估工具，为医生提供了比医疗检查结果更丰富的疾病预测性含义。19 世纪 60 年代后期，随着人寿保险精算方法在对患者个体死亡风险概率的量化估计中的大量应用，对健康风险的量化评估起了很大的促进作用，整个学科开展进入快速发展阶段。此后，风险评估从健康风险评估扩展到整个公共卫生领域，并越来越得到重视。1983 年，美国国家研究委员会（National Research Council，NRC）在联邦政府风险评估报告中发表了一篇开创性的报告：管理过程。这篇常常被称为"红书"的报告中提出一个用于评估和管理健康与环境相关风险的全面管理框架，这个框架第一次在结构性的系统描述了卫生风险评估和管理的过程，这个框架在全球得到了普遍认可。1990 年，加拿大卫生部门提出了一个更为完善的风险管理框架，这个框架准确详细地定义并描述了卫生相关风险评估和应对的普遍流程，并于 1993 年再次更新。

6．在新发传染病领域　新发传染病的风险具有客观性，符合疫情流行基本规律。防范新发传染病风险的本质是科学认知疫情的发生、发展规律，及时采取有效措施防范与之相关的突发公共卫生事件发生，或减少损失概率或降低损失程度。即在新发传染病疫情发生前，降低其发生概率；在新发传染病发生时和发生后，将损失减少到最低限度，从而达到降低风险预期损失的目的。

目前，新发传染病、突发公共卫生事件风险评估已在我国公共卫生领域广泛运用，如 2009 年甲型 H1N1 流感大流行、2013 年人感染 H7N9 禽流感疫情、2014 年西非埃博拉病毒病疫情、2015 年中东呼吸综合征输入疫情，以及 2020 年新型冠状肺炎疫情等防控中，均取得了良好效果。世界卫生组织也在全球积极推动新发传染病、突发公共卫生事件风险评估的应用，例如每天对国际上发生的各种突发公共卫生事件开展一次风险评估，并将结果通报各成员国，为事件应对提供指导与帮助；并在《国际卫生条例（2005）》[*International Health Regulations*（2005）] 中特别强调了风险评估的内容。欧盟疾病预防控制中心于 2011 年出台了《快速风险评估操作指南》（*Operational Guide for Rapid Risk Assessment*）。在风险评估相关方法和理论上，一些国家和地区也做了大量的探索和研究。

二、风险评估的理论基础

风险评估的主要任务包括识别各种风险，评估风险概率和可能带来的负面影响，确定对象承受风险的能力，确定风险消减和控制的优先等级和推荐风险消减对策。关于风险评估的理论在实践中正不断完善、创新、发展。

1. 风险理论 风险理论是一种考虑系统由于某些不确定性因素而导致灾害的可能性和这种灾害所造成后果的严重度相结合的理论。风险的特征主要有以下几点：

（1）风险的客观性。风险事件是否发生、何时何地发生、发生之后的后果等，都不完全以人的主观意志为转移，具有客观性。

（2）风险的不确定性。风险事件带来的各种可能后果和各种后果出现的概率大小，无法完全准确地预知。

（3）风险的可测定性。风险虽具有不确定性，但从总体来看，风险会表现出一定的统计规律，因此可以运用概率论、数理统计等工具将风险发生的频率和损益的幅度描述出来，从统计规律上对风险加以量化，如大数定律等。

（4）风险的损益性。风险作为一种随机现象，具有发生和不发生两种可能，其后果或为损失或为收益，是一对矛盾。

（5）风险的相对性。同一风险发生的频率和导致的后果对于不同的活动主体和不同时期的同一活动主体都是不同的，风险对于不同的主体有不同的影响。

（6）风险的可变性。风险是在特定自然环境和社会环境下导致的损益的不确定性，环境的改变和社会的发展，风险的种类、性质和风险的损失程度都会发生改变。

2. 数理推断理论 它是一个系统工程，具有科学的理论基础，其推理和估计过程需要遵循一定的科学理论和依据。常用的基本原理和理论包括大数定律、统计推断原理和惯性原理。大数定律是用来阐述大量随机现象平均结果稳定性的一系列定理的统称。中心极限定理则指随着样本观测值的增多，平均值的分布越来越趋近于钟型的正态分布。风险评估利用大数定律中必然性与偶然性之间的辩证关系规律来估计风险事件发生概率和损失大小。根据有限的样本信息，利用统计推断原理来推断总体的安全状况与特征，获得进行风险评估所需要的足够的信息与数据，并根据惯性原理通过对过去发生的安全事件分析来预测未来可能发生的风险与损失。

3. 风险评估分级理论 风险评估分级就是确定风险级别的高低。在风险识别的基础上，运用概率论和数理统计的方法对某一特定风险事故发生的概率和风险事故发生后可能造成损失的严重程度进行定量分析。估算损失发生概率和损失幅度，并依据风险承受能力，对风险的相对重要性以及缓急程度进行分析。即对形成风险的各种因素按照某种方法对这些因素分别打分，再按照某种方法将所有的因素分值进行合成计算，得到风险的总分。根据风险得分的高低进行风险排序。风险分级通常不超过 10 个级别，常见的是 5 个左右的级别，可在每个级别内细分出小的级别，这样既可以准确表达风险，又便于风险管理和对策。

4. 灰色系统理论（Grey System Theory） 它是研究解决灰色系统分析、建模、预测和控制的理论。它把控制论的观点和方法延伸到复杂的大系统中，将自动控制与运筹学的数学方法相结合，研究了广泛存在于客观世界中具有灰色性的问题。灰色系统理论研究的是贫信息建模，它提供了贫信息情况下解决系统问题的途径。任何项目的风险信息通常都不是完全确知的，因此可将灰色系统理论运用于风险评估。

灰色系统理论解决风险问题的步骤是：第一，用累加生成法和累减生成法对原始生成数据进行处理。第二，根据生成数建立起（GM（n，h））灰色模型。第三，对确定的模型进行用残差检验法、后验差检验法或者关联度检验法进行精度检验。第四，当精度符合要求，则可用（GM（n，h））模型进行风险分析。

灰色评估是基于灰色系统理论和其方法，对某个系统或所属因子在某一时间段所处的状态，针对预期的目标，通过系统分析，做出半定性半定量的评估与描述，从而在更高层次上，对系统的整体水平和综合效果，形成可供比较的类别与概念。在大多数情况下，系统状态由一组数据或多项指标来表达，因此这种方法称为多维灰色评估方法或灰色综合评估方法，简称灰色评估。通常，灰色评估包括评估对象、评估类别、评估目标与评估指标几个部分。如果评估目标只有一个，则称为单层次评估；若评估目标不止一个，而且对这些评估目标还要进行更高层次的灰评估则称为多层次灰色评估。按照评估的目的和要求来划分，灰色评估一般包括以下 4 类：灰色关联模式评估、灰色统计评估、灰色局势评估、灰色聚类评估。一般的多维灰色综合评估通常是以上 4 种评估类型的综合，包括灰关联分析、灰聚类、灰统计、灰决策等多种灰色理论方法。

三、风险评估分析方法分类

风险评估分析方法具有不同的分类方法，按照评估的基础可分为基于知识（knowledge-based）的分析方法、基于模型（model-based）的分析方法；根据评估过程中评价、赋值方法的不同，可分为定量（quantitative）分析方法、定性（qualitative）分析方法以及定量与定性相结合的分析方法。

1. 基于知识的分析方法 主要依靠知识和经验进行，通过特定途径收集相关知识和信息，识别存在的风险，定量或定性分析风险的可能性，并对该风险造成的影响和危害程度进行评估，提出相应结论和建议，最终达到降低和控制风险的目的。基于知识的分析方法关键是具备相对完整详细的收集和评估信息，主要方法有问卷调查、会议讨论、人员访谈、资料回顾等。

2. 基于模型的分析方法 在具有相应评估模型的基础上，对风险识别、分析和评估等环节，进行系统分析。通过借鉴和论证、调整系统参数，建立和运行风险评估模型，测量出风险等级，提出相应的措施和建议。该方法主要可用于单病种事件的风险评估，建立风险评估模型，作为风险评估时的主要或辅助工具；但往往需要有长期、完善的监测系统和可靠的监测数据支持。

3. 定量分析方法 对风险的程度用直观的数据表示出来。其主要思路是对构成风险的各个要素和潜在损失的程度赋予数值，度量风险的所有要素（风险级别、人群脆弱性等级等），计算风险因素暴露程度、控制成本等。在风险管理流程中确定的数值尽量具有相同的客观性，但有时定量分析所赋予的各种数据的个人主观性较强，在实际应用中要避免造成偏差。需要耗费大量的成本、大量的人力资源和时间。

4. 定性分析方法 它是目前采用较为广泛的一种方法，与定量风险分析的区别在于不需要对风险及各相关要素分配确定的数值，而是赋予一个相对值。通常通过问卷、面谈及研讨会的形式进行数据收集和风险分析。它带有一定的主观性，往往需要凭借专业咨询人员的经验和直觉，或者业界的标准和惯例，为风险各相关要素的大小或高低程度定性分级，例如"高""中""低"三级等。通过这样的方法，可以定性地区分这些风险的严重等级，避免了复杂的赋值过程，简单且易于操作。与定量分析相比较，定性分析的准确性稍好但精确度不高。定性分析避免了容易引起争议的因素赋值，实施较为便捷。

5. 定量和定性相结合的方法 它是最常用的分析方法。对一些可以明确赋予数值的要素直接赋予数值，对难于赋值的要素使用定性方法，这样不仅更清晰地分析了风险因素，也极大简化了分析的过程，加快了分析进度。

四、新发传染病风险评估的相关术语

1. 突发事件（emergency） 突然发生，造成或者可能造成严重社会危害，需要采取应急处置措施予以应对的自然灾害、事故灾难、公共卫生事件和社会安全事件。

2. 突发公共卫生事件（public health emergency） 突然发生，造成或者可能造成社会公众健康严重损害的重大传染病疫情、群体性不明原因疾病、重大食物和职业中毒以及其他严重影响公众健康的事件。

3. 风险（risk） 特定时空条件下某种或某些不利事件所导致损失的可能性。事件发生可能性及后果的组合，通常具有不利性、不确定性和复杂性。有时，也可根据需要将可能性进一步分解为可能性和脆弱性。

4. 风险评估（risk assessment） 风险识别、风险分析、风险评价的全过程。

5. 风险识别（risk identification） 发现、确认并描述风险的过程。

6. 风险分析（risk analysis） 风险分析是指认识风险属性，并确定风险水平的过程。

7. 风险评价（risk evaluation） 将风险分析结果与风险准则相对比，确定风险等级的过程。有时，特别是在突发事件风险评估中，可能并没有明确的风险准则或者还没有设立明确的风险准则，此时，风险评价将主要依据风险分析结果，对照其可能接受的风险水平来确定具体的风险等级。

8. 人群脆弱性（vulnerability） 人群对事件导致危害作用的易感性。

9. 风险管理（risk management） 指导和控制某一组织与风险相关问题的协调活动，通常包括风险评估、风险处理、风险承受和风险沟通。《中华人民共和国突发事件应对法》规定，国家建立重大突发事件风险评估体系，对可能发生的突发事件进行综合性评估，减少重大突发事件的发生，最大限度地减轻重大突发事件的影响。

第二节　新发突发传染病风险评估的常用方法

新发突发传染病风险评估是在风险管理框架下对新发传染病疫情相关信息进行的风险识别、风险分析和风险评价。通常由两个方面组成：①风险识别与特征描述；②与暴露相关的风险分析与评价。在一次事件中，风险评估常常是一个循序渐进的过程，而非一次性活动。

在开展新发传染病的风险识别、风险分析和风险评价的风险评估过程中，通常可采用的分析方法包括专家会商法、德尔菲专家咨询法、风险矩阵法、决策流程图法、情景分析法等方法，对新发传染病疫情发生的可能性、危害程度进行定量、半定量和定性分析与评价。

一、专家会商法

专家会商法主要是依靠专家集体讨论的形式进行的评估。该评估方法依据风险评估的基本理论和常用步骤，主要由参与会商的专家根据所评估的内容及相关证据，结合自身的学识、经验和判断力等进行充分讨论，提出风险评价的相关意见和建议。会商组织者根据专家意见归纳整理，形成风险评估报告。专家会商法常常是日常风险评估的主要形式，也经常应用于专题风险评估。当风险评估内容还没有固定的评估工具或评估框架可依据时，或受评估时间、评估证据等客观因素的限制无法进行较为准确的定性、定量评价时，专家会商法往往是新发传染病风险评估的首选方法。

（一）具体实施步骤

1. 组成专家小组　主要根据评估议题所涉及的领域及知识范围确定专家。专家人数没有严格的限制。对于日常评估，参与专家应能覆盖需要评估的主要议题范围，并相对固定。当涉及内容广、有较多重要议题需要评估时，参加评估的专家人数应相对较多，而对于涉及内容少、没有突出需要评估的重要内容时，则参与评估的专家人数可相对较少。对于专题评估，参与专家应能覆盖评估议题各专业的主要领域，而且专家应在各领域中具有较高的权威性和代表性。

2. 风险评估内容及相关信息介绍　由评估组织者或指定专家向参与评估专家介绍评估的议题、评估的背景资料、评估要达到的主要目的。评估背景资料准备十分重要，在专家会商会召开前应安排人员尽可能全面地准备相关资料，包括评估议题的提出、评估议题目前的情况（如基本特征分析或小结、与评估议题相关的影响因素、历史上类似传染病的数据和国内外相关研究进展）；与评估对象发生可能性、后果严重性和脆弱性相关的其他重要信息，以及相关标准或政策性规定等。

对于日常风险评估，评估议题的选择可由参与评估的各领域专家共同提出并商定，并由相关领域的专家协助准备评估背景资料；对于专题风险评估，应尽可能提前将主要的评估背景资料事先提供给参与评估的专家，这样他们可以更有针对性地进行准备，并查阅相关资料，使具体讨论和评估更有针对性，也更容易达成理想的结果。

3. 专家讨论　主要由参与评估专家根据各自的专业或学术领域以及知识、经验，围绕评估目的，针对评估议题和相关信息资料，就评估对象的风险以及针对性的措施建议广泛发表意见，并就所涉及的相关问题进行充分的讨论，以达成一致性或倾向性的意见。会商中，要争取让参与的每位专家都有充分发言和发表自己观点的机会。对于没有发言的专家，会商组织者应提供机会让他们发表自己的看法。

4. 根据会商结果，撰写并提交评估报告 根据专家会商达成的一致性或倾向性意见作为评估的结论，但会商中出现的重要分歧意见也应根据需要在报告中加以说明，以供决策者参考。

（二）实施注意事项

1. 专家人数不宜过少 专家讨论法应通过专家之间的充分讨论达成一致性或倾向性的意见。参与评估专家不宜过少，以免评估结果的偏性。对于新发传染病疫情防控的日常风险评估，即使评估议题单一，内容简单，参与专家人数也不宜少于 5 人；对于新发现或新发生的传染病进行专题风险评估，参与专家人数一般不应少于 9 人。

2. 参与专家要有代表性 对于日常风险评估，重点在于广，即参与专家应能覆盖评估的主要内容或议题，并对相关评估内容、评估流程较为熟悉，所以人员应相对固定。对于专题风险评估，重点在于全，即参与专家应能覆盖评估议题的主要专业领域，且每个专业或领域的专家数量应当相对平衡，应包括病原学、解剖学、病理学、临床医学、流行病学、病媒生物学、应急管理等领域。此外，还应根据待评估的新发传染病初步特点，具体考虑应邀请各专业哪些方面的专家，如临床专家可能涉及传染科、呼吸科、儿科或 ICU 等，必要时，还应邀请卫生系统之外其他系统如动物疫病防控相关的专家参与。

3. 会商组织者及其注意事项 会商组织者应注意以下几点：①应根据评估目的，事先就需要会商的要点进行梳理，如果讨论过程中有些要点始终没有讨论到，会商组织者应适当地加以引导；②要引导大家在自由发言的基础上，就会商到的重点问题能达成一致性或倾向性的意见和结论；③会商过程应指定人员详细记录；会商会结束前，会商组织者应就会商主要的意见和结论进行小结，并得到与会专家的认可。

4. 不断提高专家会商会的科学性 会商组织方仍应在专家会商会特别是日常风险评估专家会商会经验总结的基础上，逐步明确和规范评估会商的目的、内容、方法、步骤以及产出形式。如果可能，应借鉴各种定性、定量风险评估的方法，逐步在评估会商中就可以规范化的内容开发形成辅助评估流程、评估框架或评估工具，使评估会商工作的科学性和评估质量不断提高。

二、德尔菲专家咨询法

德尔菲（Delphi）专家咨询法是指按照确定的风险评估逻辑框架，采用专家独立发表意见的方式，使用统一问卷，进行多轮次专家调查，经过反复征询、归纳和修改，最后汇总成专家基本一致的看法，作为风险评估的结果。

（一）具体实施步骤

1. 组成专家小组。按照议题所需要的知识范围，确定专家。专家人数的多少，可根据评估议题的大小和涉及面的宽窄而定，一般在 10 ~ 20 人。

2．向所有专家提出所要论证的问题及有关要求，并附上有关这个问题的所有背景材料，同时请专家提出还需要什么材料。然后，由专家做书面答复。

3．各个专家根据他们所收到的材料，提出专家个人的测量意见，并说明利用这些材料提出测量值的方法。

4．将各位专家第一次判断意见汇总，列成图表，进行对比，再分发给各位专家，让专家比较自己同他人的不同意见，修改自己的意见和判断。也可以把各位专家的意见加以整理，或请身份更高的其他专家加以评论，然后把这些意见再分送给各位专家，以便他们参考后修改自己的意见。

5．将所有专家的修改意见收集起来，汇总，再次分发给各位专家，以便做第二次修改。逐轮收集意见并向专家反馈信息是德尔菲专家法的主要环节。收集意见和信息反馈一般要经过3、4轮。在向专家进行反馈的时候，只给出各种意见，但并不说明发表各种意见的专家的具体姓名。这一过程重复进行，直到每一个专家不再改变自己的意见或者各位专家的意见基本趋于一致为止。

6．对专家的意见进行综合处理，得出结论。

（二）实施注意事项

1．由于专家组成成员之间存在身份和地位上的差别以及其他社会原因，有可能使其中一些人因不愿批评或否定其他人的观点而放弃自己的合理主张。要防止这类问题的出现，德尔菲专家法要求避免专家们面对面的集体讨论，而是由专家单独提出意见。

2．对专家的挑选应基于其对风险因素的了解程度。专家可以是疾病预防控制机构的专业人员，也可以是卫生健康行政部门的管理人员和外请的相关专家。

3．保证所有专家能够从同一角度去理解风险分类和其他有关定义。

4．为专家提供充分的信息，使其有足够的根据做出判断。

5．所提问的问题应是专家能够回答的问题。

6．允许专家粗略地估计数字，不要求精确；但可以要求专家说明预计数字的准确程度。

7．尽可能将过程简化，不问与测量无关的问题。

8．向专家讲明测量对风险识别、分析和控制的意义，以争取他们对德尔菲专家法的支持。

三、风险矩阵法

风险矩阵法是指由有经验的专家对确定的风险因素的发生概率和严重程度进行量化评分，将评分结果列入二维表矩阵进行计算，最终得出风险等级。

（一）具体实施步骤

1．组成专家小组。按照议题所需要的知识范围，确定专家。专家人数的多少，可根据预测课题的大小和涉及面的宽窄而定，一般不超过20人。

2．组织专家对风险因素的发生概率按照一定的标准进行量化评分，计算平均得分。

3．组织专家对风险因素的影响程度按照一定的标准进行量化评分，计算平均得分。

4．将各风险因素的发生概率和影响程度的得分列入二维表矩阵进行计算，得出相应的风险分值，即可得出风险等级（表 3-1）。

表 3-1　风险评估矩阵分类表

疫情流行发生概率（得分）	疫情发生的影响程度（得分）				
	灾难性（5）	严重的（4）	中等的（3）	低的（2）	极低的（1）
必然发生（5）	10	9	8	7	6
非常可能（4）	9	8	7	6	5
有可能（3）	8	7	6	5	4
不太可能（2）	7	6	5	4	3
基本不可能（1）	6	5	4	3	2

注：风险分值 2～10 分，分为：低危险度风险（2～4 分）、中危险度风险（5～6 分）、高危险度风险（7～8 分）、极严重危险度风险（9～10 分）。

（二）实施注意事项

1．风险因素相对确定　风险矩阵法是对确定的风险因素的发生概率和严重程度进行量化评分、分析处理的过程。因此，待分析的风险因素要相对确定，便于评分和统计分析。

2．参与专家要有专业性　参与专家应能覆盖评估议题的主要专业领域，对评估议题非常了解，在各自领域中具有较高的权威性和代表性。专家可以是疾病预防控制机构的专业人员，也可以是卫生健康行政部门的管理人员和外请的相关专家。

3．专家人数适当　风险矩阵法是基于专家对确定的风险因素的发生概率和严重程度进行量化评分的基础上的，因此参与评估专家不宜过多或过少，以免评估结果的偏性。可根据预测课题的大小和涉及面的宽窄而定，一般在 10～20 人。

四、决策流程图法

决策流程图法是根据逻辑推断原理，综合层次分析法、故障树方法、决策树模型等方法，将可能出现的问题、可能性大小、产生的后果、相关的解决方案等通过形象的结构图形展示出来，直观表达相关主要因素，并可以通过数理运算对各个环节的问题可能性等决策相关问题进行量化表达。

决策流程图法有两种逻辑表达方式。一种是当出现某种新发传染病尚未对公众造成风险后果时，从该因素的特征（如致病力、传播力等）入手，依次列出相应的影响因素和作用环节（如传播机制实现的程度、易感人群等），进而推断可能造成的危害及严重程度，同时，充分考虑人群和控制措施有效性等因素，最终测量出该因素造成的风险可能性、危害性和脆弱性，确定出风险等级。另一种是当出现某种新发传染病时，从疫情的特征（危害严重性、影响程度等）入手，依次列出疫情进一步发展的可能性、危害的严重程度和影响因素，充分考虑人群脆弱性及其控制措施有效性等因素，预判该疫情的风险等级。例如，欧盟疾病预防控制中心在传染病快速风险评估手册中提供的测量工具，就是以因素为主线推断最终结果（图 3-1）。世界卫生组织在《国际卫生条例》决策文件中的测量工具，就是以事件为主线，逐层推断事件的严重性和危险程度（图 3-2）。

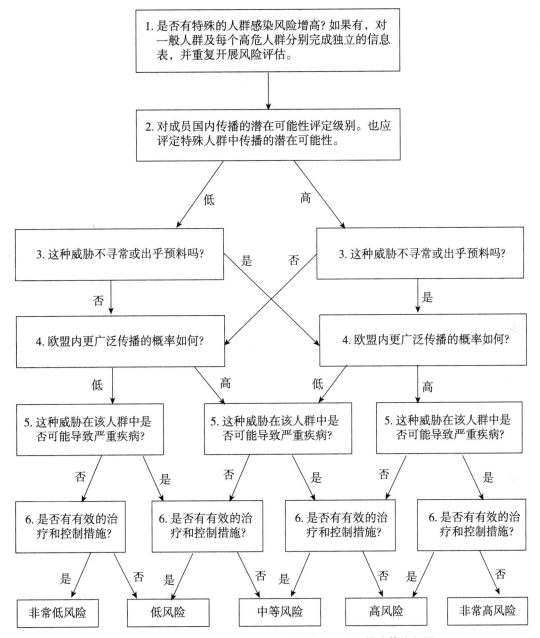

图 3-1　欧盟疾病预防控制中心传染病快速风险评估决策流程图

（一）具体操作步骤

具体操作步骤包括：确定评估目标；确定新发传染病最直接的影响因素（环节）；确定对直接影响因素发挥作用的直接或间接因素（环节），并逐步展开为多层结构；确定该新发传染病的防控能力和公众的可接受性，充分考虑其他不确定因素对评估目标的影响；画出逻辑框架图；确定测量纳入框架图的因素或环节使用的资料及方法；依据逐层定量或定性的方法，确定每个层面的风险分值；确定最终的风险等级。

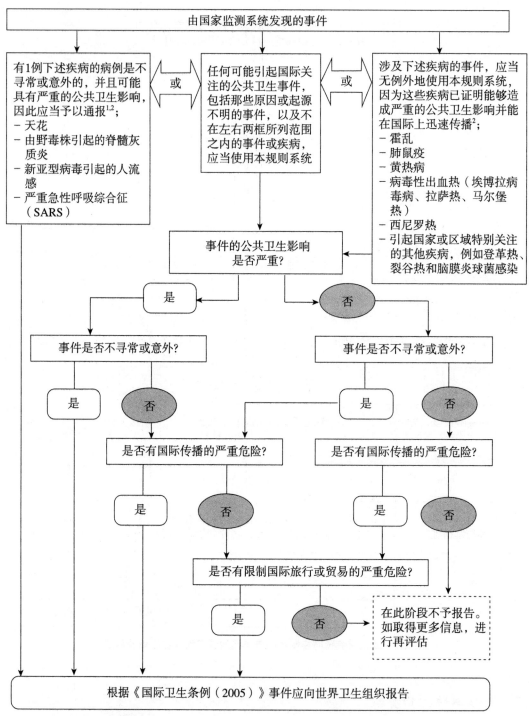

图 3-2　评估和通报可能构成 PHEIC 的决策文件
资料来源：《国际卫生条例（2005）》。

[1]　由世界卫生组织提供定义。
[2]　疾病清单应仅用于本条例的目的。

（二）实施注意事项

1．该方法优点是按照事件的发生发展和演变过程，通过逻辑框架图将风险的可能性、危害性、脆弱性等风险评估要素直观地表达出来，便于理解，逻辑性强，考虑问题全面，不容易遗漏相关因素，便于操作，一般可以预先建立逻辑框架，适合于快速评估，并可以运用决策模型做出决策。

2．该方法的缺点是由于考虑问题有时层级过多，确定最终风险等级的计算复杂。由于将多因素纳入分析，其获取资料和测量值的难度有时较大。部分因素或环节或许不可测量，需要有经验的专家基于知识和经验确定。

3．由于不同地区其因素和事件出现的特点不同，使用逻辑框架和影响因素测量时常需要进行相应的调整。

第三节　新发传染病风险评估的基本流程

新发传染病风险评估包括计划和准备、风险评估实施和风险评估报告3个方面的主要工作内容：①计划和准备包括组织实施计划的制定、评估议题的确定、评估方法的选择和人员确定、基础资料和评估表单的准备等；②风险评估实施包括风险识别、风险分析、风险评价和提出风险控制的措施建议；③风险评估报告包括风险评估报告的内容和利用（图3-3）。

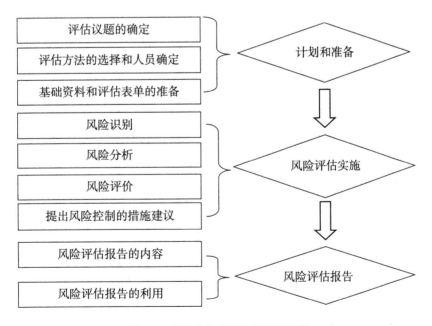

图3-3　新发传染病风险评估流程图

一、计划和准备

（一）评估议题的确定

开展新发传染病日常风险评估时，要在对不同来源监测数据分析的基础上，根据监测信息的异常变化、新发传染病的特点、社会关注的热点来确定评估议题。监测信息的来源通常包括新发传染病监测系统、突发公共卫生事件监测系统、舆情监测系统、公共卫生服务热线及信息通报等。对于专题评估，其评估议题一是来自日常风险评估发现的重要新发传染病疫情风险信息；二是根据政府、卫生健康行政部门等指定的重要评估议题。

（二）评估方法的选择及人员确定

新发传染病风险评估应根据评估议题和评估目的选择适当的方法。对纳入常规监测新发传染病，日常评估多使用专家会商法，专题评估可选用德尔菲专家法、风险矩阵法及决策流程图法中的一种或结合使用，也可使用专家会商法或其他方法。根据评估目的、涉及领域和评估方法，确定参加评估人员的数量和要求。参加日常评估的人员应相对固定，通常由从事新发传染病监测分析和管理的人员承担并提供监测分析报告，同时根据评估议题的重点内容可适当邀请相关的专业技术人员参加风险评估工作。专题评估应根据评估议题重点关注的内容确定参与评估的专家人选，专家应来自该议题相关的不同专业领域且在本专业领域具有较高的权威性，必要时邀请卫生健康系统外的相关专家参与，专家人数应满足所使用方法的要求。

（三）基础资料和评估表单的准备

在进行正式的风险评估之前，应完成监测数据的初步分析，并收集整理相关的文献资料，如新发传染病风险评估可能涉及的相关信息包括致病力、传播规律、人群脆弱性、社会关注程度、应急处置能力和可利用资源等。根据初步提出的风险议题或因素以及所使用方法，设计制定风险评估表单，如德尔菲专家法所使用的专家问卷。

二、风险评估实施

（一）风险识别

风险识别是指发现、列举并描述新发传染病风险因素的过程，是风险评估的重要内容。

1. 日常评估中的风险识别　在日常风险评估中，风险识别与评估议题的确定往往是结合在一起的，即评估议题的确定过程也意味着风险评估的实施过程已经正式启动。

日常风险评估议题的确定十分重要，是决定评估成败的关键环节之一。首先，日常风险评估特别是按月、按周等定期的日常风险评估是针对各类新发传染病风险的综合性评估，为了保证评估的效率和针对性，需要在力求全面分析的基础上，确定评估的重点议题，以保证评估的效果；其次，日常风险评估将定期开展，前后各次风险评估的评估内容和评估结果之间具有一定的连续性和重复性，但也会因季节因素、前期相关事件和风险因素的变化等使所需重点评估的内容有所差异。因此，每次评估时必须进行风险识别，确定风险评估议题。在后期进行专家会商和具体评估时，还可以对确定的评估议题或所识别风险的全面性、合理性进行进一步的审议、确认和补充。

新发传染病应重点考虑甲类及按甲类管理的传染病；纳入监测的新发传染病聚集性疫情或暴发疫情；疾病的三间分布或病原学监测有明显异常的新发传染病；发生多例有流行病学联系的死亡或重症的新发传染病；发生未纳入监测新发传染病，新发生或发现的传染病，已被消灭、消除的传染病，以及我境内没有或已经消除、消灭的境外输入性传染病；群体性不明原因疾病等。

2．专题评估中的风险识别　专题风险评估往往在评估开始前已经明确评估议题，如日常风险评估中发现的某种重要新发传染病疫情。对于专题风险评估，风险识别侧重于发现和确定评估议题所涉及的相关风险因素或风险控制点，重点根据影响所评估新发传染病疫情的发生可能性、影响严重性和脆弱性等进行系统分析。例如在开展寨卡病毒病对我国可能影响风险评估时，应重点考虑该病原输入我国的可能性及可能途径、一旦输入在国内可能传播的速度和范围、疾病的严重程度、我国对该病的监测发现能力、诊治能力、防控能力等，从这些方面全面评估在面对寨卡病毒病时我国可能面临的风险，以及确定我国的防控策略。

3．关于疫情信息的收集　尽可能收集到新发传染病疫情的详细信息，最好从负责调查该起疫情的地方或国家级人员处收集。应尽可能从多学科的角度进行考虑，并对收集到的信息进行整理，从而确定风险评估需要进一步收集的信息和证据，如表3-2所示。

表3-2　新发传染病的信息收集清单

1．疫情报告人是谁（姓名、单位、联系方式）？
2．是如何发现疫情的？
3．初步诊断是什么？
4．病原体是否已经明确？
5．该疫情在本国是否属于地方性流行？
6．关于暴露已经了解什么（传播方式/传播途径）？
7．疫情（尤其是指示病例）的发生地点？有无时间或空间聚集性？
8．这些病例是在多长时间内发现的？
9．病例是什么样的人？是否来自特定机构或环境？
10．目前已知有多少病例？
11．病例都有哪些症状？
12．病例是否经临床专家诊治？临床专家的临床诊断与临床发现是什么？是否制定了病例定义？
13．是否采集了病例标本和病理标本，送往何地进行检测分析？已经进行了什么检测？准备进行什么检测？何时出结果？检测结果需要考虑的局限性是什么？
14．是否有死亡病例？有无尸检结果？
15．是否已对急救服务部门、地方医院及医生（包括私营医生）发出警示？病例在何处处置？
16．目前对病例的处置措施有哪些？实施了哪些治疗（如有的话）措施？
17．有哪些人可能已经暴露并可能有罹患该病的风险？是否已有名单？
18．哪些情况会增加他人感染的风险，如暴露的医务工作者？目前采取了什么措施来预防出现新的病例？例如，个人防护、检疫、预防性用药等。
19．目前有哪些机构参与？获取其联系方式。是否已经公布疫情信息？网络舆情情况如何？

同时，通过文献检索，系统收集相关信息。通过检索最新文献（最好不超过5年），从而掌握新发传染病既往疫情或类似疫情的基本情况和病原学信息。查阅已发表的文献与灰色文献作为补充（如暴发调查报告、监测报告、指南、疾病事实概览等）。文献检索做到周密考虑、严格组织，以收集到与搜索主题相关的所有已发表的文献，这也是获取主题相关可靠证据最有效、最高效的方法。

当资源和时间有限时，可以进行初步的文献检索以确定主题相关的关键文献，做好在时间和敏感度之间的权衡。要特别重视对检索结果的筛选，如主题的选择、时间范围的确定或限定为综述性文献，大多数引文数据库均能提供文献筛选的功能。在快速风险评估的初期阶段，要进行全面而系统的文献综述常常是做不到的，但过了最初阶段，在时间与资源允许的情况下，就应该考虑进行全面、系统的文献综述。文献应收集的基本信息，如表3-3所示。

表3-3　新发传染病疫情中的基本疾病信息／影响因素收集清单

1. **疾病发生情况**　包括地理分布，如该病在我国是否呈地方性流行，其传播途径是什么，季节性／时间趋势如何。
2. **宿主**　如果为动物源性的，是哪种动物，动物是否出现症状。
3. **易感性**　包括是否特定的人群具有高暴露或感染风险，如特定年龄组（如儿童、老年人）、职业人群、旅行者、免疫缺陷者（如有免疫抑制性疾病／慢性病）、孕妇，以及其他情况（如特定娱乐活动或其他活动）。
4. **传染性**　包括传播方式、潜伏期、传染期、无症状感染期的长短、再生指数。
5. **临床表现与结局**　包括疾病严重性（如发病率、死亡率、病死率），并发症／后遗症，是否有特定人群易出现严重疾病或并发症。
6. **实验室调查与诊断**　可以开展的实验室检测、检测参数（灵敏度、特异度、阳性预测值、质量保证）与局限性（交叉反应、生物安全考虑）。
7. **治疗与控制措施**　包括治疗情况（如效果）、预防情况（疫苗接种／其他）、其他控制措施（如检疫、产品召回、动物扑杀）。
8. **以前的暴发或事件**　如新的传播途径。

4. 提炼相关证据，并对证据质量进行评价　根据获得相关信息的一致性、相关性及外部可靠性，对证据质量进行评价，如果发现存在知识上的不足，需要进一步的信息，可列出关键性问题请专家进行评估。必要时请专家对你依据证据得出的结论进行评估，如表3-4所示。

表3-4　证据质量评价表

证据质量	信息或证据类型举例
好：后续研究不太可能改变信息的可信度	同行评议过的已发表的研究，其设计和方法减少了偏倚，如系统性综述、随机对照试验，使用了分析性流行病学方法的暴发报告 教科书被认为是权威来源 专家组风险评估、权威专家意见或专家们一致意见
中：后续研究可能会对信息的可信度造成影响，可能会改变评估结果	没有经过同行评议的已发表的研究或报告 观察性研究、监测报告、暴发报告 个人（专家）观点
差：后续研究很有可能对信息的可信度造成影响，并可能会改变评估结果	个别病例报告 灰色文献 个人（非专家）观点

（二）风险分析

风险分析是认识风险属性并确定风险水平的过程。针对所识别出的风险要素或潜在的风险，将收集到的用于确定风险发生可能性、后果的严重性和脆弱性的相关资料进行分析比较，得到各自的风险水平。

1. 疫情发生流行的可能性分析 对新发传染病疫情及其他次生、衍生的公共卫生风险，可以结合已知的疫情流行病学特点、防控能力、措施部署落实等，对疫情流行风险发生的可能性进行分析，并按照发生可能性的大小进行分级，例如分为极低、低、中等、高、极高5个等级，并可根据需要进行赋值（如分别对应1～5分）。

2. 影响程度分析 综合对疫情风险影响的地理范围、波及的人口数、对人群健康和生命安全影响的严重性、所造成的经济损失、对社会稳定和政府公信力的影响以及对公众的心理压力等进行分析研判，确定影响程度分级，例如分为极低、低、中等、高、极高5个等级，并可根据需要进行赋值（如分别对应1～5分）。

3. 脆弱性分析 可以按照疫情影响人群的脆弱性大小，将其分为极低、低、中等、高、极高5个等级，并可根据需要进行赋值（如分别对应1～5分）。脆弱性包括目标人群对新发传染病风险的承受能力和风险控制能力，如人群易感性、公众心理承受力、公众公共卫生意识、文明健康生活方式、技术储备、卫生资源及其扩充能力、公共卫生基础设施、生活饮用水、食品供应、卫生应急能力等。

因此，风险分析是针对所识别出的新发传染病风险因素，将收集到的用于确定新发传染病风险发生可能性、影响程度和脆弱性的相关资料进行分析比较，得到各自的风险水平。对于新发传染病风险评估，根据识别出的风险因素，由评估人员进行分析和会商，综合评估某种需重点关注新发传染病，或纳入监测的所有新发传染病的临床和流行病学特点（致病力、传播力、毒力、季节性、地区性、传播途径、高危人群等）、人口学特征、人群易感性、对社会的影响、人群对风险的承受能力和政府的应对能力等。

通常情况下，一旦某一新发传染病被确认为需要关注的潜在的公共卫生问题，应在24～48小时内对其进行快速风险评估。由于要求完成的时间短，因此能获得的证据一般是有限的，可能在一定程度上要依赖于专家的知识。这就需要对这些知识进行"解析"，即通过询问特定的问题将专家的知识和经验与其观点区分开。另外，对信息的不确定性要有明确记录，如果没有其他资料支持，应至少征得两位专家的意见。此外，随着信息或事件的变化，风险评估也可能随之发生变化，所以需适时进行更新。需要考虑的内容包括：国内传播的潜在可能性（取决于暴露、传染性及人群易感性），国际间更广泛传播的可能性（取决于输入/传播途径、暴露、人群易感性及传染性），威胁是否不寻常或出乎预料（如不寻常的疾病、情景、感染人群，疾病发生率超过预期阈值，出现以前未报告过的疾病），通过控制、降低或消除病原体的传播等改变疫情进程及结局影响的干预措施的可用性（包括治疗、预防及其他控制措施），疫情流行在人群/高危人群中的严重性（包括发病率、死亡率、并发症及疾病负担等）。

（三）风险评价

风险评价是根据新发传染病风险分析的结果，综合确定风险水平的等级及优先顺序。例如，可将风险分为5个等级，即极高、高、中、低、极低。其中，对于极易发生、潜在影响很大、脆弱性非常高的风险，划为极高水平风险；对于易发生、潜在影响大、脆弱性高的风险，划为高水平风险；对于不容易发生、潜在影响小、脆弱性低的风险，划为低水平风险；对于罕见、几乎无潜在影响和脆弱性的风险，划为极低水平的风险；居于高水平和低水平之间的其他风险可划为中等水平风险。

日常风险评估多采用专家会商法，确定风险水平一般不采取评分的形式，而是由专家根据工作经验以及历史监测数据等相关资料综合分析评价后直接确定风险的等级。如采用风险矩阵法，可分别对新发传染病流行可能性、影响程度和脆弱性进行评分，计算得出风险分值，将风险进行等级划分，确定风险级别。如采用决策流程图法，则可以根据事先已经确定的层次逻辑判断流程框架，在尽可能全面收集、汇总和分析相关信息的基础上，逐层对风险要素进行选择和判断，最终较为直观地确定风险级别。

（四）提出风险控制措施和建议

根据新发传染病疫情风险等级和可控性，分析存在的问题和薄弱环节，确定风险控制策略，依据可行性、有效性、针对性、全局性和符合成本效益等原则，从降低新发传染病风险发生可能性、减小疫情危害等，提出针对性的风险控制措施和建议。

三、风险评估报告

（一）评估报告的内容

日常风险评估报告的重点内容包括：概述、识别出的新发传染病风险及其等级、风险等级的评估依据、针对性的措施建议和结论。概述主要介绍风险评估对象和内容，可包括风险评估的时间、地点、方法、对象/范围、评估结论要点等。识别出的新发传染病风险及其等级、风险等级的评估依据，主要是依据相关证据和各领域专家充分讨论的基础上，就识别出的风险分别说明其风险等级以及主要的评估依据，必要时可对疫情风险发生、发展趋势进行较详细的描述。措施建议是在风险分析、评价的基础上，对新发传染病防控提出风险控制应采取的针对性措施建议。结论部分是对本次风险评估的结果和专家建议的综合概括。

专题风险评估报告的格式与日常风险评估报告的格式类似，但评估依据常常更为详细，评估建议也更具有针对性。主要包括专题风险评估的背景、评估内容和方法、风险等级及其评估依据、措施建议和总结等几个部分组成。

（二）评估报告的利用

新发传染病日常风险评估及专题评估均需要适时开展，并及时将评估报告提交给上级公共卫生专业技术机构和卫生健康行政主管部门，以更好地为新发传染病疫情防范和应对提供决策参考依据。评估报告还可作为信息发布、与公众风险沟通（包括媒体沟通、健康教育、科普宣传等）的主要依据。

第四节　新发传染病预警制度

新发传染病监测与预警是新发传染病防控的关键策略和核心技术，相关工作以早发现、早判定、及时科学有效应对，尽最大努力地防范或降低疫情危害为目标。建立健全新发传染病预警制度十分重要，是目前我国防控新发传染病的重要工作内容。

一、我国新发传染病预警制度相关法律、工作和理论技术基础

（一）法律保障

《中华人民共和国传染病防治法》规定："国家建立传染病预警制度。国务院卫生行政部门和省、自治区、直辖市人民政府根据传染病发生、流行趋势的预测，及时发出传染病预警，根据情况予以公布。地方人民政府和疾病预防控制机构接到国务院卫生行政部门或者省、自治区、直辖市人民政府发出的传染病预警后，应当按照传染病预防、控制预案，采取相应的预防、控制措施。"

《中华人民共和国生物安全法》规定："国家建立生物安全风险监测预警制度。国家生物安全工作协调机制组织建立国家生物安全风险监测预警体系，提高生物安全风险识别和分析能力"。其中，包括重大新发突发传染病。

《中华人民共和国突发事件应对法》规定："国家建立健全突发事件预警制度。预警级别的划分标准由国务院或者国务院确定的部门制定"。其中，新发传染病可引发重特大突发公共卫生事件。

（二）工作基础

20世纪50年代初，我国建立了国家传染病报告制度，并初步建立全国性的传染病监测系统。后经过不断改进和完善，目前，已经发展成为覆盖所有法定报告传染病，具有数据实时采集、在线分析能与突发公共卫生事件报告系统和重点疾病专报系统互联互通的传染病监测系统。从新发传染病预警的角度来看，2004年实现传染病网络直报和2008年正式启用国家传染病自动预警系统（CIDARS）具有重要的里程碑意义，对提高我国传染病风险评估、监测信息利用和现场快速处置等核心能力具有重要意义，在已知的新发传染病疫情监测和早期发现方面发挥了重要的作用。但是，对于未知的新发生或新发现的传染病，该监测体系由于未纳入而无法进行及时有效预警。

2020年新型冠状病毒肺炎疫情暴发后，我国进一步提出，要完善传染病疫情和突发公共卫生事件监测系统，改进不明原因疾病和异常健康事件监测机制，提高评估监测敏感性和准确性，建立智慧化预警多点触发机制，健全多渠道监测预警机制，提高实时分析、集中研判的能力。

（三）理论技术基础

近年来，我国新发传染病监测在理论、技术、方法上均得到迅速发展。尤其网络技术、通信技术、地理信息技术的应用，使得监测系统在一定程度上实现了监测数据的实时采集、快速传输和处理。同时，风险管理理论、风险评估技术在新发传染病防控领域的引入与应用，数据挖掘、人工智能建模、时空信息综合分析等技术方法的研究和探索性应用，也促使我国新发传染病预警理论与技术得到快速发展。但总体上看，我国在新发传染病预警领域的理论与技术研究仍处于起步阶段。

二、新发传染病预警的相关术语

1．监测　疾病监测通常是指连续地、系统地收集、分析解读疾病发生及相关影响因素的资料，并将其发现用于指导疾病控制实践活动。传染病监测是疾病监测中应用得最早，也是应用最普遍的领域。监测最基本的应用包括描述传染病流行水平与特征，对传染病流行趋势进行预测，对传染病暴发流行事件进行预警，发现新的传染病等，监测结果直接用于指导传染病控制计划的制定、实施和评估，帮助决策者合理规划疾病防控资源，还应用于大众健康教育等。

2．预警　传染病预警是采用专门的预警分析技术来对监测的信息进行分析，以及早识别出传染病的异常风险，并在传染病暴发流行事件发生前或发生早期发出信号，以警示该事件可能发生或其发生的范围、程度等可能扩大。在英文文献中有不同术语描述，最常用的是"暴发探测"（outbreak detection）、"异常探测"（detection of aberration）、"早期预警"（early warning）。预警信息主要用于提醒医疗卫生专业机构采取行动，以防止疫情传播扩散。

在《中华人民共和国突发事件应对法》的条文释义中，从突发公共事件防范与应对的角度，对"预警"一词做了定义：即"预警"是指在已经发现可能引发突发事件的某些征兆，但突发事件仍未发生前所采取的管理措施，即对监测到的事件信息进行分析，对发现到的征兆或异常现象，依据有关法律法规、应急预案中的相关规定，及时发布警报，并提出相关应急措施建议。该定义将预警对象从突发事件应对专业队伍拓展到整个社会。

3．预测　预测是对未来不确定事件的一种推测和描述，是人们对客观世界的未来发展变化趋向以及对人类实践活动的后果，事先所作的分析与估计。预测（prediction）与预报（forecast）概念相近，后者更强调对预测结果的发布。传染病预测常用于对传染病未来流行水平和发展趋势的判断工作，主要用已有的与传染病流行密切相关的信息为基础，如疫情监测资料、致病因子资料、宿主资料、人类生产生活方式和行为因素资料等，采用一定的预测模型进行模拟分析，对未来传染病疫情的趋势、规模做出描述。预测的信息主要用于指导传染病防治中长期规划和短期工作计划的制定。

三、新发传染病预警的特点

新发传染病预警在实施过程中表现出以下特点：

1．很强的信息、情报依赖性　科学的预警需建立在科学、严谨的新发传染病监测基础之上。通过各种有效监测系统的信息、情报收集，汇总、梳理新发传染病发生及其影响因素资料，运用科学的分析方法，揭示新发传染病发生、发展规律，研判疫情暴发流行风险，发现其中的高风险异常点，及时向相关责任部门、机构和疫情波及人群发出警报，以便及时采取相应防控措施，防范或控制疫情。

2．很强的行动、行为指导性　新发传染病预警目的，是为了政府、相关部门和专业机构尽早采取有效的防控行动，引导公众采用科学的疫情防控行为，形成联防联控、群防群控，共同防范或控制疫情暴发流行，即预警信息的发出是与紧随其后的应急响应密切协同的。这种将预警信息用于指导新发传染病应急响应的系统模式称为"预警响应模式"，体现了"信息指导行动"（information for action）原则。世界卫生组织建立的传染病早期预警与响应系统（Early Warning and Response System，EWARS）是这一模式的具体体现。

3．很强的时效性和紧迫性　一旦监测发现存在某种新发传染病暴发流行可能，需要立即开展风险评估，研判其病原微生物的传染力、致病力、毒力，分析其传染源、传播途径和易感人群，预测疫情的流行水平和时间、空间、人群分布，在此基础上，及时发布警示信息，及早采取有效防控措施，有力、有序应对，努力将新发传染病及其相关衍生事件（如社会恐慌）所可能造成的危害与损失降到最低水平。早期预警将为早期采取应对措施提供可能，若不能及时预警将失去控制疫情的机遇期。提升预警的及时性，必须要不断完善新发传染病监测系统、健全风险评估和预警工作机制，优化、创新预警技术。

4．很强的动态调整性　由于新发传染病发生早期信息量非常有限，很多信息有待进一步确实，对暴发疫情的相关因素尚难以建立因果联系，也缺乏剂量反应关系证据，但在此时，相关决策者在既要防范"贻误战机"导致疫情传播扩散，又要防范"虚假警报"引起社会性恐慌之间做好选择与平衡，并快速确定是否发预警、预警的主要内容（包括建议采取的措施等）、预警的对象范围等，因此，新发传染病的早期预警很难一步到位，并达到"精准"，需要基于加强监测、现场流行病学调查、收集实验室和临床证据，强化风险评估的基础上，进行及时的动态调整。

四、新发传染病预警的分类

根据预警方式，可将预警分为直接预警、定性预警、定量预警和长期预警。

1．直接预警　是指发现重大新发传染病病例或疑似病例、严重的群体性原因不明性疾病，均需要直接上报并采取预警。

2．定性预警　是指采用综合预测法、控制图法、最大似然判别法、贝叶斯概率法、逐步判别法等多种统计方法，借助计算机完成对新发传染病的发展趋势和强度的定性估计，明确是上升还是下降，是流行还是散发，在此基础上进行上报并采取预警。

3．定量预警　是指采用单变量或多变量的线性、非线性回归模型等技术建立新发传染病预警方程，或者采用传统或现代的时间序列分析技术对疾病做出定量预警。

4．长期预警　一般采用专家咨询法对某种新发传染病的长期流行趋势进行预警。

目前，国内外建立的新发传染病预警系统都是以监测信息为依据的，有的预警系统是在原有传染病监测系统基础上发展而来，有的本身就是监测系统的组成部分，即所谓的"监测预警响应系统"（surveillance early warning and response system）。根据其所依赖的监测系统的差异，又将其分为基于病例监测的预警、基于事件监测的预警、基于实验室监测的预警和症状监测预警、混合监测预警等类型。

五、新发传染病预警的基本流程

（一）设定预警目标

新发传染病的预警目标可以为单一新发传染病，也可针对多种新发传染病。由于预警及后续的响应行动必然涉及资源动用，造成人力、物力和时间的消耗，有些响应行动甚至会对社会和公众产生较大的冲击，因此确定预警目标时需要非常慎重。原则上，选择危害严重、传播迅速、不及时处理容易对社会经济造成严重影响的新发传染病作为预警目标。

例如：《国际卫生条例（2005）》规定，出现天花、由野毒株引起的脊髓灰质炎、新亚型病毒引起的人流感、严重急性呼吸道综合征（SARS）中的一例病例均是不寻常或意外的并且可能具有严重的公共卫生影响，各成员发现后应向世界卫生组织通报，其他如霍乱、肺鼠疫、黄热病等经风险评估，确定不寻常或意外的，也需向世界卫生组织通报。同时，世界卫生组织倡导的早期预警与响应系统（EWARS）、全球疫情警报和反应网络（Global Outbreak Alert and Response Network，GOARN），在确立预警目标时重点考虑的是那些容易在国际迅速传播、容易对国际经济和贸易造成严重冲击的重要传染病，如天花、野生毒株所致的脊髓灰质炎、新亚型所致的人流感、SARS、霍乱、肺鼠疫、黄热病、埃博拉病毒病、拉沙热、马尔堡热、西尼罗病毒感染等。

由世界卫生组织和法国国家健康与医学研究院（Institut National de la Sante et de la Recherche Medicale，INSERM）联合建立的全球流感监测系统（FluNet）则是专门针对流感这一极易造成全球范围大流行的传染病预警系统。在我国，在突发公共卫生事件应急预案和其他单病种防控预案中，已将一些新发传染病设定为预警目标，同时还将不明原因肺炎、群体性不明原因肺炎、群体性不明原因疾病等设定为预警目标。

（二）收集预警信息

预警是在已有信息资料基础上做出的判断，但受种种原因影响，在实际工作中要获取预期的高质量信息其实十分困难。因此，收集的预警信息，除了基于新发传染病基本流行病学规律，还必须考虑其可获得性和及时性。目前，国内外建立的新发传染病预警系统，信息主要来源于专业机构的传染病监测系统（包括病例监测、事件监测），各类相关部门可提供的症状监测信息，以及舆情监测信息、医学专业期刊和相关专业期刊信息、医疗卫生专业人员社交媒体信息等。

（三）加工预警信息

收集的预警信息资料往往不能直接使用，必须进行分析、加工。一般包括确定预警指标、建立预警模型、设定预警界值和产生预警信号等步骤。常见的预警界值（threshold）包括发病人数、发病率、重症人数、死亡人数、流行水平、扩散范围、与历史数据比较增加幅度等。当预警模型中的观察指标超过预警阈值时，产生预警信号。预警信号出现，需要第一时间进行核实，以验证其可靠性和真实性，并对其性质进行判断和解释，提出应对措施建议，最后形成可发布的预警报告。

（四）发布预警报告

预警报告提出相关防控措施建议的具体落实责任机构（单位）是预警的第一目标受众，如医疗卫生机构、口岸卫生检疫单位、交通运输单位等。同时，还需要向预警发生地的上级卫生健康行政部门报告，向可能受影响的地区进行通报。依法向公众发布预警，必须要介绍已掌握的新发传染病准确现状，应包括已确诊的发病人数、重症人数、死亡人数、扩散范围，以及当地已经采取的防治措施，对公众的防控建议，并同步开展关于该新发传染病的健康知识普及和健康教育，引导、动员公众科学、理性应对疫情。

（吴　敬　金莲梅）

第四章

新发突发传染病疫情的应对与处置

第一节　全球新发突发传染病的应对策略和措施

一、世界卫生组织应对新发突发传染病的策略和措施

在全球化的背景下，无论多么强大的国家都无法依靠一国之力不受传染病国际传播的公共卫生威胁。在世界范围内，传染病的管理关键在于遵守国际法规，进行国际合作，以追求共同利益和价值。WHO 成立于 1948 年 4 月 7 日，是联合国系统下管理和控制疾病传播的专门性国际组织。世界卫生大会是 WHO 的决策机构，《世界卫生组织组织法》（*Consitiution of the World Health Organization*）授权世界卫生大会通过了"预防疾病于国际间蔓延"的规章。

WHO 从历次的疫情中吸取教训，积极采取行动以应对传染病的公共卫生威胁，例如：SARS 疫情引发了对《国际卫生条例》（下文简称《条例》）的修订。甲型 H1N1 流感大流行促进了《大流行性流感防范框架》（Pandemic Influenza Preparedness Framework，PIP 框架）的制定。埃博拉病毒病疫情促进了大流行病应急筹资机制、预防流行病行动的研发蓝图（Research and Development Blueprint for Action to Prevent Epidemics，R&D 蓝图）以及突发卫生事件规划等的建立。

（一）《国际卫生条例》

1.《国际卫生条例》的制定与修订　《条例》最初于 1969 年在世界卫生大会通过，涵盖 6 种"检疫疾病"（霍乱、鼠疫、流行性虱传斑疹伤寒、回归热、天花和黄热病），并于 1973 年和 1981 年进行了修订，将涵盖疾病数从 6 种减少到 3 种（黄热病、鼠疫和霍乱），并标明全球已根除天花。随着国际旅行贸易的增加，新发疾病国际传播的威胁不断增加，在 SARS 的推动作用下，世界卫生大会在 2003 年建立了政府间工作小组，以便所有会员国向世界卫生大会提供《条例》的修订文本草案有关建议。2005 年 5 月，世界卫生大会通过了修订后的《条例》，于 2007 年 6 月正式生效，预示着全球公共卫生安全与合作的新时代的到来。

目前，《条例》是对公共卫生关注程度最高的国际防控法律文书，是管理传染病暴发的具有法律约束力的国际条约，对包括 194 个成员国在内的 196 个缔约国具有约束力。《条例》的疾病范围由黄热病、鼠疫和霍乱扩大到对人类构成或可能构成严重危害的任何病症或医疗状况，无论其病因或者来源如何。《条例》的目的和作用是"以针对公共卫生风险，同时又避免对国际交通和贸易造成不必要干扰的适当方式，预防、抵御和控制疾病的国际传播，并提供公共卫生应对措施"，要求所有缔约国有义务在不迟于本条例在该缔

约国生效后 5 年内，尽快发展、加强和保持其发现、评估、通报和报告事件的核心能力。

2. 国际关注的突发公共卫生事件（PHEIC） 《条例》为应对某些特别重要的罕见事件的全球共同行动提供了特殊机制。这种罕见事件即为国际关注的突发公共卫生事件（Public Health Emergency of International Concern，PHEIC），是指根据《条例》所确定的不同寻常的事件：①通过疾病的国际传播对其他国家构成公共卫生风险；②可能需要采取协调一致的国际措施。这一定义意味着这种局面：①严重、突然、不寻常、意外；②对公共卫生的影响很可能超出受影响国国界；③可能需要立即采取国际行动。

《条例》要求各缔约国在评估公共卫生信息后 24 小时内，通过国家归口单位向 WHO 通报在本国领土内发生的、有可能构成 PHEIC 的所有事件，以及为应对这些事件所采取的所有卫生措施；要求 WHO 应该通过目前最有效的途径尽快秘密向所有缔约国，并酌情向相关政府间组织发送收到的并使该缔约国能够应付公共卫生风险所必需的公共卫生信息。

PHEIC 一般由 WHO 总干事主持召开突发事件委员会会议进行讨论，然后做出决定。突发事件委员会会议会定期举行，以确定是否修订建议和保持 PHEIC。PHEIC 的决策文件包括始终应当予以通报的疾病清单：天花、由野毒株引起的脊髓灰质炎、人类流感的任何新亚型和 SARS。迄今为止，WHO 共宣布了 6 起 PHEIC，分别是 2009 年甲型 H1N1 流感疫情、2014 年脊髓灰质炎疫情、2014 年西非埃博拉出血热疫情、2015 年寨卡病毒疫情、2019 年刚果（金）埃博拉病毒病疫情和 2020 年新型冠状病毒肺炎疫情。

3. 公共卫生措施 如果 PHEIC 正在发生，总干事应该根据《条例》规定的程序发布临时建议，可包括遭遇 PHEIC 的缔约国或其他缔约国对人员、行李、货物、集装箱、交通工具、物品和（或）邮包应该采取的卫生措施，其目的在于防止或减少疾病的国际传播和避免对国际交通的不必要干扰。

缔约国出于公共卫生目的可要求在到达或离境时：①对旅行者：a. 了解有关该旅行者旅行目的地的情况，以便与其取得联系；b. 了解有关该旅行者旅行路线以确认到达前是否在受染地区或其附近进行过旅行或可能接触传染病或污染物，以及根据本条例要求检查旅行者的健康文件；和（或）c. 进行能够实现公共卫生目标的侵扰性最小的非创伤性医学检查。②对行李、货物、集装箱、交通工具、物品、邮包和尸体（骸骨）进行检查。如通过以上规定的措施或通过其他手段取得的证据表明存在公共卫生风险，缔约国对嫌疑或受染旅行者可在逐案处理的基础上，根据本条例采取能够实现防范疾病国际传播的公共卫生目标的侵扰性和创伤性最小的医学检查等额外卫生措施。

（二）《大流行性流感防范框架》

1.《大流行性流感防范框架》的制定 在 2009 年甲型 H1N1 流感大流行之前，修订后的《条例》已经生效，确定了 WHO 在应对疫情中的关键作用。在 2009 年甲型 H1N1 流感大流行期间，WHO 建立的全球流感规划（Global Influenza Programme，GIP）和全球流感监测和应对系统（Global Influenza Surveillance and Response System，GISRS）发挥了核心作用，得到高度认可。

1952 年，WHO 启动的 GISRS 是基于会员国对全球公共卫生模式承诺的基础上，有效开展合作并共享病毒、数据和利益的系统。它是一个由 125 个国家的 150 多个国家公共卫生实验室组成的监测流感疾病和病毒的流行病学和病毒学演变的成熟网络。通过持续履行以下职能来保护世界免受流感的威胁：①作为季节性流感、大流行流感和人畜共患流感的全球监测、防范和应对机制；②作为监测流感流行病学和疾病的全球平台；③就新型流感病毒和其他呼吸道病原体发出全球警报。

在 2009 年甲型 H1N1 流感大流行之后，WHO 为改进大流行性流感的防范和应对，加强对流感大流行的抵御，于 2011 年 5 月制定了国际公共卫生文件——《大流行性流感防范框架》（PIP 框架）。PIP 框架起源于某些中低收入国家的担忧：即向 WHO 全球流感监测网络分享的病毒标本可能被用于研发其本国经济无法负担的流感疫苗。PIP 框架是实施流感大流行准备和应对的全球途径，目的是共享 H5N1 病毒及其他可能引起人间大流行的流感病毒（不包含季节性流感病毒），获得疫苗与共享其他利益（图 4-1）。由于流感病毒基因序列数据的透明度和可及性对于公共卫生至关重要，PIP 框架要求来源实验室应迅速、及时和系统地与 WHO GISRS 实验室之间分享有关的基因序列数据。WHO 秘书处将向所有会员国提供大流行风险评估信息并协助应对风险。

2. 公共卫生措施　WHO 将按照适用于《条例》的规定和 PIP 框架，协调流感大流行的防范和应对工作。WHO 应在大流行期间根据公众健康风险和需要，以公正、公平和透明的方式分配稀缺医疗资源，包括但不限于疫苗、抗病毒药物和诊断材料。

WHO 需要将 PIP 候选疫苗病毒提供给：①流感疫苗生产商，不得有任何偏向；②来源会员国实验室，并同时提供给其他会员国实验室；③任何其他实验室。向国家流感中心和其他获批准的实验室免费供应非商业性诊断试剂和检测包以鉴定流感临床标本并描述其特征。向所有会员国和疫苗生产商提供参考试剂以确定抗 H5N1 病毒及其他可能引起人间大流行病毒疫苗的效力。帮助发展中国家发展国家实验室和流感监测能力。向合作伙伴寻求捐款承诺，维持并进一步发展抗病毒药物及相关设备的储备，用以控制 H5N1 病毒及其他可能引起人间大流行的流感病毒导致的疫情。储备 H5N1 病毒及其他可能引起人间大流行的流感病毒的疫苗及相关设备，包括注射器、针头等。

除以上措施外，会员国应当要求流感疫苗生产商将 H5N1 病毒及其他可能引起人间大流行的流感病毒的疫苗每个生产周期的一部分留给发展中国家酌情进行储备和（或）使用。会员国应当继续相互并与总干事和流感疫苗生产商合作，目的是确保根据公共卫生风险和需求并按分层定价政策向发展中国家和发达国家同时提供数量充足的 H5N1 病毒及其他可能引起人间大流行的流感病毒疫苗。

（三）紧急情况应急基金、R&D 蓝图和突发卫生事件规划

《条例》审查委员会在 2009 年甲型 H1N1 流感大流行后，曾建议设立至少 1 亿美元的公共卫生应急基金在宣布 PHEIC 期间使用。然而，直至西非埃博拉病毒病疫情暴发才使应急基金的建立得以实现。2015 年 5 月，世界卫生大会成立紧急情况应急基金（Contingency Fund for Emergencies，CFE），以便对疾病暴发和人道主义危机立即做出反应。该基金使 WHO 在最短 24 小时内，在调动其他资金之前具备迅速做出反应的能力，以阻止卫生紧急情况失控，挽救生命和资源。2019 年，WHO 为 22 个国家的 23 项紧急情况发放了 43 项单独拨款，共计 8300 万美元，包括 13 次疾病暴发、7 次自然灾害、3 次复杂紧急情况。其中，84% 的拨款在请求后 24 小时内发放。

同时，WHO 吸取了西非埃博拉疫情时应对和协调不足的教训，应 194 个会员国的要求，于 2015 年 5 月召集合作伙伴启动了 R&D 蓝图，以利用经验和教训为应对下一次全球流行做好准备。R&D 蓝图是一项全球战略和准备计划，可在流行期间快速激活研发活动，

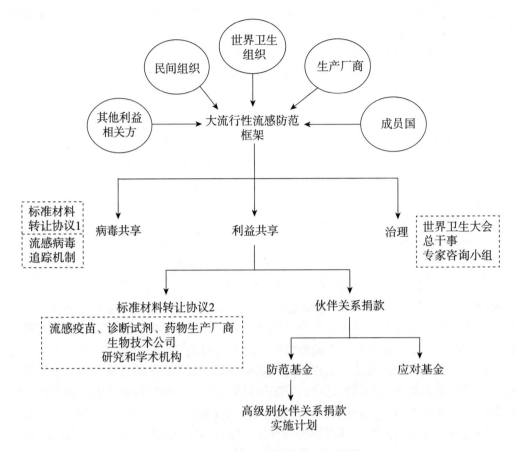

图 4-1　大流行性流感防范框架的结构图

目的是快速跟踪可用于挽救生命和避免大规模危机的有效检测、疫苗和药物。R&D 蓝图侧重于没有或没有足够的预防和治疗方案，可能导致突发公共卫生事件的严重新发疾病。

　　作为 R&D 蓝图的部分活动，WHO 为完善全球范围内突发传染病的应急处理，从2015 年 12 月开始，召集科学家和公共卫生专家，对可能引起全球流行性暴发且尚无合理应急预案或应急防治方案不健全的传染性疾病，进行公共卫生流行性风险评估，优先重点关注传染病清单。目前，传染病的优先级需要考虑的方面有：①人类传播；②严重程度或病死率；③人和动物交叉传染；④其他因素，包括病原体的地理范围、与造成流行病威胁的病原体共有的流行病学或基因型特征、缺乏强大的保护性免疫、职业暴露的高风险或与生物武器计划有关；⑤受影响地区的公共卫生背景；⑥潜在的社会影响；⑦进化潜力。WHO 公布的 2018 年优先考虑疾病清单中，增加了"X 病"来代表由目前未知的病原体引起的，可导致全球流行的某种疾病。

　　此外，WHO 因在西非埃博拉病毒病疫情暴发高峰期延迟宣布 PHEIC 而受到广泛批评，所以在突发事件领域进行了深刻变革，于 2016 年 7 月 1 日正式启动了突发卫生事件规划（Health Emergencies Programme）。WHO 正在努力定位为一个既有传统技术和规范作用，又有行动能力领导应对全球卫生危机的行动型组织。突发卫生事件规划涵盖完整的风险管理周期，通过与国家合作，在突发事件发生之前通过预防和防范加以处理，并协助应对突发事件，还要在初始事件过后立即协助开展恢复工作。突发卫生事件规划在收集到卫生事件信息后，通过风险评估程序对紧急情况进行分级，并分配资金用于支持政府卫生活动、部署应急医疗队等。

二、案例：WHO 应对疫情所采取的措施

新型冠状病毒肺炎是国内外广泛关注的重要公共卫生问题，是近百年来人类遭遇的影响范围最广的全球性大流行病，是世界性的危机和对全世界的一次严峻考验。人类生命安全和健康面临重大威胁。截至 2021 年 5 月 17 日，全球已经报告了超过 1.6 亿例确诊病例，超过 337 万例死亡病例。据联合国《2021 年可持续发展筹资报告》，全球正遭受着 90 年来最严重的经济衰退，约 1.2 亿人口已陷入极度贫困。以下将对 WHO 应对新型冠状病毒肺炎疫情的措施进行概述。

（一）新型冠状病毒肺炎疫情初期的应对

2019 年 12 月 31 日，湖北省武汉市报告了不明原因肺炎病例。2020 年 1 月 1 日，WHO 在 3 个层级（总部、区域总部和国家一级）组建事故管理支持小组，进入抗疫紧急状态。2020 年 1 月 11 日至 12 日，中国公开分享了新型冠状病毒的基因序列信息，使得其他国家可以研发疫苗和有关产品。2020 年 1 月 14 日，WHO 指出该病毒或已出现有限的人际传播，主要是通过家庭成员传播，并且表示具有在更大范围内暴发疫情的风险。2020 年 1 月 22 日，WHO 赴中国考察组发表声明称，有证据表明武汉存在人际传播，但需要进行更多的调查以了解传播的全面情况。2020 年 2 月 16 日至 24 日，WHO 中国联合考察团对北京、四川（成都）、广东（广州、深圳）和湖北（武汉）进行了实地考察和调研，认为中国采取的果敢措施有效遏制了这一新的呼吸道疾病的迅速蔓延，改变了疫情快速扩散流行的危险进程。

（二）宣布新型冠状病毒肺炎构成 PHEIC 和大流行

在新型冠状病毒肺炎疫情期间，WHO 总干事根据《条例》于 2020 年 1 月 22 日至 23 日召集突发事件委员会，对新型冠状病毒肺炎疫情是否构成 PHEIC 进行评估。来自世界各地的独立委员根据当时掌握的证据无法达成一致意见，最终建议此疫情不构成 PHEIC。鉴于病例数大幅增加以及有更多国家报告了确诊病例，突发事件委员会于 2020 年 1 月 30 日举行了第二次会议并达成了共识，总干事宣布新型冠状病毒肺炎构成 PHEIC。2020 年 3 月 11 日，总干事宣布 WHO 评估认为新型冠状病毒肺炎已具有大流行的特征，并指出这是首个由冠状病毒引发的大流行。2021 年 1 月 15 日，WHO 关于新型冠状病毒肺炎疫情的《国际卫生条例（2005）》突发事件委员会第六次会议声明：新型冠状病毒肺炎大流行继续构成 PHEIC。

（三）协调全球应对行动

WHO 在宣布 PHEIC 后，不断协调全球应对行动，帮助各国做出准备以应对新型冠状病毒肺炎疫情。截至 2020 年 3 月 23 日，WHO 已经从应急基金中调拨约 900 万美元用于支持卫生系统薄弱的国家为应对新型冠状病毒肺炎做好应急准备。此外，2020 年 3 月

13 日，WHO 宣布启动新型冠状病毒肺炎团结应对基金（COVID-19 Solidarity Response Fund），以广泛募集资金支持 WHO 及其合作伙伴协助各国应对新型冠状病毒肺炎大流行疫情。

此外，WHO 通过帮助各国提高应对能力和发放基本应对物资来应对新型冠状病毒肺炎疫情。截至 2020 年 4 月 23 日，世卫组织的在线学习平台 OpenWHO 的课程注册人数达到 200 万，该平台以 17 种语言提供免费的新型冠状病毒肺炎培训。截至 2020 年 4 月 30 日，WHO 发布了 90 多份针对卫生工作者、学校和工作场所的指导文件和公共卫生建议；向 133 个国家提供了卫生人员防护装备，向 126 个国家提供了 150 万套检测试剂盒。

（四）确定科学研究和发展方向

基于对埃博拉病毒病、SARS 和中东呼吸综合征（MERS）暴发的应对经验，R&D 蓝图促进了对新型冠状病毒肺炎的人力物力协调，也加速了反应。在新型冠状病毒肺炎疫情初期，2020 年 1 月 10 日，R&D 蓝图科学咨询小组就举行了第一次电话会议。在 2020 年 1 月 30 日宣布新型冠状病毒肺炎构成 PHEIC 后，WHO 就于 2020 年 2 月 11 和 12 日启动了 R&D 蓝图作为应对疫情的一部分，以加速针对新型冠状病毒肺炎的诊断、疫苗和治疗的研发；2020 年 3 月 6 日，WHO 就确定了针对新型冠状病毒肺炎的全球研究路线图，确定了研究工作的关键领域和核心优先事项，其中包括病毒的自然史、流行病学、疫苗、诊断试剂、治疗工具、临床管理、伦理考量、社会科学等，对疫情有重要作用。

2020 年 3 月 18 日，WHO 开始了"团结试验项目"（Solidarity Clinical Trial）。通过团结试验项目，WHO 利用其国际影响力和召集力在全球范围内快速跟踪和扩大随机临床试验，以寻求比传统试验速度快 80% 的有效治疗新型冠状病毒肺炎的方法。此外，WHO 于 2020 年 4 月 24 日启动了"获取 COVID-19 工具加速计划"，即 ACT 加速计划，包括四大工作支柱：诊断工具、治疗方法、疫苗和加强卫生系统。新型冠状病毒肺炎疫苗实施计划（COVAX）是"获取 COVID-19 工具加速计划"中疫苗研发部分的支柱，由流行病防范创新联盟、全球疫苗免疫联盟和 WHO 牵头，正在加速为所有国家寻找有效疫苗；也支持发展生产能力，并提前部署采购，以便在 2021 年底前公平分配 20 亿剂疫苗。2020 年 5 月 29 日，启动了 COVID-19 技术获取池（C-TAP），为所有人提供疫苗及测试、治疗和其他卫生技术。

（五）实施新型冠状病毒肺炎监测

监测新型冠状病毒肺炎的目的是为了限制疾病的传播，使公共卫生主管部门能够管控新型冠状病毒肺炎的风险，从而尽可能恢复经济和社会活动。WHO 发布的新型冠状病毒肺炎监测策略要求，应以国家或州、省、地区为单位，每日对新型冠状病毒肺炎的基本监测数据进行报告、汇总和分析；应定期从年龄、性别、检测方法、合并症和危险因素、症状和严重程度等方面进行更深入的分析；还应根据全球监测指导文件向 WHO 在线报告相关数据。

流感和新型冠状病毒肺炎都是呼吸道病毒引起的疾病，具有相似的临床表现。截至 2020 年 3 月 25 日，全球范围内检测新型冠状病毒肺炎的 220 多个国家公共卫生实验室中，约有 85% 是与 GISRS 密切相关的实验室。2020 年 3 月 26 日，WHO 发布了《利用全球流感监测和应对系统监测 COVID-19 的操作注意事项》（*Operational Considerations for*

COVID-19 Surveillance Using GISRS），旨在：①补充而非替代主动发现和报告病例的新型冠状病毒肺炎监测活动、疫情调查和遏制活动；②利用目前常规的国家和地方流感监测系统，以具有成本效益的方式有效实施新型冠状病毒肺炎监测。

三、欧盟应对新发传染病的策略和措施

欧洲联盟（European Union，简称欧盟），是欧洲多国共同建立的政治及经济联盟，现拥有 27 个成员国（截至 2020 年 3 月）。2003 年 12 月，欧洲议会和欧盟委员会通过表决并决定在瑞典的斯德哥尔摩成立欧洲疾病预防控制中心（European Center for Disease Control and Prevention，ECDC），2004 年 4 月 ECDC 正式成立。ECDC 是旨在加强欧洲防御传染病能力的欧盟机构，其核心职能涵盖广泛。通过建立 ECDC，欧洲构成了一个立体化的预防疾病网络，通过整合欧洲的有关专家，就严重的公共卫生威胁事件为欧盟提供权威的科学建议，推荐控制措施，快速动员应急队伍，以确保在整个欧洲范围内采取迅速有效的应对措施。

（一）欧盟应对甲型 H1N1 流感疫情的策略和措施

面对 2009 年甲型 H1N1 流感疫情时，欧盟主要依据由 27 个成员国、欧洲自由贸易联盟国家和欧洲委员会于 2007 年制定的《欧盟流感大流行应对计划》（*Pandemic Influenza Preparedness in the EU*）。

在疫情初始阶段采取以控制疫情扩散为目的的防控策略，主要有以下 8 个方面的措施：①疾病监测，包括流感样病例 / 急性呼吸道感染的监测、病毒学监测、重症急性呼吸道感染监测和流感相关死亡病例的监测等。②推动抗病毒药物应用，疫情早期抗病毒药物主要用于甲型 H1N1 流感患者、密切接触者及高危人群，且仅作为处方药。③进行卫生服务的规划，针对医院床位紧张等问题为卫生服务部门提供指导，利用私营医疗部门管理流感患者；并增设了流行病管理中心以满足疫情防控的需求。④推动个人防护。⑤密切接触者追踪。⑥建议停止大规模集会。⑦提供旅游相关建议和国境检疫，实施了旅行忠告和归国旅客忠告。⑧进行充分的信息交流，包括与公众、公共卫生专业人员和媒体的信息交流。

在疫情全面扩散阶段，欧盟成员国主要采取遏制策略来阻止疫情的全面扩散；随着疫情严重程度的不断扩大，将遏制策略转向减缓策略，主要采取以下 4 个方面措施：①应用抗病毒药物，增加抗病毒药物的发放，放宽抗病毒药物的应用和处方限制，使大多数人可以获取抗病毒药物；②规划卫生服务，减少接触者追踪，把工作重点放在易感人群上；③建议学校关闭；④推动疫苗接种，建议应根据疫情轻重缓急，合理调配疫苗在欧盟国家间的分配和使用，制定疫苗接种目标和优先接种人群。

在疫情回落阶段，欧盟主要采取了以下措施：①流感和疫苗安全性监测；②总结并评估本次疫情的应对情况。

（二）欧盟应对新型冠状病毒肺炎疫情的策略和措施

在本次新型冠状病毒肺炎疫情中，欧盟国家也受到了巨大冲击。法国、德国、意大利等国家均出现严重的疫情暴发和扩散现象。ECDC 汇总了国家层面应对新型冠状病毒肺炎的措施，其中非药物干预措施包括：①取消大规模集会（针对特定活动或禁止特定规模的

集会）；②关闭公共场所（包括餐馆、娱乐场所、非必需品商店、部分或全部关闭公共交通工具等）；③关闭教育机构（包括托儿所、小学、中学和高等教育）；④对高危人群或易感人群（如老人、具有潜在健康问题的人、残疾人等）建议"待在家里"；⑤建议一般人群的待在家里；⑥在公共场所/公共交通工具上使用防护口罩；⑦建议远程办公/关闭工作场所。药物干预措施，主要为大规模接种新型冠状病毒肺炎疫苗：截至 2021 年 7 月 11 日，欧盟 63.8% 的成人至少接种一剂疫苗，44.2% 的成人完成全程接种；其中，80.5% 的 80 岁以上老年人至少接种一剂疫苗，76.2% 完成全程接种；82.6% 的医务工作者至少接种一剂疫苗，73.9% 完成全程接种。ECDC 也会根据疫苗接种状况逐步调整非药物干预措施的指南。

从总体上说，得益于欧盟经济社会一体化政策、较为完备的公共卫生立法体系和应对系统，欧盟公共卫生系统正常运转。首先，欧盟为应对公共卫生危机事件制定了一系列应对计划，规定了各部门的主要职责、应采取的相关措施以及相关技术指导方案。其次，欧盟在应对重大公共卫生危机中充分体现了政策的灵活性。根据疾病流行状况及时调整政策，由遏制策略转为缓解策略，同时带动一系列相关措施的调整，包括疫苗策略、抗病毒药物策略、学校和集会的管理以及旅行限制策略。对各项工作的效果进行动态评估，对工作计划和政策进行及时的调整和改善。最后，各地卫生防疫部门之间的疫情信息共享是防范重大公共卫生事件发生的关键。欧盟构建了以欧盟各成员国疾病预防控制中心为支撑的公共健康数据库、传染病监测系统网络平台，为欧盟及时发现重大疫情、及时收集专家意见、及时提供行动方案提供了可靠的技术支撑。

四、美国应对新发传染病的策略和措施

2006 年 5 月，时任美国总统小布什签署由国土安全部颁布的《大流行性流感病国家战略实施方案》(National Strategy for Pandemic Influenza Implementation Plan)，确定国土安全部及其下属的联邦应急管理局统筹负责应对全美各类灾难性事件，其中就包括以流感（大流行）为代表的大规模传染病。1947 年 7 月，美国 CDC 在亚特兰大成立，初期职能在于防止疟疾在全美扩散，现在已发展成为一个全天候保障美国免受来自国外和本土的健康、安全和安保威胁的政府机构。美国 CDC 在疾病的预防和控制方面拥有极大的行政权力，遇到紧急情况时，将启动其应急控制中心，该机制能够迅速调动国内一切资源。

（一）美国应对大规模流行病的联邦政府响应级别

世界卫生组织根据病毒在人群中传播的范围，颁布了从大流行前到大流行期间的 6 个警报等级。与此相对应，美国联邦政府针对病毒对美国本土的威胁程度和扩散阶段确定了 0 ~ 6 的 7 个阶段联邦政府响应级别。

联邦政府响应初期阶段（包括第一、第二、第三阶段）：在北美以外地区出现动物或人感染疫情。该阶段在北美以外地区出现动物或人感染疫情的报告，为预防病毒输入美国本土，主要目标是寻求国际合作，密切跟踪疫情进展，为疫情国提供协调机制、后勤保障和技术指导，监测防止疾病扩散。与此同时，在美国国内进行充分的风险沟通和社区服务。

联邦政府响应第四阶段：在北美发现首例人感染病毒病例。该阶段的主要特征是在北美发现首例人感染病例但美国本土并未出现病例的报告，目标是尽快控制北美大陆第一批

病例，减缓第一次和随后的大流行传播，采取抗病毒治疗和预防，启动执行国土安全部颁布的《大规模流行病国家战略实施方案》）。

联邦政府响应第五阶段：疫情在美国境内扩散。当疫情在美国本土出现并开始扩散时，主要目标是：一方面是支持社区防控措施，减少社区传播，缓解患者痛苦，尽量减少死亡病例；另一方面是保护和保障重要基础设施的正常运行，减轻对经济社会运行的影响。

联邦政府响应第六阶段：恢复和准备应对可能的下一次病毒大流行。联邦政府响应第六阶段意味着大流行的峰值已经过去，所有部门需要尽快恢复到传染病大流行前的运作水平，公共卫生部门需要为随后可能出现的下一波大流行做好准备。

（二）美国应对甲型H1N1流感疫情的策略和措施

美国在2009年甲型H1N1流感疫情防控中掌握住了3个关键时间节点：

1. 在疫情暴发初期反应迅速，从2009年3月墨西哥出现首例感染病例就开始关注，随着4月15日和4月17日加州两例儿童病例的相继出现，就高度怀疑已经出现人传人迹象，随即于4月21日启动应急操作中心，并着手开始疫苗研制。

2. 报告首例感染病例后1周即开始疫苗研制。在美国，疫苗研制被认为是最终战胜流行病的法宝，但疫苗研制最快也需要半年时间。2009年9月15日，美国食品药品监督管理局宣布批准首批4种甲型H1N1流感疫苗上市，此时正是甲型H1N1流感疫情的第二次高峰期，疫苗的成功上市和大范围接种成为最终战胜疫情的"关键一着"。

3. 公共卫生体系成功预见到2009年夏季之后第二波甲型H1N1流感疫情高潮的到来，当夏季高温部分驱散疫情的同时，紧锣密鼓地筹备下一阶段的工作，如检查防疫物资存量和储备，修补公共卫生体系漏洞，卫生与公众服务部部长和CDC主任通过新闻发布会向公众强调在即将到来的流感季节接种疫苗的重要性，这些都使得应对第二波疫情高潮是一次"有准备之仗"。

（三）美国应对新型冠状病毒肺炎疫情的策略和措施

2020年1月20日，美国CDC启动了本部门的应急行动中心，其主要职责是密切监测新型冠状病毒肺炎疫情的蔓延情况，并及时发布相关信息，为新型冠状病毒肺炎暴发后参与应急响应行动的合作伙伴提供技术支持。在此之前，CDC的主要行动是在美国的国际机场对来自中国武汉的旅客进行入境检查。1月21日，CDC宣布美国出现第1例新型冠状病毒肺炎确诊病例，该部门随之进入全机构应急响应状态。美国公共卫生体系中联邦、州、地方各级部门也陆续开始采取行动。

2020年1月29日，美国时任总统特朗普宣布成立白宫冠状病毒特别工作小组，主要职责是领导美国行政机构针对新型冠状病毒肺炎疫情的应急响应工作，并且每天召开工作会议，及时汇报进展。1月31日，卫生与公众服务部部长宣布新型冠状病毒肺炎疫情为突发公共卫生事件。3月13日，特朗普宣布美国进入国家紧急状态，并表示将动员联邦政府的所有资源用于抗疫，赋予一线医疗卫生工作者灵活处置的权力，推进实现大规模快速病毒检测。3月20日，特朗普批准纽约州进入疫情"灾难状态"，纽约州成为美国首个进入疫情"灾难状态"的州。而到4月11日，美国所有50个州、首都华盛顿特区及4个海外领地均进入了疫情"灾难状态"，这是美国历史上首次出现如此严峻的局面。5月15日，特朗普宣布启动名为"曲速行动"的疫苗研发项目，旨在加快研发针对新型冠状病毒肺炎的疫苗并实现大规模生产和销售。9 月 11 日，CDC 整理并发布了本部门应对新型冠状病毒肺炎疫情所采取的系列行动，主要包括 5 个方面：一是整合快速响应部门、医疗保健提供者和卫生系统，共同应对疫情传播；二是为企业、社区和学校提供专业咨询；三是分享关于新型冠状病毒的最新知识；四是降低旅行风险，保护旅行者健康；五是制作宣传品，帮助各州、地方政府和社区开展防疫工作。

截至 2021 年 7 月 9 日，美国累计发病人数超过 3345 万，死亡人数超过 60 万，共接种了 3.3 亿剂疫苗。

新型冠状病毒肺炎疫情暴发后，美国抗疫行动被选举政治严重裹挟："参选人不再寻求解决国家面临的各种紧迫的重大挑战，而是以激化既有矛盾制造新分裂来寻求胜选机会。"目前，国内外学者对美国公共卫生体系应对新型冠状病毒肺炎疫情的表现，普遍持批评态度。主要集中在公共卫生体系结构能力不足，以及公共卫生体系运行效果不佳两个层面。前者集中批评了美国公共卫生体系未能调动和整合充分的信息、组织、物质、人力、财政等各方面资源；后者则集中批评美国公共卫生体系未能高效、有效和公平地运行，未能使不同群体享有同等的卫生保健服务。除城乡差异外，不同族裔之间的差异也十分显著，黑人及收入较低人群（两者往往高度重合）的死亡率高于其他族裔或高收入群体，这充分暴露出美国公共卫生体系长期以来在社会保障公平性上的不足。

五、日本应对新发传染病的策略和措施

20 世纪 80 年代末 90 年代初，为应对日趋复杂的新发传染病疫情、食品药品安全事件、大规模环境污染及核事故等重大突发事件，日本逐步建立健全了公共卫生应急管理体系。1998 年前后日本政府对传染病的相关法律法规进行了大规模的修订完善工作，出台了《关于感染症预防以及对感染症患者的医疗法律》。21 世纪以来，日本公共卫生管理体系逐渐成熟完善，在 3 次大型流行病（SARS、甲型 H1N1 流感、新型冠状病毒肺炎）的冲击下迎来了实践"大考"，并取得了较为优异的成绩。

（一）日本应对 SARS 疫情的策略和措施

2002 年 11 月 16 日，SARS 出现，随后暴发并扩散至东南亚乃至全球，直到 2003 年 7 月 13 日基本结束。2002 年 11 月，中国 SARS 疫情呈多发状态时，日本政府就密切关注事态的发展，积极收集信息并加强应对。日本也较早开始了针对疫情展开防治措施和调查工作。2003 年 2 月 17 日，厚生劳动省发布了《关于加强进口感染症问诊的相关对策》，提出以地方政府（地方自治体）为中心，对外国输入病例的密切接触者跟踪调查，进行隔离管理，同时注重公众恐慌情绪的引导。

3 月 12 日，WHO 发出了全球警告，日本开始向国民通告 SARS 信息。3 月 14 日，检疫所向出入发病区的人员提供相关信息。3 月 17 日，国立传染病研究所在传染病信息中心的网站上建立了专门的疫情信息发布平台。3 月 18 日，各都道府县从各保健所接受信息，报告了超过 60 例的 SARS 疑似病例（"怀疑例"）；国立传染病研究所测试并检测疑似病例，进行病毒分析；地方卫生实验室也执行了一些 SARS 病毒测试。4 月 4 日，厚生劳动省发布了《关于严重急性呼吸综合征群（SARS）的安全对策》。4 月 8 日，成立 SARS 对策本部，召开第一次干事会，研讨对策。4 月 9 日，决定向检疫所派遣国立医院医生加强检疫。

在 SARS 应对中后期，厚生劳动省相继发布了一系列文件，进一步强化日本对 SARS 的应对。由于日本政府预警很早，在疫情传播之初便出台了完善的措施，各机构协作，实现了零感染的奇迹。

（二）日本应对甲型 H1N1 流感疫情的策略和措施

2009 年 3 月，墨西哥出现首例确诊甲型 H1N1 流感病例。2009 年 4 月 25 日，WHO 向全球发出全球紧急状态。同日，厚生劳动省开始向各都道府县和相关医疗人员提供从海外收集的情报，并设立电话咨询窗口，提醒旅客注意。4 月 28 日，厚生劳动省发布了《新型流感的发生》宣言。同时，内阁设立以首相为本部长的全体内阁成员参加的"新型流感对策本部"，制定《新型流感对策行动计划》，呼吁：延期前往新型流感发生国，加强国内检疫对策，强化医疗体制准备。5 月 1 日，内阁成立专家咨询委员会，采取了防治感染扩散的其他措施，如减少不必要的郊游、聚会和体育比赛，减少不必要的企业业务。同时，厚生劳动省实施了关于新型流感的流行病学调查。

虽然预警和应对很早，但 5 月 16 日，兵库县 1 名 17 岁高中生还是感染了甲型 H1N1 流感，成为日本首例病例，随后疫情开始在日本国内蔓延。5 月 18 日，厚生劳动省要求大阪府和兵库县暂时关闭所有初中和高中。5 月 23 日，厚生劳动省公布国内感染病例的一周情况，显示新发病人数减少。当天，兵库县和大阪府解除了停课措施。虽然此后日本新型流感日渐增加，但基本得到了有效控制。

2010 年 3 月 31 日，厚生劳动省表示第一次流行已经趋于稳定，并宣布第一次流行结束。日本创下了世界上罕见的显著低死亡率的纪录，确诊约 70 000 人，死亡约 200 人，死亡率为 0.29%，和普通流感死亡率相似，在全球主要感染大国中死亡率是很低的。

（三）日本应对新型冠状病毒肺炎疫情的策略和措施

日本对新型冠状病毒肺炎疫情的应对可以划分为 4 个阶段：

第一阶段是 2020 年 1 月 1 日至 15 日，日本国内没有确诊病例。这个阶段，厚生劳动省、国立传染病研究所、地域保健所在信息情报收集方面快速响应，出台了病毒检测预案。1 月 10 日，国立传染病研究所出台的《疑似病症治疗指导》（第 3 版），明确要求检查患者时应采取标准的预防措施，包括佩戴 N95 口罩，根据检测结果的阴性和阳性进行分类诊疗。

第二阶段是 2020 年 1 月 16 日至 2 月 4 日，日本国内出现首例确诊至"钻石公主号"疫情暴发前，政府制定专业的诊疗、调查、出院观察等一系列完善的防治措施和防治资源准备，成立了相应的防治综合统筹机构。

第三阶段是 2020 年 2 月 5 日至 3 月 10 日，"钻石公主号"疫情感染突然暴发，国内感染人数上升，政府开始进入大力行动阶段。为防止疫情扩散，日本政府指示"钻石公主号"停靠码头隔离，进行邮轮检疫工作。2 月 27 日，安倍首相提出为防止感染扩大，全国所有的小学、初中、高中和特色学校从 3 月 2 日起至春假期间停课放假。3 月 10 日，政府提出每个地区都要采取"尽可能控制人与人之间的接触"的对策，并根据感染扩大的风险程度维持与经济社会活动的平衡。3 月 13 日，参议院批准并通过了《新型流感等对策特别措施法》等多项修正案，正式将新型冠状病毒肺炎加入适用名单。这意味着，安倍首相可以依法发布"紧急事态宣言"。

第四阶段是 2020 年 4 月 7 日至今，日本逐步进入紧急事态下的疫情应对时期，多次宣布"紧急事态宣言"：

第一次发布紧急事态宣言：2020 年 4 月 7 日安倍根据《新型流感等对策特别措施法》，宣布 7 个首都圈等地区的紧急事态宣言，为期 1 个月。4 月 16 日，安倍宣布将紧急事态宣言的对象扩大到所有都、道、府、县，持续至 5 月 6 日。5 月 25 日，所有都、道、府、县的紧急事态均解除。

第二次发布紧急事态宣言：2020 年 11 月后日本的新型冠状病毒感染者人数开始增加，防疫局势开始逐渐严峻。这一轮的疫情传染的主要特点是传播地点在餐饮店和工作单位，特别是年末年初的单位聚会的集中时间，发生集体感染的风险非常高，另一个特点是由于患者增多对治疗资源需求增加，给医疗体系带来了空前的压力，出现了"医疗崩溃"的担心。鉴于此，日本政府在 2020 年 12 月 28 日在全国范围停滞了鼓励旅游的政策；并于 2021 年 1 月 7 日傍晚，日本首相菅义伟决定向首都圈的东京都、埼玉县、神奈川县和千叶县四地发布"紧急事态宣言"，后扩大至大阪等 11 个府县。基本措施包括：①餐饮场所和工作单位作为重点关键管控的对象，如要求餐饮场所缩短营业时间等；②对医疗机构给予支持，减轻医疗体系面临的压力和防止发生"医疗崩溃"现象；③考虑到英国、巴西等出现的更具传染性的变异病毒的问题，要加强防范。

首次宣布实施"蔓延防止等重点措施"："蔓延防止等重点措施"是 2021 年 2 月日本新修订的《新型流感等对策特别措施法》中新设的一种疫情应对措施。它是疫情出现扩大迹象时，为避免进入紧急事态而采取的一种对策，如要求餐饮店缩短营业时间、严格贯彻戴口罩聚餐等，力度小于紧急事态。由于局部地区疫情反弹明显，日本首相菅义伟 2021 年 4 月 1 日宣布，大阪府、兵库县和宫城县将从 4 月 5 日起实施"蔓延防止等重点措施"，加大对这些地区人员活动的防疫限制等；后陆续将"蔓延防止等重点措施"实施范围扩大。

第三次发布紧急事态宣言：由于疫情恶化，日本政府 2021 年 4 月 23 日晚再次宣布东京都、京都府、大阪府、兵库县四地进入紧急事态，期限暂定为 4 月 25 日到 5 月 11 日，后持续至 5 月 31 日。实施紧急事态期间，要求餐厅缩短营业时间，提供酒精饮料和卡拉OK 服务的餐厅停业，体育比赛等大型活动原则上不能有现场观众，要求比第二次更为严格。5 月 12 日起，将爱知县和福冈县也列入紧急事态实施范围。由于疫情持续扩大，日本政府 5 月 16 日正式决定将北海道、冈山县、广岛县追加纳入"紧急事态宣言"适用对象，期限为 5 月 16 日至 31 日。冲绳县于 2021 年 5 月 23 日开始实施"紧急事态宣言"。随后，东京都、京都府、大阪府、兵库县、爱知县、福冈县、北海道、冈山县、广岛县和冲绳县 10 个县的紧急事态宣言持续至 6 月 20 日。其中，冲绳县持续至 8 月 22 日。

第四次发布紧急事态宣言：鉴于日本东京都的新型冠状病毒肺炎感染人数再次出现上升势头，日本政府正式决定，第四次对东京都发布紧急事态宣言，适用期为 2021 年 7 月 12 日至 8 月 22 日。这意味着，7 月 23 日将迎来开幕式的东京奥运会全程将在紧急事态宣言下举行。从 2021 年 7 月 12 日，日本的冲绳县、东京都将实施"紧急事态宣言"至 2021 年 8 月 22 日；埼玉县，千叶县，神奈川县和大阪府采取"蔓延防止等重点措施"至 2021 年 8 月 22 日。

（景文展）

第二节　我国新发传染病的应对策略与措施

我国新发传染病的应对策略与措施主要包括体制机制建设、监测预警与综合防控、科学研究与人才培训以及公众参与与国际合作 4 项内容。

一、体制机制建设

（一）强化政策导向，提高对新发传染病防控工作的认识

1. 提高认识，将新发传染病预防控制纳入社会发展的整体规划。要从提高我国非传统安全的高度，认识新发传染病防治工作的重要性，以保护人民健康为宗旨，以保护社会经济发展为目标，将新发传染病的预防控制纳入社会发展的整体规划之中，制定国家新发传染病防控战略，指导推动各地分别编制战略实施和行动计划。各部门要高度重视业务范围内新发传染病防治相关业务的开展，严格按照各种法律、法规和技术规范的要求，共同做好新发传染病的防控工作。重点加强卫生健康、科技、教育、商务、旅游、交通运输、宣传、扶贫等相关部门的规划中新发传染病防控要求；卫生健康、农业、林业等新发传染病的重要部门分别制定本部门防控策略与行动计划，做到相互衔接。各省级政府制定本地区新发传染病防控实施行动及建立规划、计划实施的评估监督机制，促进其有效实施.

2. 保障新发传染病防控的长效机制建设。新发传染病的发生在很大程度上具有不可预知性，但应对新发传染病的能力建设和应急准备工作既是一种迫切的现实需要，也是一项长期、复杂的系统工程。要求有足够的经费投入和人力、资源保障，以使我国对新发传染病的防控做到从容应对、有备无患。

（二）强化政府职能，加强新发传染病应对体系建设

重大新发传染病的发生和流行，常常给群众健康、社会安定、经济发展带来严重威胁。政府应充分发挥领导、决策和组织功能，构建、完善公共卫生体系建设。按照突发公共卫生事件职责分工的要求，成立新发传染病疫情应对指挥组织或领导小组，根据所发生新发传染病预防控制工作的实际需要和总体部署，统一领导和组织各有关部门，发挥各相关职能部门的优势，制定科学的防控策略，调动社会各界共同参与，共同应对新发传染病的挑战。明确责任分工，科学、规范防治新发传染病。明确各相关部门在新发传染病防治工作中的职责，充分发挥在各自领域的职能优势。

（三）完善相关法律法规及预案，坚持依法防控新发传染病

持续修订、完善新发传染病防控相关的法律、法规及政策，以法律法规形式明确规定新发传染病防控措施、行为，强化国家对新发传染病类突发事件应急处置的管理控制力度，变非程序化决策为依法防控。在《国际卫生条例》框架下，认真履行国际义务，充分发挥中国在全球新发传染病应对中的作用。全面梳理国内现有法律、法规中有关新发传染病的内容，调整不同法律法规之间的冲突和不一致的内容，提出修改和完善防控法律法规的建议，提高法律、法规的系统性和协调性。加强国家和地方有关新发传染病防控法律法

规执法体系建设。

根据《国家突发公共卫生事件应急预案》，制定、补充相关的新发传染病应急处置预案。对已经在国外发生并有可能输入我国的新发传染病，在借鉴国外的防控经验的基础上，结合我国实际情况，制定我国的应急处置预案。借鉴 SARS 和新型冠状病毒肺炎疫情防控经验，对危害程度较大的或不明原因的新发传染病以及新亚型流感病毒大流行，制定各种新发传染病的预防控制预案、应急预案和技术方案，如诊断标准、鉴定方法、控制指南和治疗原则等，以保证各种新发传染病的及时发现和发生后的迅速有效控制。

（四）基于大健康的原则，建立和完善新发传染病应对机制

1. 指挥协调机制　新发传染病应对工作应体现政府领导、专家参与、属地管理、分级负责、专业机构实施、部门配合的指挥协调机制。根据新发传染病范围、性质和危害程度，建立分级管理和分级响应机制。医疗卫生机构要充分发挥专家的咨询参谋作用，收集新发传染病疫情信息，进行风险评估，提出防控对策。上级卫生健康部门应指导下级卫生健康部门开展流行病学调查、实验室诊断和医疗救治，并配合当地政府做好新发传染病的应急处置工作。

2. 信息沟通机制　卫生健康部门要以高度的责任感和全球观，与国内相关部门建立信息沟通机制，定期通报国内外疫情、防控工作进展、发展规划等信息，及时获取国境卫生检疫、国外疫情动态等与新发传染病防控相关的信息，掌握新发传染病的动态。建立新发传染病反馈和共享平台，使新发传染病防控工作人员实现信息共享。加强疾病预防控制机构对医疗机构的信息反馈，加强实验室诊断结果对临床救治的信息反馈等。切实加强机构之间、专业人员之间的沟通与合作，提高新发传染病现场风险沟通和管理能力。制定应对新发传染病疫情的风险沟通计划，营造出社会稳定、公众参与的有利环境，科学有效地防控新发传染病。

3. 部门协作机制　新发传染病多来源于动物或由国外输入，要基于大健康（One Health）原则，建立并完善卫生、农业、林业、国境卫生检疫等部门的协调合作机制，共同研究重大新发传染病的防控对策，开展新发传染病疫情监测，形成联防联控的工作格局。

二、监测预警与综合防控

（一）加强源头治理，降低新发传染病的发生风险

气候变暖、全球化、落后的生产方式和盲目的经济扩张等因素是新发传染病发生的驱动因素。国家在制定宏观经济发展规划、确定产业政策导向时，应从可持续发展的角度注意促进经济发展与疾病防治的协调，将经济建设、疾病危险评价、环境保护和危害治理有机结合起来，避免以牺牲环境、危害群众健康换取经济的增长，降低发生新发传染病风险。

各部门要结合各自的工作特点，针对容易导致新发传染病发生的各种条件，制定各种针对性和切实可行的政策和措施，努力降低新发传染病发生的风险，包括发生自然疫源性传染病的风险、医源性感染的风险、实验室感染的风险、耐药性病原产生的风险等。

各有关部门要加强与卫生部门的合作，及时做好各种大型工程项目特别是大型新建项

目和可能涉及自然疫源地和动物宿主变迁的新开垦项目的申报，协助卫生部门做好流行病学侦察和卫生学预评价，制定合理、有效的传染病预防控制方案，防止传染病的发生和流行。

（二）加强新发传染病监测预警体系建设，提高早期发现和预警能力

1．完善监测系统。在现有传染病监测系统的基础上，开发并建立以新发传染病为重点的综合性监测系统，逐步完善对重要临床症候群、不明原因死亡、重点危险因素、药品及卫生用品销售、学生缺课、实验室病原学等综合监测，提高对新发传染病早期发现和预警能力，不断改进监测手段、提高监测质量。

2．发挥医疗机构在疾病监测中的哨点作用，提高医务人员早期发现、报告传染病疫情的意识和能力。医疗机构指定专人负责新发传染病及其相关因素的监测工作，制定新发传染病发现、报告、转诊、密切接触者管理等制度，加强监督检查，严格落实防控措施。

3．加强医疗机构传染病疫情信息管理和信息化建设，逐步将医疗机构日常报告信息系统与网络直报系统互通，动态收集分析传染病主要症状信息，及早发现新发传染病。

4．建立跨部门的新发传染病综合监测体系，开展媒介生物和宿主监测，建立生物样本资源库。与农业、林业等部门配合，开展动物疾病监测，关注动物的异常发病和死亡，做到新发传染病监测哨点前移。

5．提高新发传染病早期预警能力。综合利用各种监测资料，加强对新发传染病资料的分析，组织专家进行风险评估，分析疾病发生的规律和特点，及时对新发传染病进行预警。研究新发传染病的早期预警指标体系，制定早期预警技术方法。建立国家级、省级、市级三级新发传染病预警平台，提高新发传染病早期预警能力。

（三）提高实验室的检测能力，为新发传染病诊断提供技术支持

1．加强公共卫生实验室的检测能力，为新发传染病的发现提供技术支持。针对新发传染病预防控制工作的实际需要，对现有公共卫生实验室进行升级和论证，研究建立全国公共卫生实验室监测网络建设国家规划，逐步建立全国公共卫生实验室监测网络，提高实验室安全水平和新发传染病检测分析特别是未知病原的识别和鉴定能力，使其适应新发传染病发现和防治的需要。

2．建立网络实验室，逐步建立全国公共卫生实验室监测网络系统；设立国家新发传染病参比实验室和分区域建设省级新发传染病中心实验室。同时应加强与医疗、兽医、环境以及科研院所相关实验室之间的联系与合作，全面促进我国新发传染病诊断水平的提高。

3．研发和引进新发传染病的检测诊断技术方法和试剂，为新发传染病的快速诊断提供技术储备。

4．建立规范的新发传染病生物样本库，为新发传染病的甄别与比对提供资源。

5．制定实验室标本采集、运输和实验室生物安全规范。

（四）开展综合防控，全面提高新发传染病防控能力

1．不断加强和完善新发传染病控制手段和措施，综合控制新发传染病。强化流行病学调查、疫苗免疫、媒介控制、旅行劝告、检疫通告、食物检查封存、隔离、健康促进和

教育、信息交流与发布等技术和手段。

2. 加强管理，落实责任，减少医源性感染和实验室感染的发生，以及耐药性致病菌的产生，降低环境因素引起新发传染病疫情的风险。

3. 加强对野生动物管理，避免公众接触、食用野生动物，降低野生动物源性新发传染病传播给人的风险。加强活禽市场管理，规范活禽养殖、免疫、运输、销售行为，减少禽流感病毒感染人的风险。

4. 建立多部门共同参与的新发传染病综合预防控制项目。开展多部门、多层次合作，进行新发传染病应对的模拟练习。探讨建立多部门参与的新发传染病综合防治示范项目。

5. 提高输入性新发传染病应对能力。建立输入性新发传染病监测预警及风险管理机制。加强境外新发传染病输入机制、扩散途径、应对措施研究，完善相关技术标准和技术规范。

（五）加强新发传染病防控的物资和技术储备

建立健全新发传染病相关的应急物资、生产能力以及技术储备机制，完善疫苗及药物、试剂等应急物资的调运机制，明确财政经费保障政策。做好应急物资的储备及供应，用于应对新发传染病的暴发流行。做好新亚型流感病毒疫苗生产技术和中西药品，以及其他新发传染病疫苗和药品储备。

三、科学研究与人才培养

（一）加强基础科学及应用技术研究

着眼于我国新发传染病防治工作实际需求，以优先解决防治工作急需的防控技术为目标，结合我国目前的新发传染病研究的进展和现况，以目前对我国威胁较为严重的疾病以及有大流行潜在可能的疾病为研究对象，重点开展新发传染病应用性技术的研究，包括监测、预警方法和技术的研究，快速筛查、检测、监测、疫苗及控制技术的研究，检测和鉴定未知病原体的新的技术方法的研究，综合防制策略及措施的研究，新发传染病的卫生经济学研究等。对于跨部门合作，重点开展新发传染病病原学、免疫学、分子生物学、发生出现的原因及自然、社会影响因素等基础性研究。鼓励开展新发传染病救治技术研究。加强新发传染病新理论、新技术和新方法的研究，加大对基础学科的支持力度。

（二）加强专业人才培养，为新发传染病防控提供人力支持

1. 建立健全新发传染病应急反应专业队伍，包括应急反应队伍、应急救治队伍以及专家库；建立健全新发传染病应急处置人员培训机制，制定培训规划，组织编写培训教材。

2. 加强专业人才培训，提高新发传染病防范意识和应急反应人员的现场调查处理能力。加强流行病学培训，提高新发传染病的现场流行病学调查水平，促进科学决策和有效控制，全面提高新发传染病的预防控制水平。

3. 将新发传染病预防控制的相关内容纳入医学院校相关专业学生教育、在职人员岗位培训和相关新就业人员上岗培训的必备内容，全面提高新发传染病相关从业人员的知识水平。

4．适时组织应对新发传染病的应急处置模拟演练，检验应急预案和应急反应队伍的实战能力，找出新发传染病应急反应的漏洞和薄弱环节，及时查漏补缺。

5．广泛开展对医疗机构医务人员有关新发传染病的发现、报告、防护、密切接触者管理的全员培训，提高其发现、报告和处置新发传染病的意识和能力。

四、公众参与与国际合作

（一）建立健全公众参与机制，提高公众参与意识

1．建立新发传染病防控公众参与机制与伙伴关系。传统的应对方法难以应对目前许多由跨越家禽、野生动物传播引起的新发疾病。基于大卫生的理念建立包括政府、非政府组织和公众参与新发传染病防控机制，增强非政府组织和公众的参与程度。开展社区为基础、民众普遍参与的新发传染病防控活动。完善公众参与新发传染病防控的有效机制，形成举报、听证、研讨等形式多样的公众参与制度。建立公众和媒体监督机制，监督相关政策的实施。建立机制，鼓励群众主动投入和积极配合新发传染病的预防控制工作。

2．广泛开展新发传染病预防控制基本知识的宣传教育工作，利用电视、广播、网络等媒体以及宣传册、宣传画、培训班等，普及防控知识，提高公众对新发传染病的认识和防范能力，促进社会经济和健康事业的和谐发展；加强健康教育，改进卫生习惯，减少有利于新发传染病发生与传播的高危行为；建立机制，鼓励群众主动投入和积极配合新发传染病的预防控制工作，开展社区、家庭、个人多位一体的健康教育宣传，普及新发传染病防控知识。

（二）积极参与国际交流与合作，推动新发传染病防制工作的开展

1．认真履行《国际卫生条例（2005）》规定的各项义务，积极加入全球突发公共卫生事件和新发传染病的监测和应对网络，广泛开展国际新发传染病合作研究和控制项目，努力提高我国在各种新发传染病预防控制方面的技术水平，更好地保护我国人民的健康水平。分享我国在新发传染病预防控制方面积累的经验，对其他发展中国家和经济转型国家在新发传染病预防控制方面提供支持。通过与世界卫生组织或其他国家的合作，参与其他国家和地区新发传染病的研究和调查控制项目。

2．加强突发急性传染病防控的双边及多边合作，了解周边国家和地区突发急性传染病的特点和流行趋势，提前做好应对突发急性传染病输入的各项准备工作。与世界卫生组织及相关国家和地区加强新发传染病相关的技术交流，互通新发传染病的信息，在监测预警、现场调查、实验室检测、控制技术、基础科研等方面开展广泛的合作，共同做好新发传染病预防控制工作。

（廖凯举）

第三节　我国新发传染病应对体系

新发传染病疫情应对体系是新发传染病疫情卫生应急行动的具体实施系统，承担着新发传染病疫情的预防与应急准备、监测与预警、应急处置与救治救援、事后恢复、物资与经费保障等具体卫生应急职能。该体系包括疾病预防控制体系、医疗救治体系、基层医疗卫生服务体系、应急物资与资金供应体系和卫生应急支持体系，开展传染病预防、控制和医疗救治活动，并为这些活动提供资金、物资和技术方面的支持。

一、疾病预防控制体系

疾病预防控制体系由国家级、省级、市级和县级疾病预防控制中心（疾控中心）构成。该体系承担着新发突发传染病疫情的预防、监测、检测、流调、溯源、制定人群防控策略与措施等职能，是疾病预防与控制的专业技术机构，也是传染病疫情社会防控的专业技术指导机构，在新发传染病疫情应对中发挥着骨干作用。

1．传染病疫情监测预警　以"早发现、早报告、早处置"为目标，各级疾控机构负责收集、分析、利用新发传染病疫情相关信息，按照属地化管理原则，设置专门的举报、咨询热线电话，接受突发公共卫生事件报告、咨询和监督；通过网络直报、舆情监测、医疗卫生人员报告、科研发现报告等多渠道监测疫情，实现重大疫情风险监测预警信息数据共享；通过公共卫生重大风险研判、评估、决策、防控协同机制，提高新发传染病疫情风险发现、报告、预警、响应、处置能力。

2．现场流行病学调查　疾控机构负责新发传染病疫情的现场流行病学调查工作。疾控机构的专业人员到达现场后，快速制定流行病学调查计划和方案，对突发事件的发生原因、受累人群的发病情况、分布特点进行调查分析，提出并实施有针对性的现场预防控制措施。

3．传染病检测实验室网络　在应对新发传染病疫情时，各级疾控机构负责按有关技术规范采集适量的患者和环境标本，开展事发现场的快速检测和实验室检测，查找致病原因。省级疾控中心建设高等级生物安全防护三级实验室（P3 实验室），开展传染病病原学检测和变异监测等实验活动，具有"一锤定音"的能力；地市级疾控中心建设高等级生物安全防护二级实验室（P2 实验室），负责本地的病原学检测。按照属地管理的原则，各级政府负责指导建立区域传染病检测体系，统筹疾控、医院、第三方检验机构的检测力量，提升新发传染病检验检测综合能力。

4．开展传染病控制活动　在新发传染病疫情的应对过程中，各级疾控机构负责组织开展免疫预防接种和预防性服药工作，负责免疫预防的技术指导、效果监测与评价；负责制定工作计划与实施方案，组织开展针对性的健康教育和健康促进活动；根据疫情控制需要拟定消毒杀虫工作计划和技术措施，组织开展病原媒介生物和消毒杀虫工作效果监测与评价。

二、医疗救治体系

医疗救治体系由各级、各类医疗机构组成，包括院前急救机构、传染病专科医院、传染病后备医院、综合医院、其他专科医院、临时性的方舱医院等，是救治新发传染病患者的医疗服务体系、是卫生应急体系的基本保障。在应对新发传染病疫情时，按照分类收治、分层开放、分级响应、全员参与的原则，逐级启动医疗救治机构。

1．急救中心　新发传染病疫情一旦发生，越来越多的传染病患者通过院前急救系统转送到医疗机构，急救中心承担着从事发现场、转送途中，到医疗机构全过程的医学监测和医疗救护工作，是新发传染病患者医疗救治的第一个关键环节。因此，按照属地管理的原则，每个行政区域的急救中心均应配置一定数量的负压救护车、呼吸机等车载医疗设备、连接定点医疗机构的可视化信息传输设备和专业化洗消设施，形成事发现场与医疗机构之间的无缝衔接的救治体系。

2．传染病专科医院　传染病医院拥有一定数量的负压病房和有效控制传染病传播的设施，具有完善的传染病医疗救治设备、经验丰富的医务人员和传染病救治的专门技术，此类机构从事日常传染病医疗救治工作，是疫情早期新发传染病患者的主要收治机构；在疫情中后期，主要用于收治危重症患者，是新发传染病疫情医疗救治的第二层次。

3．传染病后备医院　随着疫情的发展，当传染病患者数量大幅度增加并超出传染病医院收治容量时，需要启动传染病后备医院。传染病后备医院是一种平战结合型医院，在没有传染病疫情时，其可作为一般性的医疗卫生机构，如社区卫生服务中心、医疗康复医院等，发挥医疗卫生机构的功能。一旦出现重大传染病疫情，此类机构可迅速转变为传染病专科医院，平时处于"封存"状态的传染病救治功能快速启动，可大量接收传染病患者。由于平时的应急准备、培训操练、演习演练、物资储备，使医疗机构的功能转变能够在短时间内实现，形成传染病救治体系的第三层次，如北京市的小汤山医院。

4．传染病定点综合医院与方舱医院　随着疫情情况的加重和患者数量的持续增加，传染病专科医院难以满足医疗救治的需要，此时同时启用两类医院：一类是方舱医院，即将大型体育场馆等公共设施，通过专业的改造，形成临时性的传染病病房，用于收治轻症或无症状感染的确诊病例；另一类是传染病定点综合医院，它通过对部分医疗设施的改造，形成对传染病患者的救治能力，用于收治危重症病例，这是传染病救治体系的第四层次。由于是定点医院，在非疫情期间也会进行相关准备，能够在较短时间内实现功能转变。

5．综合医院和其他专科医院　随着传染病疫情的不断扩大，传染病患者数量持续增加，且往往伴有多种并发症，需要在综合或专科医疗机构救治。此时各类综合医院和专科医院均需要转变功能，对传染病患者开展专科救治。因此，政府要求各类公立医院，都需要保留一定数量的负压病房，一旦需要可随时开放。

这时，本区域内所有医疗机构均向新发传染病患者开放，实现医疗救治功能的最大化。

三、基层医疗卫生服务体系

基层卫生组织是指城市社区卫生服务中心、社区卫生服务站，以及农村乡镇卫生院和村卫生室，它们是卫生应急体系的网底，承担着包括预检分诊、筛查、计划免疫（应急接种）、隔离观察、保障心理健康、传播健康知识技能、指导社区消毒杀虫等新发传染病预防与控制的基础工作，是实施技术防控策略与措施的基本环节，也是我国突发公共卫生事件应急体系的网底。

四、应急物资与资金供应体系

任何新发传染病疫情的应对，都需要大量的应急物资作为保障。由于新发传染病疫情的突发性和对各类物资需求量巨大，需要通过平时的适量储备和科学管理，才能满足应急状态下的需求。同样，在突发传染病疫情下，患者数量短时期内大幅度增加，医疗费用猛增，对医疗保险与救助体系提出了更高的要求。新发传染病疫情下的卫生应急物资管理和医疗保险与救助的核心是建立一套科学化的管理机制，指导平时的准备和战时的应用，保证疫情下的应急物资供应和医疗费用支付。

1．卫生应急物资的类别 针对突发公共卫生事件，卫生应急物资可分为 4 类，第一类是现场流行病学调查必备物品，消毒剂，快速检测检验设备、器材和试剂；样品采集、保存、运输器材和物资；第二类是用于现场有毒、有害物质检测的仪器设备；第三类是对传染病患者隔离、个人卫生防护的用品和设施等；第四类是医疗救护、现场处置所需的有关药品、疫苗、诊断试剂和器械等。

建立新发传染病疫情应急物资保障体系，需要完善国家卫生应急物资专项储备制度，健全国家储备体系，科学调整物资储备的品类、规模、结构，提升储备能力。

2．卫生应急物资的储备方式 卫生应急物资的储备方式一般可分为 4 种：一是实物储备。适合于市场供应少、生产储备不足、新发传染病疫情发生时需要立即调用的物资，如口罩、防护服、呼吸机等。二是生产能力储备。通过与生产企业签订合同的方式，规定其在需要时供应相应物资。如在平时与呼吸机生产厂家签订合同，规定在需要时生产一定数量的呼吸机。三是资金储备。预留一定的资金，在新发传染病疫情时用于紧急物资采购；四是信息储备。根据本地卫生应急所需要的物资信息，建立相关物资生产企业、供应商的名录信息库，实行动态管理。

3．卫生应急物资储备管理 应急物资保障是卫生应急体系的重要内容，按照集中管理、统一调拨、平时服务、灾时应急、采储结合、节约高效的原则，我国已经建立起从中央、省、市到县的新发传染病疫情卫生应急物资保障网络。一是根据突发公共卫生事件应急预案的要求制定物资储备目录和标准，形成以省级储备为重点，国家级储备作为补充和支持，市、县级储备主要满足应对日常卫生应急工作需要的四级物资储备制度。二是根据当地应急物资的生产、市场供应、储备条件和应急需求实际，决定实物、资金、生产能力和信息 4 种储备方式的比例；根据应急处置工作需要调用储备物资，使用后及时补充。三是建立分布合理的国家级和省级公共卫生应急物资储备库点。医疗卫生单位应本着"自用自储"的原则制定应急物资储备计划。四是制定应急物资的采购验收、保管、信用、补充、更新、安全等管理制度，落实管理人员岗位责任制，加强应急物资的规范管理。五是按照国家有关规定，各级储备单位每年对储备仓库负责人、安全管理人员进行规范的安全知识培训，确保储备仓库和物资的安全。六是制定跨部门跨地区联防联控物资供应工作机制，建立从原料供应、生产、流通、储备、使用等全链条的信息动态监测系统。

4．医疗保险与救助体系 新发传染病医疗保险与救助体系，是为了解除全体人民在重大传染病疫情下的后顾之忧，为传染病患者的医疗费用支付提供的基本保障。这项应急体系在 2020 年新型冠状病毒肺炎疫情期间形成，并通过经验总结，成为长期机制，作为应对各类新发传染病疫情的医疗保障制度。具体内容包括：

（1）先救治、后收费。疫情期间，各类医疗机构对所有新发传染病患者须及时合理救治，不能因为医疗费用而影响救治过程。

（2）异地结算。新发传染病的发生具有随机性，往往不在患者医疗保险所在地。此时，医保理赔将不受地域限制，可以进行异地结算。

（3）特殊群体、特定疾病医药费豁免。国家或一些地方政府医疗保险部门，可根据传染病类型和疫情情况，对某些特殊人群，如儿童、老人、医务人员等，实行医药费的豁免；也可针对某些特殊疾病，如新型冠状病毒肺炎患者、MERS 患者，提出医药费的减免。

（4）疫情患者医疗费用财政兜底。疫情期间，各类医疗机构全力以赴，不惜人力、物力、财力，倾其所有，全力抗疫，可能造成医院巨大的财务亏空。此时，政府财政将发挥兜底作用，弥补医疗机构的财务损失，解除医疗机构的后顾之忧。

（5）社会捐赠物资分配和信息公开。完善社会捐赠制度，健全完善捐赠物资分配审核流程，做好物资分配和信息公开。

五、卫生应急支持体系

1．卫生应急科研攻关体系 统筹各方面科研力量，开展公共卫生安全和生物安全领域的科学研究，提高体系化应对新发传染病疫情的能力与水平。围绕国内外新发多发传染病的发病机制和其筛查、诊断、治疗、康复等全流程开展科学研究；加快诊断试剂、药物、疫苗和医疗装备研发，研究探索新的治疗手段，让科研成果更多向预防、临床一线倾斜；加强突发疫情的基础研究平台建设，支持疫苗和药物研制企业扩大生产承接能力。支持中医药应对突发公共卫生事件的重大科研平台、重点实验室建设和重大项目实施。

2．以大数据为基础的信息技术 加强与公共卫生相关的新型基础设施建设，注重个人信息安全，推动大数据、云计算、区块链、人工智能、5G、物联网等新技术、新手段在疫情监测分析、病毒溯源、防控救治、资源调配等方面发挥支撑作用。强化公共卫生数字化建设，建立、完善以居民电子健康档案、电子病历、电子医学影像等为核心的全生命周期健康数据库。推动机构间、部门间、地区间的相关数据协同应用，加强数据信息互联互通和共享使用。研究常态化使用信息技术、提高精准防控能力的手段，如"健康宝"等；推动互联网医院、互联网＋医疗健康服务体系建设，在公共卫生、慢性病门诊服务、远程医疗诊断、家庭医生签约服务等领域发挥更大作用。

3．卫生应急专业队伍 卫生应急专业队伍是指从事新发传染病疫情等各类突发公共卫生事件应急处置的专业化队伍。国家级卫生应急专业队伍分为紧急医学救援队伍、突发急性传染病防控队伍、突发中毒事件应急处置队伍及核和辐射突发事件卫生应急队伍 4 类。省、市、县级卫生应急队伍一般是各地区卫生行政部门根据当地卫生应急工作需要和本地人才资源状况组建，并没有统一要求。

（1）紧急医学救援队伍。由内科、外科、急诊、重症监护、麻醉、流行病学、卫生应急管理等方面的医护人员组成，负责自然灾害、事故灾难、突发公共卫生事件、社会安全事件等各类突发事件的现场医疗救护和伤病人员转送。

（2）突发急性传染病防控队伍。突发急性传染病防控队伍由传染病学、流行病学、病原微生物学、临床医学、卫生应急管理等专业人员组成。其主要职责，一是依照政府调遣，参与新发传染病疫情等各类突发急性传染病事件的现场卫生应急处置；二是向政府提出有关传染病疫情应急工作建议；三是参与研究、制定卫生应急队伍的建设、发展计划和技术方案；四是承担政府委托的其他工作。

（3）突发中毒事件应急处置队伍。突发中毒事件应急处置队伍由食品卫生、职业卫生、环境卫生、学校卫生、临床医学、卫生应急管理等专业人员组成，主要负责开展突发中毒事件处置工作。

（4）核和辐射突发事件卫生应急队伍。由放射医学、辐射防护、辐射检测、临床医学、卫生应急管理等方面的专业人员组成，负责核和辐射突发事件的应急处置。

（王亚东）

第四节　我国卫生应急管理体系

突发公共卫生事件应急管理体系由一系列的卫生应急管理相关的组织、政策、机制等制度规范构成，承担着卫生应急各种活动的计划、组织、领导、控制等职能，目的是保证新发传染病疫情应对体系的功能得到充分发挥。

我国卫生应急管理体系可概括为"一案三制"，即卫生应急法制、卫生应急体制、卫生应急机制和卫生应急预案，通过建立卫生应急制度体系，为新发传染病疫情等各类突发公共卫生事件应对提供制度保证。

一、卫生应急法制

法制是开展卫生应急活动的基本保障。我国自 2003 年发生 SARS 疫情以来，十分重视卫生应急的法制化建设，形成了较为完善的法规制度体系，使卫生应急工作基本能够做到有章可循和有法可依。

1. 新发传染病疫情法律制度体系　我国现有的新发传染病疫情应急相关的政策法规基本可概括为 5 个部分，加上用于规范世界各国卫生应急行为的《国际卫生条例》，基本覆盖了卫生应急的各个方面和层级，形成较完善的卫生应急法规制度体系。

（1）法律法规。包括由全国人大或国务院颁布的《中华人民共和国传染病防治法》《中华人民共和国突发事件应对法》《中华人民共和国国境卫生检疫法》《突发公共卫生事件应急条例》等法律法规，其构成了新发传染病依法应对的基本框架。

（2）部门规章。由国务院各部委颁布，例如，《全国卫生部门卫生应急管理工作规范（试行）》《突发公共卫生事件交通应急规定》等，用于规范行业内的卫生应急行为。

（3）规范性文件。包括《全国卫生应急工作培训规划》《国家卫生应急救援队伍基本装备目录》等由国务院各相关行政部门发布的规范性文件，用于规范卫生应急的关键环节。

（4）操作指南。包括《卫生应急工作手册》《卫生应急风险评估手册》《突发公共卫生事件应急管理——理论与实践》《突发公共卫生事件应急处理工作指南》等，由卫生应急相关社会组织、行业协会、专业机构等制定，用于指导和规范卫生应急行为的技术操作，以保证卫生应急行为的工作质量。

（5）地方法规。由各省、直辖市、自治区根据本地实际情况，制定适用于指导和规范本地卫生应急行为的地方性法规，如《北京市突发公共卫生事件应急条例》等。

（6）《国际卫生条例》。《国际卫生条例》（下文简称《条例》）是一个国际性公约，对世界卫生组织缔约的会员国均具有约束力。该条例旨在帮助国际社会预防和应对那些有可能跨国传播的突发公共卫生事件。《条例》要求各国报告可能造成国际关注的突发公共卫生事件，加强其现有的公共卫生监测和应对能力，还要求各国建立适当的法律体系来支持《条例》的实施。

2．卫生应急法规制度建设　新型冠状病毒肺炎疫情在我国的发生与流行，突显出部分法律、法规的缺失和不足，各种制度短板、弱项和漏洞也显现出来，需要不断加强建设。

（1）修订现行卫生应急法律法规。根据新型冠状病毒肺炎疫情防控中暴露出的问题，不断修订完善《中华人民共和国传染病防治法》《突发公共卫生事件应急条例》《中华人民共和国野生动物保护法》等法律法规。

（2）健全生物安全法律体系。做好生物安全风险防控和治理体系建设的分层对接，严格防控重大新发突发传染病、动植物疫情。推动出台《中华人民共和国生物安全法》，制定生物安全条例与管理制度，强化生物技术和实验室传染病研究管理，建立全流程生物安全监管体系，确保安全。

（3）完善卫生应急法规体系。开展公共卫生应急管理相关部门规章的立、改、废，构建体系完备、相互衔接、运行高效的公共卫生应急管理法律体系。

（4）充分应用现有法规。加强法律适用，用足用好现有卫生应急法律法规，提升公共卫生和重大疫情防控法治化水平。

3．执法司法和法律服务　新发传染病疫情期间，各级执法司法部门应当严格执行疫情防控和应急处置法律、法规，加强治安管理、市场监管等执法工作，维护定点医院、发热门诊、公共场所及公共交通工具等重点部位防控秩序，依法严厉打击妨害疫情防控、暴力伤医、制假售假、造谣传谣、哄抬物价等违法犯罪行为。

加强医院感染（院感）防控执法检查。加强部门联动执法，完善网上抽查、源头追溯、属地查处、信用监管等方式，推动"双随机、一公开"监管，健全完善生物安全、公共卫生等重点领域全覆盖的监督执法机制。加强对涉疫案件的法律适用和政策把握问题的研究，妥善审理执行相关案件。

加强疫情防控法律服务。聚焦群众关心的热点法律问题开展以案释法，推动法律服务热线、公共法律服务中心（站）、网络平台融合，依法妥善处理疫情防控中出现的医患纠纷、劳动纠纷等问题，及时化解矛盾，维护社会稳定。

4．卫生应急法治宣传　广泛开展疫情防控法治宣传，普及传染病防治法律、法规，提高公民知法、懂法、守法、护法、用法意识和公共卫生风险防控意识，引导公民积极履行疫情防控各项义务及依法支持和配合疫情防控工作。开展疫情防控法律服务，加强疫情期间矛盾纠纷化解，为困难群众提供有效法律援助。

二、卫生应急体制

卫生应急体制一般是指应对突发公共卫生事件的组织管理体系，主要包括日常管理机构和应急指挥机构。

1．日常管理机构　在国家、省、市、县级卫生健康行政部门设立卫生应急办公室，负责各级突发公共卫生事件的日常管理工作。其主要职能可概括为：负责指导协调卫生应急工作；拟订卫生应急和紧急医学救援规划、制度、预案和措施；指导突发公共卫生事件的预防准备、监测预警、处置救援、分析评估等卫生应急活动；开展突发公共卫生事件和其他突发事件的预防控制和紧急医学救援；建立与完善卫生应急信息和指挥系统；发布突发公共卫生事件应急处置信息；指导和组织开展卫生应急培训和演练；拟订卫生应急物资储备目录、计划，并对其调用提出建议；管理突发公共卫生事件应急专家咨询委员会、专家库和卫生应急队伍；指导并组织实施对突发急性传染病防控和应急措施；对重大自然灾害、恐怖、中毒事件及核和辐射事故等突发事件组织实施紧急医学救援；组织协调重大活动的卫生应急保障工作；组织开展卫生应急科学研究和健康教育。

2.应急指挥机构

（1）我国各级卫生应急指挥机构的组建。应对突发公共卫生事件，需要社会各个方面的积极参与和支持，这就要求各级政府的统一领导、指挥和协调。政府领导主要通过应急指挥部来实现。

在我国，卫生健康行政部门依照职责和《国家突发公共卫生事件应急预案》的规定，在国务院统一领导下，负责组织、协调全国突发公共卫生事件应急处理工作，并根据突发公共卫生事件应急处理工作的实际需要，提出成立全国突发公共卫生事件应急指挥部。

地方各级人民政府卫生行政部门依照职责和预案的规定，在本级人民政府统一领导下，负责组织、协调本行政区域内突发公共卫生事件的应急处理工作，并根据突发公共卫生事件应急处理工作的实际需要，向本级人民政府提出成立地方突发公共卫生事件应急指挥部的建议。

各级人民政府根据本级人民政府卫生健康行政部门的建议和实际工作需要，决定是否成立国家和地方应急指挥部。

地方各级人民政府及有关部门和单位按照属地管理的原则，开展本行政区域内突发公共卫生事件应急处理工作。

（2）全国突发公共卫生事件应急指挥部及其职责。突发公共卫生事件应急指挥部成员单位根据突发公共卫生事件的性质和应急处理的需要确定。特别重大突发公共卫生事件应急指挥部成员单位根据突发公共卫生事件的性质和应急处理的需要确定，主要由国家卫生健康、宣传、新闻、外交、发展改革、教育、科技、公安、民政、财政、劳动、工信、农业、商务、质检、环境、民航、食药、旅游等政府部门，以及军队、武警、红十字会等部门组成。

指挥部负责对特别重大突发公共卫生事件的统一领导、统一指挥，做出处理突发公共卫生事件的重大决策。

（3）地方政府突发公共卫生事件应急指挥部及其职责。省级、市级、县级突发公共卫生事件应急指挥部，分别由相应级别人民政府有关部门组成，实行属地管理的原则，负责对本行政区域内突发公共卫生事件应急处理的协调和指挥，做出处理本行政区域内突发公共卫生事件的决策，决定要采取的措施。

3.专家咨询委员会 国务院和省级卫生健康行政部门负责组建突发公共卫生事件专家咨询委员会。市级、县级卫生健康行政部门可根据本行政区域内突发公共卫生事件应急工作的需要，组建突发公共卫生事件应急处理专家咨询委员会。

专家咨询委员会由临床医学、预防医学、卫生管理、卫生经济、城市灾害管理、社会学、法学、伦理学等相关领域的专家组成。其主要职能是：

（1）对突发公共卫生事件应急准备提出咨询建议；

（2）对突发公共卫生事件相应的级别以及采取的重要措施提出咨询建议；

（3）对突发公共卫生事件及其趋势进行评估和预测；

（4）对突发公共卫生事件应急反应的终止、后期评估提出咨询意见；

（5）参与制定、修订和评估突发公共卫生事件应急预案和技术方案；

（6）参与突发公共卫生事件应急处理专业技术人员的技术指导和培训；

（7）指导对社会公众开展突发公共卫生事件应急知识的教育和应急技能的培训；

（8）承担突发公共卫生事件应急指挥机构和日常管理机构交办的其他工作。

三、卫生应急机制

卫生应急机制是指以卫生应急相关法律法规为依据，卫生应急管理体制内各要素之间、卫生应急体系与其他各相关社会体系之间相互联系、相互作用的制度规定。它是将卫生应急管理程序化、规范化的过程，将经实践证明有效的卫生应急经验，以制度的方式固定下来，用于提高管理措施的针对性和适用性，减少随意性，从"人治"走向"法治"，在应对突发事件发生时，做到有序、科学、规范的应对。

1．卫生应急机制的特点

（1）以卫生应急法律法规为依据。机制建设是以法律法规为基本依据，结合卫生应急工作实际，将一些有效的工作机制以制度的方式固定下来，形成依法应急的具体规定。

（2）以卫生应急体制为基础。体制确定了各类卫生应急组织及其职责，机制则是对这些组织的相互关系的制度规定。因此，机制的建立要与体制设计密切配合、和谐配套，共同发挥作用。

（3）机制是一种制度规范，要求所有相关组织和个人遵守。

（4）机制是经过实践检验证明有效的和较为固定的方法。

2．卫生应急机制的内容　经过长期的实践，我国在卫生应急管理领域积累了较丰富的经验，形成了较为完善的卫生应急管理机制。

（1）联防联控机制。坚持在党的集中统一领导下开展工作，牢固树立重大疫情防控全国一盘棋的意识。加强地区间协同、军地协同，固化深化联防联控协调机制经验，统一协调本地区突发公共卫生事件应对工作。

联防联控机制是国务院及各级地方政府为应对新发传染病疫情而建立的政府多部委协调工作机制平台，该机制由卫生健康委员会牵头，成员包括多个政府相关部门，工作机制下设疫情防控、医疗救治、宣传教育、后勤保障等工作组，分别由政府相关职能部门任组长，明确职责，分工协作，形成防控疫情的有效全力。例如，国务院应对新型冠状病毒感染肺炎疫情联防联控机制，是中国政府为应对2020年初突发的新型冠状病毒肺炎疫情而启动的中央人民政府层面的多部委协调工作机制平台。该机制是由中华人民共和国国家卫生健康委员会牵头建立，成员单位共有32个部门，在应对新型冠状病毒肺炎疫情中，发挥着指挥、协调作用。

（2）属地、部门、单位、个人共同承担"四方责任"。明确属地（如区、县、乡镇、村、社区等）的公共卫生应急管理职责，抓好防控措施贯彻落实；政府各部门按照各自职责，做好本部门、本系统、本行业的防控工作；强化单位责任，充分动员全社会力量，共同应对突发公共卫生事件，区域内的党政机关、驻地部队、社会团体、企事业单位和其他各种组织全面参与公共卫生应急管理工作，在本单位防控工作制度、物资保障、宣传教育、人员管理等方面落实全市统一要求。任何个人都要按照法律法规规定，协助、配合、服从公共卫生应急管理工作，做好自我防护。

（3）群防群控机制。广泛动员群众、组织群众、凝聚群众，带动落实防控措施、健全防护网络，做好疫情监测、预警、排查、防控等工作。引导推动统战部门和工会、共青团、妇联等人民团体组织动员所联系群众积极投身疫情防控。加强对社会力量参与疫情防控的组织引导，调动业委会、物业公司、居民自治组织、在职党员、社区工作者、志愿者等积极性，注重发挥行业协会、学会、商会等社会组织作用，鼓励民营企业、民营机构积极参与疫情防控相关工作。推动慈善组织、红十字会高效运转，增加透明度，主动接受监督。

（4）公共卫生重大风险预防机制。预防是最经济最有效的健康策略。一是推动建立"零级预防"机制。通过出台有关政策和采取有效措施，防止新发传染病的出现或输入，实现公共卫生应急工作的"关口前移"。二是完善公共卫生重大风险科学评估机制。以疫情信息数据为抓手，以事实为依据，以数据为支撑，科学开展公共卫生风险评估。完善卫生防疫专业人员和临床医务人员参与风险评估的渠道和机制，充分发挥专家作用，切实提高疫情风险研判会商的科学性。三是健全公共卫生重大风险管控机制。对于研判发现的公共卫生重大风险，要果断采取有效的预防控制措施。尤其是要进一步完善前端公共卫生风险预防控制工作与后端医疗救治工作之间的衔接机制，确保公共卫生风险始终处于可知可控状态。同时，充分发挥传染病疫情和突发公共卫生事件网络直报系统的作用，为国家层面及时采取有效干预措施提供及时准确的一手信息。

（5）突发公共卫生事件预警发布机制。首先，明确预警发布的时机和条件。建立基于风险预判的预警发布机制，明确"发布预警"并不等同于"发布疫情"的科学理念。区分已知传染病和新发传染病疫情，制定差异化的预警发布规则，后者在发布预警时应在科学研判的基础上，更多关注疫情大面积暴发的可能性，及时有效捕获预警信息并进行发布，为疫情防控工作抢得先机。其次，强化公众风险沟通。预警信息发布后，及时通过各种媒体和渠道加大宣传力度，使广大公众充分知晓疫情可能带来的风险，并提前做好防护措施和应急准备。最后，突出各部门预警行动的同步性。进一步明确卫生健康行政部门、医疗卫生机构以及其他相关部门和单位在预警发布后的统一行动要求，避免各自为政，形成防控合力。

（6）健全重大疫情应急响应机制。一是细化先期处置措施。要抓住疫情传播最初的宝贵窗口期，利用优势医疗资源和社会治理资源打"歼灭战"。一方面，切实细化重大疫情早期医疗处置的各项措施，早发现、早报告、早隔离、早诊断、早治疗。另一方面，在早期的病例监测、流行病学调查、社区隔离等环节上下功夫，尽快控制传染源，阻断传染链条，力争将疫情扼杀在萌芽阶段。二是健全科研、防控、临床协同机制。重大新发疫情应急救治难度大，专业性强，可供借鉴的现成经验不多，必须将科技研发和疫情防控、临床治疗有机结合起来，提高科研成果的临床转化能力。建立重大疫情期间检测试剂、病毒溯源、抗病毒药物筛选和疫苗研发等方面的绿色通道机制，确保资金、设备和科研人员及时到位，最大限度加快科研开发进度。规范有效药物和有效治疗方法的临床验证和运用机制，完善重大疫情防控规范和临床救治管理办法，科学有序推进各项研发、应用和治疗工作。三是完善指挥决策机制。进一步优化完善各级预案中的突发公共卫生应急事件应急指挥架构，明确指挥机构的统一指挥决策权限，厘清各部门之间、各层级之间的领导指挥决策关系和职责边界，分清救治层面专业指挥与全局层面行政指挥之间的关系。建立科学的应急决策程序，重视数据信息的支撑作用，充分发挥专家组的决策智囊作用，提高紧急情况下的决策效能，做到指令清晰、系统有序、条块畅达、执行有力。四是完善疫情信息公开机制。建立统一的疫情统计和疫情发布标准，充分利用各种媒体和渠道，及时公开发布疫情防控信息。加强正面宣传，有效引导社会舆论，增强社会凝聚力。加大疫情防护知识的宣传力度，引导公众正确理性看待疫情。

（7）国际合作机制。国际合作机制是指中国政府及相关组织与 WHO、相关国家和其他国际组织，通过达成的相关条约、协议、合作备忘录等具有约束力的文件，规定各个国家或组织在突发公共卫生事件应急工作中共同遵守的行为约定、承担的责任、义务和具有的权力等。目前我国已经建立起以下卫生应急国际合作机制。

1）在《国际卫生条例》下与世界卫生组织的合作机制。

2）上海合作组织合作机制。该组织成立于 1996 年，成员国包括中国、俄罗斯、哈萨克斯坦、吉尔吉斯斯坦、塔吉克斯坦和乌兹别克斯坦。该组织于 2009 年签署了《上海合作组织地区防治传染病联合声明》，于 2011 年签署了《上海合作组织成员国政府间卫生合作协定》，于 2011 年，建立起上海合作组织卫生部长定期会议机制。

3）东盟与中日韩（10 + 3）合作机制。包括中、日、韩与东盟 10 国卫生部长会议机制等。

4）其他双边与多边合作机制。包括大湄公河次区域（GMS）卫生论坛和 GMS 卫生工作组等多边合作机制，与相关国家的湄公河流域疾病监测项目、与蒙古国及朝鲜的卫生应急合作项目等。

四、卫生应急预案

应急预案是针对可能发生的突发事件，在风险分析与评估的基础上，预先制定的应急计划与应急行动方案。制定应急预案的目的是在新发传染病疫情发生前做好充分准备，在疫情发生时迅速、有序、有效地开展应急行动，降低损失。

2003 年 11 月，国务院成立应急预案工作小组。2006 年国务院制定发布《国家突发公共卫生事件应急预案》，标志着我国公共卫生事件应急预案框架体系的初步形成。《国家突发公共卫生事件应急预案》根据突发公共卫生事件性质、危害程度、涉及范围，对突发公共卫生事件进行了 4 级划分：特别重大（Ⅰ级）、重大（Ⅱ级）、较大（Ⅲ级）和一般（Ⅳ级）。

1. 卫生应急预案体系　预案建设的目标是形成覆盖全面、相互衔接、横向到边、纵向到底的突发公共卫生事件应急预案体系。该体系包括由国务院制定的《国家突发公共卫生事件应急预案》和《国家突发公共事件医疗卫生救援应急预案》；由国务院卫生行政部门制定的《人感染高致病性禽流感应急预案》《卫生部应对流感大流行准备计划与应急预案》《国家鼠疫控制应急预案》等单项预案；由地方级政府制定的突发公共卫生事件应急预案与医学救援预案，如《北京市突发公共卫生事件应急预案》《北京市突发事件总体应急预案（2021 年修订）》等；由各机关团体、企事业单位制定的单位预案，如《×××大学突发公共卫生事件应急预案》等；由社区、村镇制定的基层卫生应急预案，如《×××村卫生应急预案》等，即从中央到基层社区、村镇，从专业医疗卫生机构到机关学校和企事业单位，都根据实际情况，制定出针对突发公共卫生事件，特别是新发、突发传染病疫情的卫生应急预案。

2．卫生应急预案管理程序　新发传染病疫情应急预案的管理程序一般包括以下6个步骤。

（1）预案编制。完整的新发传染病疫情应急预案编制分为5步：一是组建编制队伍。成员来自医疗、公共卫生领域的管理和业务工作岗位，要求熟悉医疗、卫生应急的相关知识。二是风险与应急能力分析。风险分析主要是对当前及未来一段时期内可能出现的新发传染病疫情及影响因素进行全面分析评价，对新发传染病疫情的发生风险做出综合判断。在此基础上，对当地的应急管理状况、应急物资和设施、应急队伍与技术等进行评价。三是预案写作。按照突发公共卫生事件应急预案格式形成预案草案。四是专家评审。组织专家对草案进行评审，最终形成预案正稿。五是发布实施。根据需要择机发布预案，进入预案实施阶段。

（2）预案培训。预案培训的对象主要是参与新发传染病疫情应急工作的管理人员和业务人员，培训目的是让培训对象正确理解预案的内容，以及各类人员在新发传染病疫情应对中的责任。培训以预案内容为基础，根据不同培训对象的需要对内容进行调整。

（3）预案演练。演练是模拟新发传染病疫情发生时，按预案要求采取各种应对行动的操作与练习。判断应急预案是否实用需要经过实践的检验，而预案实践的方法除了疫情发生时的实际应用，另一个重要方法就是演练。预案演练是检验评价、修订完善应急预案的重要手段，通过预案演练可帮助我们在事发前发现预案的缺陷，发现资源布局存在的不足，检验各级预案之间的协调性，这对于提高整体应急能力是十分必要的。

（4）预案评估。预案评估是一种保证预案持续改进、不断完善的反馈机制。通常包括应用前评估和应用后评估，目的是分析、总结预案的针对性、合理性及适用性。

（5）预案修订。任何预案都需要不断修订完善。预案修订的基础是预案评估，需要在实践中检验，并根据实际情况的变化做出及时的修订与完善。

（6）预案宣传。预案宣传的主要目的是提高社会公众的危机意识，让公众充分知晓预案内容，以及在新发传染病疫情发生时的行为要求。新发传染病疫情应急预案并不仅仅是为卫生应急部门制定和使用的，更应该为公众所用，并且得到社会公众的充分认识、积极参与和配合。

3．卫生应急预案的内容　按照《突发公共卫生事件应急条例》的规定，突发公共卫生应急预案一般包括以下7个部分。

（1）建立组织：突发公共卫生事件应急处理指挥部的组成和相关部门的职责。

（2）监测与预警：提出对突发公共卫生事件监测与预警的要求。

（3）信息沟通：突发公共卫生事件信息的收集、分析、报告、通报制度。

（4）应急机构：突发公共卫生事件应急处理技术和监测机构及其任务。

（5）工作方案：突发公共卫生事件的分级和应急处理工作方案。

（6）应急储备：突发公共卫生事件预防、现场控制，应急设施、设备、救治药品和医疗器械以及其他物资和技术的储备与调度。

（7）队伍与培训：突发公共卫生事件应急处理专业队伍的建设和培训。

各级政府、卫生应急专业机构、各机关企事业单位、各社区乡村，均应按上述预案内容要求，根据本地本单位的实际情况，制定突发公共卫生事件应急预案。

（王亚东）

参考文献

[1] WHO．International Health Regulations（2005）．3rd ed [EB/OL]．（2006）[2020-04-25]．https://www.who.int/ihr/publications/9789241580496/en/．

[2] WHO．Pandemic Influenza Preparedness（PIP）Framework [EB/OL]．[2020-04-25]．https://www.who.int/influenza/pip/en/．

[3] WHO．R&D Blueprint [EB/OL] [2020-04-25]．https://www.who.int/teams/blueprint．

[4] 景文展，刘民．世界卫生组织应对新型冠状病毒肺炎的机制 [J]．中华流行病学杂志，2020，41（9）：1385-1389．

[5] 蓝志勇，钟玮．新冠疫情防控与公共卫生治理改革之探 [M]．北京：中国市场出版社，2020．

[6] ECDC．Data on country response measures to COVID-19 [EB/OL] [2020-04-25]．https://www.ecdc.europa.eu/en/publications-data/download-data-response-measures-covid-19．

[7] 周康．新冠疫情下美国公共卫生体系的运行：机制与评价 [J]．当代美国评论，2021，5（1）：103-121，126．

[8] 崔岩，张磊．日本新冠疫情的社会影响与政策选择 [J]．日本研究，2021（1）：9-18．

[9] 厚生劳动省．有关新型冠状病毒感染症 [EB/OL] [2020-4-25]．https://www.mhlw.go.jp/stf/seisakunitsuite/bunya/0000164708_00001.html．

[10] 习近平．全面提高依法防控依法治理能力，健全国家公共卫生应急管理体系 [J]．求是，2020（5）：307-310．

[11] 中共国家卫生健康委员会党组．加快构建强大的公共卫生体系 [J]．求是，2020（18）：55-56．

[12] 吴群红，杨维中．卫生应急管理 [M]．北京：人民卫生出版社，2017．

[13] 杨维中．卫生应急管理 [M]．北京：人民卫生出版社，2014．

[14] 王亚东．卫生应急管理——关键技术的开发与应用．北京：北京大学医学出版社，2017．

[15] 李国平．超大城市疫情防控的实践经验——建立更加高效的突发公共卫生事件应急管理体系 [J]．人民论坛，2020，678（23）：18-21

[16] 刘民，梁万年．提升城市突发疫情防控能力——以首都新冠肺炎疫情防控为例 [J]．前线，2022，505（10）：28-31．

传染性非典型肺炎

传染性非典型肺炎，即严重急性呼吸综合征（severe acute respiratory syndrome，SARS）是由一种全新的冠状病毒（SARS-CoV）引起的呼吸系统传染病。2002 年 11 月 16 日我国广东省发现了第一起非典型肺炎病例，之后几个月内病毒迅速传播至全球五大洲 26 个国家。2003 年 3 月 15 日，世界卫生组织将该病命名为严重急性呼吸综合征（SARS）。至此，世界多个国家宣布出现多起非典型肺炎案例。2003 年 7 月 13 日，全球 SARS 疫情基本结束，累计病例 8422 例，死亡 919 例，中国大陆累计 SARS 患者 5327 例，死亡 349 例。

第一节　发现与确定

2002 年 11 月，中国广东省佛山市出现了一种不寻常的非典型肺炎。2003 年 2 月和 3 月，该病蔓延到香港，然后蔓延到越南、新加坡、加拿大和其他地方（表 5-1）。这种新疾病被命名为严重急性呼吸系统综合征（SARS），其致病因子确定为一种新型冠状病毒（SARS-CoV）。冠状病毒是一种在人类和动物中引起疾病的有包膜单链 RNA 病毒族，在 SARS-CoV 被认识之前，有其他几种已知的冠状病毒能够引起人类的普通感冒。

研究者通过反转录聚合酶链式反应（RT-PCR）和从患者的呼吸道分泌物、粪便、尿液和肺活检的组织标本中分离出的病毒，证明了 SARS-CoV 的存在，且发现感染并不局限于呼吸道。SARS-CoV 基因组测序证实，SARS-CoV 属于冠状病毒家族中的一个病毒。研究人员用 SARS-CoV 感染猕猴，猕猴发生了肺炎，其病理上与人类的 SARS 相似。研究结果表明，SARS-CoV 就是引起人类 SARS 的病原体。

第二节　病原学和临床特征

一、病原学

SARS-CoV 是一种全新的冠状病毒，属冠状病毒科冠状病毒属，为有包膜病毒，直径 80 ~ 140 nm，包膜上有放射状排列的花瓣样或纤毛状突起，长约 20 ~ 40 nm，基底窄，形似皇冠，与经典冠状病毒相似。截至 2002 年，人类已知的冠状病毒可分为 3 个血清型（serotype）或群（group），血清型 1 和血清型 2 包括感染哺乳动物和人类的冠状病毒，血清型 3 只包括感染禽类的冠状病毒。已知的动物冠状病毒主要引起较严重的消化道和呼吸道疾病，已知的感染人类的冠状病毒主要引起症状比较轻微的呼吸道疾病，如普通的感冒等，偶尔引起儿童和成年人较严重的下呼吸道感染和新生儿的小肠结肠炎等。不同血清型的冠状病毒可能发生基因重组，SARS-CoV 与血清型 2 的冠状病毒的关系更加密切，

50% ~ 60% 的核苷酸序列相同，血清型 2 的冠状病毒被称为 2a 亚群，SARS-CoV 称为 2b 亚群。研究人员对比了世界各地已公开的 SARS 病毒全基因序列，发现差异很小，不同实验室基因测序结果显示 SARS 病毒的基因序列基本一致。研究者认为，全球 2002—2003 年全球流行的 SARS-CoV 是同一病原体，病毒较为稳定。

SARS-CoV 对环境的抵抗力较强。室温下 SARS-CoV 在塑料表面至少存活 48 h，在正常人的尿液中存活至少 10 天，在粪便中存活至少 48 h。而在腹泻患者粪便（pH 值高于正常人粪便）中至少存活 5 天。粪便中的病毒在塑料和不锈钢表面至少存活 72 h，在玻片表面至少存活 96 h。该病毒对热敏感，56℃ 15 min 可使其感染性单位下降 1/10 000，90 min 可使病毒灭活，75℃ 加热 30 min 也可灭活病毒。紫外线照射 60 min 可杀死病毒。病毒对有机溶剂敏感，丙酮、10% 甲醛和多聚甲醛、10% 次氯乙酸、75% 乙醇、2% 苯酚等常用的消毒剂和固定剂 5 min 即可将其完全灭活。有研究表明，光化学方法 [amotosalen（安托沙林）和 UV-A 紫外线共同作用下] 可以灭活人血小板中的 SARS-CoV。

二、临床特征

SARS 患者的主要临床特征是发热、身体僵硬、寒战、肌痛、干咳、乏力、呼吸困难和头痛。咽痛、痰多、鼻出血、恶心、呕吐和头晕并不常见。表 5-1 显示了 SARS 患者出现不同临床症状的比例。

40% ~ 70% 的 SARS 患者在发病前出现水样腹泻，持续至发病后 1 周左右。老年患者表现为食欲缺乏、全身状况不佳、摔倒导致骨折以及意识模糊等，部分老年患者并没有发热症状。12 岁以下儿童患者症状一般较轻，而青少年的症状则与成年人相似。幼儿和青少年中没有发现死亡病例。有研究显示，孕妇感染 SARS-CoV 与自然流产、早产和宫内发育迟缓的有关联，但没有发现孕妇围产期感染 SARS-CoV 导致的新生儿感染。2003 年 SARS 流行过程中，无症状 SARS-CoV 感染者并不常见。

SARS 患者的临床症状在不同的临床阶段表现并不一致。SARS-CoV 感染后的发病第一周，患者多表现为发热、干咳、肌痛和乏力，也有患者出现肺部阴影和持续的病毒载量升高，但这些症状会得到改善。发病第二周，许多患者再次出现发热、肺部阴影扩大和呼吸衰竭，20% 左右的患者进展为呼吸窘迫综合征。患病的第 10 天，病毒载量达到高峰，肺部影像学也显示达到峰值，此时病毒经呼吸道传播的风险最大。

表 5-1　SARS 患者的临床表现

症状	占有症状患者百分比（%）
持续发热 > 38℃	99 ~ 100
干咳	57 ~ 75
肌痛	45 ~ 61
寒战	15 ~ 73
头痛	20 ~ 56
呼吸困难	40 ~ 42
乏力	31 ~ 45

续表

症状	占有症状患者百分比（%）
恶心呕吐	20 ~ 35
腹泻	20 ~ 25
咽痛	13 ~ 25
关节痛	10.4
头晕	4.2 ~ 43
咳痰	4.9 ~ 29
流涕	2.1 ~ 23

第三节 流行病学特征

一、潜伏期和传播力

一般认为 SARS 的潜伏期通常限于 2 周之内，一般约 2 ~ 10 天，中位数为 4 ~ 7 天。最大似然法计算出的平均潜伏期为 6 天，最长潜伏期为 14 天。

一些模型研究对 SARS 病毒的传播力进行了定量评估，估计 R_0 为 2 ~ 4，即每个病例平均可以传播 2 ~ 4 人。2003 年的 SARS 疫情中观察到一个明显的特点，即少数受感染的人会造成大面积传播，出现"超级传播"事件。SARS-CoV 的传播力不容小觑，如果不加以控制，就会造成非常大的流行。

二、传染源

SARS 患者是最主要的传染源，SARS 患者的传染性与其呼吸道症状呈正比。在感染初期患者的咳嗽症状最明显，极少数患者在刚出现症状时即具有传染性。一般来说，患者在发病的第二周最具传染力，处于这个时期的患者是最危险的传染源。通常认为症状明显的患者传染性较强，特别是持续高热、频繁咳嗽、出现急性呼吸窘迫综合征时传染性较强，退热后传染性迅速下降。对于处于潜伏期的患者是否排毒传染他人，还没有确切的定论。

不是所有的患者都有同等传染力，有的患者可造成多人甚至几十人感染（即"超级传播现象"），但有的患者却未传播他人。有研究显示，老年人以及患有心脑血管疾病、肝肾疾病、慢性阻塞性肺疾病、糖尿病、肿瘤、器官移植以及长期使用免疫抑制剂的患者，不但较其他人容易感染 SARS-CoV，而且感染后更容易成为"超级传播者"。一些"超级传播者"由于症状不典型而难以识别，当二代病例发生后才被追踪诊断。影响超级传播的因素还包括患者同易感者的接触方式、接触频次、个人免疫功能以及个人防护情况等，尚没有证据表明"超级传播者"感染的病原体具有特殊的生物学特征。

虽然在一些野生动物中分离出 SARS 病毒，但是由于人和野生动物的接触机会有限，且分离到的动物分布范围局限，因此，野生动物作为直接传染源的意义有限。

三、传播途径

1. 近距离呼吸道飞沫传播　即通过与患者近距离接触，吸入患者咳出的含有病毒颗粒的飞沫，是最重要和常见的传播方式。研究证明，SARS 患者可以通过呼吸道分泌物和眼泪、粪便、尿液等体液排毒，以呼吸道分泌物中的病毒滴度最高。

2. 气溶胶传播　通过空气污染物气溶胶颗粒在空气中传播。其流行病学意义在于，易感者可以在未与 SARS 患者见面的情况下，因吸入悬浮在空气中含有 SARS-CoV 的气溶胶而感染。有研究指出，在 SARS 患者某定点收治医院病房区及阳台空气样本中，一份样本分离出活性病原体，并稳定传代；经免疫荧光染色鉴定阳性，RT-PCR 扩增产物的测序结果显示该病原体与已知 SARS-CoV 的同源性在 98% 以上。病毒在距传染源周围 1 m 之内的空气中具有感染活性，此范围内存在气溶胶传播的潜在威胁。

3. 密切生活接触传播　即因易感者直接或间接接触了患者的分泌物、排泄物以及其他被污染物品，再经手接触口、鼻、眼黏膜致病毒侵入机体而实现的传播。由于患者的粪便、尿液、痰液、眼泪等均可带毒，而且 SARS 病毒对环境的抵抗力较强，所以与这些体液的直接或间接接触也有被感染的可能。

尚无经过血液途径、性途径传播和垂直传播的流行病学证据。尚无证据表明苍蝇、蚊子、蟑螂等媒介昆虫传播 SARS-CoV。对于在 SARS 疫区流通的所有商品或产品，WHO 目前认为对公共健康不存在威胁。

影响 SARS-CoV 传播的因素有很多，其中密切接触是最主要的因素，包括治疗或护理、探视患者，与患者共同生活，直接接触患者的呼吸道分泌物或体液等。在医院抢救、护理危重患者和进行吸痰、气管插管、咽拭子取样等操作是医护人员感染的重要途径。医院病房环境通风不良、患者病情危重、医护或探访人员防护不当使感染危险性增加。另外如飞机、电梯等相对密闭、不通风的环境都是可能发生传播的场所。

四、易感人群

一般认为，人群对 SARS-CoV 普遍易感，尚未发现不同人种、性别等对 SARS-CoV 的易感性存在差异，但儿童感染率较低，原因尚不清楚。SARS 症状期患者的密切接触者是患 SARS 的高危人群之一。医护人员和患者家属与亲友在治疗、护理、陪护、探望患者时，同患者近距离接触次数多，接触时间长，以及从事 SARS-CoV 相关实验室操作的工作人员和果子狸等野生动物饲养和销售的人员，如果防护措施不当，很容易感染 SARS-CoV。

五、流行特征

（一）地区分布

1. 全球流行状况　根据 WHO 2004 年 4 月 21 日公布的疫情，在 2002 年 11 月至 2003 年 7 月，全球首次 SARS 流行中，全球共报告 SARS 临床诊断病例 8096 例，死亡 774 例，发病波及 29 个国家和地区。病例主要分布于亚洲、欧洲、美洲等地区。亚洲发病的国家主要为中国和新加坡等。中国（含港澳台）共发病 7429 例、死亡 685 例，分别占全球发病和死亡总数的 91.8% 和 88.5%，病死率为 9.2%。全球其他国家发病 667 例，死亡 89 例，病死率为 13.3%。

2. 中国流行状况　我国大陆地区发病 5327 例，死亡 349 例，病死率为 6.6%。病例主要集中在北京、广东、山西、内蒙古、河北、天津等地，其中北京与广东共报告发病 4033 例，占我国内地报告病例数的 75.7%。

我国大陆地区 2003 年 SARS 疫情首先在广东发生流行，其后远程传播到山西、四川、北京等地，再向全国其他地区扩散。共有 24 个省、自治区、直辖市先后报告 SARS 临床诊断病例。根据疫情发生和传播情况，可将我国大陆地区分为 4 类地区：①本地流行区（广东、广西）；②输入病例并引起当地传播地区（北京、内蒙古、山西、河北、天津等地）；③输入病例但未引起当地传播地区（上海、山东、湖南、辽宁、宁夏等地）；④无报告病例地区（海南、云南、贵州、青海、西藏、新疆、黑龙江等地）。

在我国大部分 SARS 流行地区，SARS 首先侵袭城市，随后累及郊县。有研究报道了北京城区 SARS 疫情早于郊县疫情 20 天左右；以北京市常住人口计算，北京城区 SARS 发病率为 29.06/10 万，死亡率为 2.21/10 万，均高于郊县（发病率 10.612/10 万，死亡率 0.775/10 万），但病死率城区和郊县相近，分别为 7.63% 和 7.32%。

（二）时间分布

2003 年 SARS 全球流行中，经回顾性调查，首例患者在中国广东省佛山市报告，发病日期为 2002 年 11 月 16 日；最后一例患者在中国台湾地区报告，发病日期为 2003 年 6 月 15 日。

从 2002 年 11 月到 2003 年 2 月初，病例主要集中在中国广东。2 月 21 日一名在广东省感染 SARS 的内科医生在香港一家名为 Metropole Hotel 的旅馆住宿，感染了一些同在该旅馆住宿的客人，SARS 被传至香港，这些客人又引发了中国香港、新加坡、加拿大、美国、越南等地的疫情暴发。至此，SARS 已呈现全球流行的态势。全球发病主要集中在 2003 年 3 月中旬至 5 月中旬。2003 年 6 月疫情得到有效控制。

在中国大陆地区，2003 年 1—2 月，在广东省内发生局部暴发，至 3 月上旬迅速蔓延到全国各地。最后病例发病时间为 6 月 11 日。广东省的 SARS 发病高峰为 2 月份，其他地区主要流行时间在 4 月初到 5 月中旬左右，主要与传染源输入的时间有关。

2003 年春天，北京暴发了最大的一次 SARS 疫情。多位 SARS 患者输入北京，引发了一些医疗设施沾染病原体，导致本地传播。2003 年 3 月 5 日北京疫情开始，4 月底北京每天因 SARS 住院者连续多天超过 100 人。共有了 2521 例临床诊断 SARS 病例。20 ～ 39 岁人群的发病率最高，10 岁以下儿童病例仅占 1%。病死率以 65 岁以上患者最高（27.7%），20 ～ 64 岁患者的病死率为 4.8%。医务工作者占临床诊断病例的 16%。5 月份没有接触史的病例明显增加，说明已经产生了社区传播。在实施了早发现、早隔离、接触者追踪、定点医院救治患者，以及广泛的社区动员后，疫情终止。

（三）人群分布

1. 年龄　全球 61.7% 的 SARS 患者年龄在 45 岁以下，21.2% 的患者在 45 ～ 64 岁，

16.1%的患者在64岁以上对中国大陆地区5327例SARS患者数据进行统计，发现年龄主要集中在20～60岁之间，占总发病数的85%，其中20～29岁病例所占比例最高达30%；不同性别发病无显著差异，15岁以下青少年病例所占比例较低，9岁以下儿童所占比例更低。

2．职业　SARS患者的职业分布显示有医务人员明显高发特点。中国香港和广东、新加坡和加拿大患者中，医护人员占所有患者职业的比例分别为22%、22.8%、41%和43%。主要原因可能与个人防护有关，在流行后期由于医护人员防护措施得力，医护人员发病数以及所占比例逐渐下降。早期我国广东省病例调查显示，部分病例无同类患者接触史，但有与野生动物接触史，职业多为厨师、贩卖野生动物人员等。

3．死亡病例特点　年龄大、有基础疾病的患者死亡率高。2002—2003年SARS流行期间，WHO按年龄进行分析，患者感染后的临床症状和转归在不同年龄的个体之间差异较大。婴、幼儿和儿童与成年人相比，其感染后的临床症状轻、过程短、传染力弱、病死率低，老年人感染后症状重、预后差、更易产生并发症、病死率高（约为50%～70%）。SARS总体病死率在14%～15%，但不同年龄感染者的病死率差异较大，24岁以下病例病死率小于1%；25～44岁的病死率为6%；45～64岁的病死率为15%；65岁及以上的病死率超过50%。我国内地SARS的死亡率为0.024/10万，病死率为6.6%。死亡病例中老年人所占比例较大（60岁以上患者的病死率为11%～14%，其死亡人数约占全部死亡人数的44%）。随着年龄增加，病死率也增加。合并其他疾病如脑卒中、糖尿病、心脏病、肺气肿、肿瘤等疾病的患者病死率高。有研究以北京市2003年临床诊断病例作为研究对象，探讨影响病例死亡的危险因素，结果表明，年龄大是传染性非典型肺炎患者死亡的危险因素，年龄＞60岁的病例发生死亡的风险是年龄≤60岁病例的8.07倍；到SARS定点医院治疗、发病至就诊间隔天数小于1天则会降低死亡风险。

六、影响流行的因素

（一）自然因素

从现有的数据看，不利于空气流通、室内集聚等环境条件，有利于病原体传播。从越南、加拿大、中国台湾省的资料分析，SARS流行时当地已不是"冬春"季节，且气温较高，气温与SARS-CoV在人与人之间的传播并没有显示出直接关系。也有研究分析了北京SARS流行时的气象条件，认为SARS发病与前期气象因素存在明显的相关关系，特别是与流行前第13天至第17天平均气温、平均相对湿度以及流行前第9天至第13天平均风速等有关。该研究认为，SARS最易流行的气象条件为：平均气温16.9℃，平均相对湿度52.2%，平均风速2.8 m/s。至于地理条件、生态环境等与SARS发病的关系，尚需进一步观察。

（二）社会因素

人口密度高、流动性大、卫生条件差、不良的卫生习惯均有利于疾病的传播。人口集中、交通便利的大城市，容易造成SARS的暴发和流行。医院内感染的预防控制措施不力、医护人员防护措施不当等，容易造成医院内传播。患者通过现代化交通工具的流动和迁移，也是造成 SARS-CoV 远距离传播的原因。对野生动物经营、贩卖的管理不严格，可能成为动物携带病原体向人类扩散的重要途径。政府所采取的干预措施对疫情的流行趋势也产生重大影响。有研究显示，在北京市 SARS 流行期间，随着政府干预措施的采取和进一步加强，患者发病、报告和就诊的间隔天数逐渐缩短，减少了社区内传播机会，对疫情的控制起到了积极的作用。

第四节　预防与控制措施

2003 年 10 月 27 日卫生部关于印发传染性非典型肺炎（SARS）预防控制有关技术方案，其中《农村地区 SARS 防治指导原则》文件中阐述了预防控制措施。

一、预防控制原则

早发现、早报告、早隔离、早治疗，采取以控制管理传染源为主的综合性防治措施。

建立以疾病预防控制机构为中心，以县级医院、乡镇卫生院和村级组织为依托，以村为基础的预防控制 SARS 疫情监测报告体系。

农村 SARS 防制工作的重点是加强农村地区健康教育；加强对返乡和外来人员的管理；发现 SARS 疑似患者后，安全转运、集中救治、及早隔离传染源。

二、健康教育

在平时，以各种形式积极开展有关 SARS 的科普宣传，使群众了解 SARS 的特征与预防的方法；在流行季节，向群众做好宣传，发现自己或家人发热，要及早就医，以免延误病情，造成严重后果，争取做到早发现、早报告、早隔离、早治疗。

三、疫情监测和报告

（一）建立健全县乡村三级相结合，以村为基础的疫情监测报告体系。

1. 县级医院、乡镇卫生院、村卫生室和个体诊所等各级各类医疗卫生机构为 SARS 疫情报告点；县级疾病预防控制机构发现疫情或者接到疫情报告，应当立即报告上级疾病预防控制机构和当地卫生行政部门。

2. 疫情监测和报告

（1）建立健全乡、村两级疫情监测和报告制度，开展日常工作、正常运转。

（2）SARS 疫情发出一般疫情预警时，村委会启动对外来人员的管理措施，加强对返乡和外来人员（包括外出返乡的民工、学生、经商等人员和外来流动人员等）的管理，指定人员负责主动搜索、访视和信息上报工作。发出重大疫情预警时，建立日报告、零报告制度，紧急情况随时报告。发现返乡和外来人员出现发热，以及发现不明原因急性发热性呼吸道疾病死亡的患者，必须立即向乡镇卫生院和乡镇政府报告。

（3）县乡两级医疗机构应定期（1 周一次）对发热门诊收治的患者，依据门诊日志进行统计、汇总和分析，及时发现问题并制定应对措施。

（4）乡镇卫生院、县级医院，发现病例或者疑似病例，必须立即向县疾病预防控制机构报告；同时采取相应控制措施。

（5）县级疾病预防控制机构收到报告后，要立即实施"疫情调查与控制"措施，并立即通过"国家疾病报告管理信息系统"逐级上报。不具备条件的地区，要立即以最快的通讯方式向上级疾病预防控制机构上报。

（二）返乡和外来人员管理措施

返乡和外来人员管理措施：对返乡和外来人员应进行登记和医学观察，但不需隔离。

1．SARS疫情发出一般疫情预警时，对返乡和外来人员（是指外出返乡的民工、学生、经商等人员和外来流动人员等），尤其是来自SARS流行地区的返乡和外来人员应进行登记和医学观察（是指每日视诊、测量体温、注意早期症状的出现），但不需隔离，医学观察期为14天。

2．发出重大疫情和特大疫情预警时，应采取坚决有效措施，劝阻和控制疫情较重地区的农民工和学生返乡。如有个别学生或民工返乡，高校和用工单位要及时与其原籍的有关部门联系，通报返乡人员姓名、家庭住址、联系方式、返乡时间、是否有疑似病症等相关线索，以便对其进行健康状况追踪。

四、疫情调查与控制

1．安全转运　在SARS疫情调查与控制中，安全转移患者是重要的工作环节。

（1）对有发热等症状者、在医学观察期间出现发热者，立即通知县级卫生行政部门指定专门机构派专用救护车将其转送指定地点隔离观察。

（2）发现病例或者疑似病例，及时派专用救护车将病例或疑似病例转运到指定医院进行诊断和治疗。

2．核实诊断　县预防控制机构接到疫情报告后，应立即报告当地卫生行政部门和上级疾病预防控制机构，迅速组织流调人员协同医疗人员核实诊断，开展流行病学调查。

3．对临床诊断病例或疑似病例，其发病时间与离开出发地的时间间隔在14天之内的，由省级卫生行政部门将有关情况及时通知其出发地的省级卫生行政部门。病例出发地辖区内疾病控制机构负责对其在出发地的密切接触者及时追踪、隔离和医学观察，并将有关情况反馈。

4．临床诊断病例或疑似病例的个案调查、接触者的追踪和管理、疫点的终末消毒等参照相关技术方案执行。

5．一旦某个村庄、乡镇出现本地传播的SARS疫情，应按照《中华人民共和国传染病防治法》第二十六条规定采取相应措施。

6．疑似病例死亡，当地无火化条件的，应参照相关技术方案对尸体消毒处理深埋；同时禁止吊丧和聚集就餐等活动。

五、医疗救治

（一）发热呼吸道疾病门诊、定点医院建设和医护人员培训

1．县级卫生行政部门应指定若干县、乡医疗卫生机构设立发热呼吸道疾病门诊（原发热门诊）、隔离留观室；每个地（市）要指定一所有一定技术能力的医院，加以改造或新建病区，配备基本设备和相应技术人员，作为专门收治 SARS 患者的定点医院。

2．各 SARS 接诊和定点医院要制定预案，准备床位、人员、设备、药品和隔离措施，做好一切准备，尽力为患者创造良好的就医条件。各级卫生行政部门要合理调配 SARS 治疗抢救所需的卫生资源（包括人力、设备和药品等），对接诊和定点医院提供必要的支持。

3．指定设立发热门诊的医院要在易于隔离的地方设立相对独立的发热门（急）诊、隔离留观室；指定为定点收治 SARS 的医院要设立专门病区。室内与室外自然风通风对流，自然通风不良则必须安装足够的通风设施（如排气扇）。使用单机空调的消毒按照《关于做好建筑空调通风系统预防传染性非典型肺炎工作的紧急通知》（建办电〔2003〕13 号）有关规定执行。

4．坚持首诊负责制。负责首次接诊疑似 SARS 患者的医院，要负责疫情报告，并负责联系将患者转送至指定收治医院。转运工作应当按照《卫生部办公厅关于做好传染性非典型肺炎病人和疑似病人转运工作的通知》执行。

5．医务人员要加强学习，掌握 SARS 的临床特征、诊断标准、治疗原则，及时发现患者；要学习、掌握消毒、隔离和个人防护知识和措施。

（二）医院感染控制原则

1．院内感染控制和个人防护严格按照《医院感染控制指导原则》执行。

2．留观患者、疑似患者一人一室，重症患者应当收治在具备监护和抢救条件的病室。

3．医院要重视消毒隔离工作，确保消毒隔离措施和防护设施落实到位。要定期做好消毒监测，保证消毒效果。

4．医院普通诊室和其他病区要注意环境卫生、通风换气，做好消毒、清洁工作。

（三）病例救治

1．严格按照有关 SARS 临床诊断标准和推荐治疗方案及出院参考标准对病例进行诊断、治疗。

2．对急危重症患者要及时组织会诊和抢救，提高救治质量，努力提高治愈率，降低病死率，必要时向上级卫生行政部门请求技术和设备支援。

3．医院要合理安排医务人员，增强医务人员体质，避免过度劳累。

4．各地要根据实际需要，建立一支由省、市级医疗卫生机构临床医生、护士、医技和公共卫生人员组成的农村 SARS 疫情应急医疗救治队伍。临床医生中应配有呼吸科和重症监护科的医生，能独立处置呼吸衰竭重症患者。公共卫生人员应包括流行病学技术人员、消毒防疫人员等，他们能够开展相关流行病学调查、社会人群监测和公共场所消毒。配备必需的消毒药械、急救医疗器械、药品、个人防护用品和救护车，指导县、乡医疗卫生机构进行疫情处理和医疗救治。

六、分类指导原则

参照《全国突发公共卫生事件应急预案》，SARS 疫情预警分成 3 个等级，即黄色、橙色、红色预警。根据不同等级预警对农村地区 SARS 防治工作分类指导，并开展以下不同内容的防治工作：①健康教育；②建立健全县乡村三级相结合，以村为基础的疫情监测体系；③加强对外来人员的管理和监测；④对外来人员行医学观察；⑤核实诊断，安全转运病例；⑥病例个案调查；⑦追踪和管理接触者；⑧对疫点行终末消毒；⑨发热门诊、定点医院建设和医护人员培训；⑩控制医院感染；⑪ 救治病例；⑫ 按照有关法律、法规规定，采取果断措施，实行封闭隔离。隔离期限为自疫点终末消毒后 14 天。

第五节　防控实例：全国非典疫情及防治措施[①]

2003 年，中国许多地方发生非典疫情，对广大人民群众的身体健康和生命安全构成严重威胁 [7]。

中国面临严峻考验。

在中共中央和国务院的领导下，全国展开了抗击非典的斗争。这场疫病一是前所未有，二是突如其来，三是危害巨大。全国上下临危不惧，不怨天尤人，而是以"三个代表"重要思想为指导，万众一心、众志成城，团结互助、和衷共济，迎难而上、敢于胜利。

中国第一例非典病例是 2002 年 11 月 16 日在广东佛山发现的。2003 年 2 月，广东非典疫情进入高发期。从 2003 年年初到 5 月末，全国部分地区先后发生非典疫情，到疫情开始得到有效控制，大致经历了三个阶段。

第一阶段，1—3 月份，疫情主要集中在广东省。3 月底，中国内地累计报告临床诊断病例 1190 例，其中广东省有 1153 例，占 97%。

第二阶段，4 月份，疫情开始向其他省份扩散，并逐步向北京、山西、内蒙古、河北和天津集中。4 月底，全国累计报告确诊病例 3460 例。其中华北五省（自治区、直辖市）和广东省有 3368 例，占 97.3%。

第三阶段，5 月份，全国疫情出现稳中有降态势。5 月上旬，全国平均每天新增病例 151 例；5 月中旬，平均每天新增病例 45 例；5 月下旬，平均每天新增病例 14 例。并出现了逐步下降的态势，疫情开始得到有效控制。

截止到 5 月 29 日，全国累计报告诊断病例 5325 例，其中广东和华北五省（自治区、直辖市）共有 5153 例，占全国累计报告总数的 96.8%。全国累计治愈出院 3121 例，占报告病例总数的 58.6%；死亡 327 例，病死率为 6.1%。当时还有 1877 例患者在医院接受治疗。

进入 6 月份，非典疫情得到有效控制，直至下旬夺取阶段性重大胜利。6 月 1 日至 11 日，有 6 天没有新的非典确诊病例，有 2 天有新的确诊病例，另外 2 天有由疑似病例转为确诊病例者；有 4 天没有疑似病例，6 天有疑似病例。而从 12 日至 24 日，没有新的非典确诊病例，只有 12 日发生 1 例新的疑似病例。

北京的非典疫情经历了 4 月下旬、5 月上旬的高发期后，5 月下旬明显好转，进入 6 月得到有效控制。

[①] 防控案例来自中华人民共和国政府网（https：//www.gov.cn/test/2005-06/28/content_ 10714.htm）。

北京市 3 月初出现第一例输入性非典病例，4 月下旬进入疫情高发期，成为全国发病较多的地区之一。根据卫生部发布的疫情通报，仅从 4 月 24 日至 5 月 5 日的疫情来看，北京每天新增非典病例和疑似病例，占全国当天新增病例和疑似病例将近一半或一半以上。其具体统计如表 5-2。

表 5-2　全国及北京每日新增非典病例和疑似病例数

日期	全国新增非典病例	全国新增非典疑似病例	北京新增非典病例	北京新增非典疑似病例	北京新增非典病例占全国比例（%）	北京新增疑似非典病例占全国比例（%）
4 月 24—26 日	154	327	113	173	73.3	52.9
4 月 26—27 日	161	303	126	162	78.2	53.4
4 月 27—28 日	203	290	96	149	47.2	51.3
4 月 28—29 日	202	321	152	149	75.2	46.4
4 月 29—30 日	166	224	101	116	60.8	51.7
4 月 30 至 5 月 1 日	187	244	122	96	65.2	39.3
5 月 1—2 日	176	322	96	145	54.5	45
5 月 2—3 日	181	251	114	104	62.9	41.4
5 月 3—4 日	163	222	69	90	42.3	40.5
5 月 4—5 日	160	177	98	65	61.2	36.7

5 月下旬，北京市非典发病人数明显减少。据卫生部通报，5 月下旬前 5 天，每天新增确诊病例有 3 天为 10 多人，只有一天为 26 人，还有一天为 5 人；从 5 月 29 日至 6 月 27 日，连续 30 天没有新收治非典确诊病例。

中国政府在控制疫情方面主要采取以下措施：

第一，加强法制建设，严格依法管理。中国政府将 SARS 列入法定传染病，依照传染病防治法进行管理。国务院颁布了《突发公共卫生事件应急条例》，卫生部制定了《传染性非典型肺炎防治管理办法》，完善了疫情信息报告制度和预防控制措施，把防治工作纳入法制化轨道。

第二，加强组织领导，统一协调指挥。国务院成立防治非典指挥部，吴仪副总理任总指挥。各级地方政府都把防治工作作为当前最主要的任务，明确责任，集中力量，实行统一指挥，整合医疗卫生资源，加大防治力度。

第三，加强农村防治，实行群防群控。对返乡农民和学生采取严格的监测措施，控制传染渠道。到 5 月末为止，全国累计报告农民确诊病例 241 人，没有发生大面积扩散。

第四，加强交通检疫，建立追踪寻访机制。民航、铁路、轮船、长途汽车都建立旅客监测、登记、跟踪等制度，发现患者立即隔离。

第五，集中优势资源，积极救治患者。在有条件的医院设立发热门诊，对患者进行鉴别，并确定定点医院集中收治患者，防止医院内感染。

第六，坚持中西医结合，提高治疗水平。集中最优秀的中西医专家密切合作，研究有效的治疗方法，提高治愈率。

第七，加大政府投入，实行医疗救助。中央政府和地方政府已经拨付100多亿元资金，用于购置医疗设备、药品、防护用品和定点医院的改造。今后还将拨付巨额资金，用于加强疾病预防体系的建设、信息网络的建设和医疗救助体系的建设。对农民和城镇困难的居民实行免费医疗和救助。

第八，开展技术交流，加强科技攻关。中国与世界卫生组织和有关国家保持着密切良好的合作，交流情况，改进工作。内地与香港、澳门、台湾等地的医学专家多次开展学术交流，相互传递诊断、治疗经验，共同研究防治SARS的有效手段和措施。集中国内最优秀的专家学者积极探索病因，研究诊断、治疗技术，取得一定成果。

（梁万年）

参考文献

[1] Joseph SM，Peiris DP，Kwork YY，et al. The severe acute respiratory syndrome. N Engl J Med，2003，349：2431-2441.

[2] Zhong NS，Zheng BJ，Li YM，et al. Epidemiology and cause of severe acute respiratory syndrome（SARS）in Guangdong，People's Republic of China，in February，2003. Lancet，2003，362：1353-1358.

[3] Moira CF，Xu RH. SARS：epidemiology. Respirology，2003，8：S9-S14.

[4] David SCH，Alimuddin Z. Severe acute respiratory syndrome：historical，epidemiologic，and clinical features. Infect Dis Clin N Am，2019，33：869-889.

[5] Liang WN，Zhu ZH，Guo JY，et al. Severe acute respiratory syndrome，Beijing，2003. Emerg Infect Dis，2004，10（1）：25-31.

[6] 卫生部. 农村地区 SARS 防治指导原则.（2003-11-04）[2024-01-10] https://www.nhe.gov.cn/bgt/pw10305/200710/3boe4056dcab443cb4905a471fba187d.shtml.

[7] 中华人民共和国中央人民政府. 全国非典疫情及防治措施.（2005-06-28）[2024-01-10]. https://www.gov.cn/test/2005-06/28/content_ 10714.htm.

人感染禽流感

人感染禽流感（human infection with avian influenza）是一类由禽源性流感病毒中某些亚型病毒，由于种种原因突破种属屏障而感染人，所引起的人急性呼吸道感染性疾病，其临床表现随所感染的病毒亚型不同而异。通常情况下，禽流感病毒并不感染人类，但某些禽流感病毒亚型发生重组或变异后，具备了感染人类的能力。20 世纪 90 年代以来，全球陆续报道一些能够感染人类的禽流感病毒。人感染禽流感病例的临床表现多为流感样症状，如发热、咳嗽、咽痛等，也有表现为结膜炎症状等。由甲型 H7N9 和 H5N1 禽流感病毒引起的人感染禽流感，传播范围最广、造成的危害最大，一般感染发病后病情较重，部分病例可以发展为重症肺炎，发生急性呼吸窘迫综合征（ARDS）、感染性休克、多器官功能衰竭等，甚至死亡。本章主要以人感染 H7N9 和 H5N1 禽流感病毒为例介绍人感染禽流感。

第一节　发现与确定

一、人感染禽流感的发现与确定

人感染禽流感病毒最早发现于 1996 年，在英格兰一名患有结膜炎的养鸭妇女眼中分离到 H7N7。基因组研究表明，此病毒为禽源性流感病毒。1997 年，中国香港有 18 人感染 H5N1 禽流感病毒，其中 6 人死亡，这是禽流感病毒首次感染人并致死的案例，此次疫情没有发生人与人之间的传播。1999 年，广东和香港又报道了人感染 H9N2 禽流感病毒，虽然感染者全部康复，但又增加了禽流感病毒家族成员直接感染人并致病的例证。

2003 年，荷兰暴发 H7N7 高致病性禽流感，并且发生了 H7N7 禽流感病毒感染人的事件，确认有 83 例感染，其中 79 例发生了结膜炎，13 例出现了温和的流感样症状，1 名男性兽医死于 ARDS，并在该病例中分离到 H7N7 亚型禽流感病毒。2002—2004 年，美国和加拿大也有 H7N2 和 H7N3 禽流感病毒感染人的报道。

2003 年初，在中国香港又发生了 2 例因感染 H5N1 禽流感病毒而引起死亡的事件。2003 年以来，H5N1 禽流感病毒已经从亚洲传播到欧洲和非洲，并在某些国家的禽类中呈现地方性流行，疫情导致数百万家禽感染，数百例人间病例和多起人类死亡病例。中国大陆地区于 2005 年 10 月首次在湖南发现人感染 H5N1 禽流感。2013 年，中国报告了人感染低致病性甲型 H7N9 禽流感病毒病例。之后，病毒在全国各地的家禽群体中传播，造成数百起人间病例和多起人类死亡病例。截至目前，全球已发现的能直接感染人的禽流感病毒亚型包括 H5N1、H5N6、H7N2、H7N3、H7N4、H7N7、H7N9、H9N2、H10N8。图 6-1 和表 6-1 分别显示了人感染禽流感发现时间轴和近年来我国大陆发现的人感染禽流感首例病例情况。

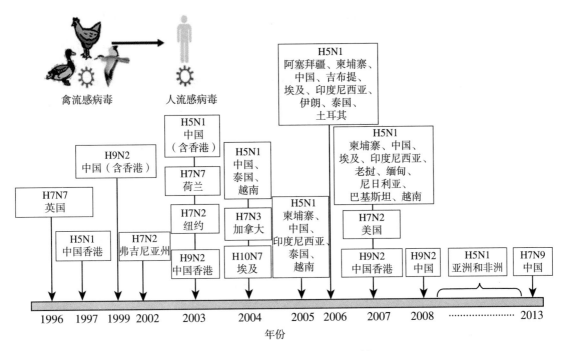

图 6-1　人感染禽流感发现时间轴

图片引用于：Poovorawan Y，Pyungporn S，Prachayangprecha S，et al.，Global alert to avian influenza virus infection：from H5N1 to H7N9. Pathogens and Global Health，2013，107（5）：217-223.

表 6-1　近年来我国大陆发现的人感染禽流感首例病例情况

人感染禽流感	首例病例报告情况	
	报告时间	报告省份
人感染 H5N1 禽流感	2005 年 10 月	湖南
人感染 H7N9 禽流感	2013 年 3 月	上海
人感染 H9N2 禽流感	2013 年 11 月	湖南
人感染 H10N8 禽流感	2013 年 12 月	江西
人感染 H5N6 禽流感	2014 年 4 月	四川
人感染 H7N4 禽流感	2018 年 1 月	江苏

二、人感染 H7N9 禽流感的发现与确定

2013 年 2 月以来，上海市及江苏省、安徽省发生了多例不明原因重症肺炎病例，并呈现出起病急、病情重、病死率高的特点。首先报告的病例为上海市闵行区一对父子。父子二人同时于 2013 年 2 月 19 日发病，开始为流感样症状，迅速进展为肺炎。患者的另一个儿子此前曾因肺炎住院。这三例病例使临床医生产生警惕，迅速向公共卫生部门进行了报告。2013 年 2 月底和 3 月初，上海同一家医院还收治了另外 4 例有类似症状的患者。

上海市对 6 例病例的呼吸道标本和血清标本开展实验室检测发现，其中 4 例病例咽拭子标本呈甲型流感病毒（通用）阳性，但用现有试剂盒做进一步分型时发现，人禽流感

H5、H7、H9 均为阴性，因此推测该甲型流感病毒可能是一种新型的流感病毒。2013 年 3 月 24 日，上海市将 2 个病例的咽拭子送中国疾病预防控制中心病毒病预防控制所中国国家流感中心，经实时 PCR 方法检测，结果显示 H7 核酸阳性。3 月 25 日，安徽省也向国家流感中心送检了 1 例甲型流感病毒通用核酸阳性、但未分型的不明原因肺炎病例咽拭子标本。3 月 28 日，国家流感中心在上海和安徽送检的 3 份标本中均分离到病毒，并于次日完成序列分析，确认其为新型禽源性甲型 H7N9 流感病毒。2013 年 3 月 30 日，国家卫生和计划生育委员会（国家卫计委，现国家卫生健康委员会）组织专家会诊，根据实验室检测结果，并结合患者的临床表现、流行病学资料进行综合分析后，判定上述 3 例病例为人感染 H7N9 禽流感诊病例。2013 年 3 月 31 日，中国国家卫计委通过《国际卫生条例》机制通报 WHO，国家流感中心在 GISAID 发布了确诊病例所分离病毒的基因序列。图 6-2 显示了我国人感染 H7N9 禽流感疫情发展时间点。

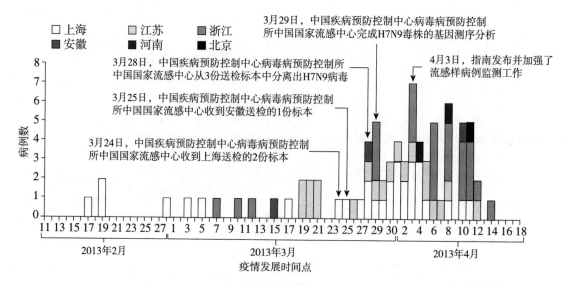

图 6-2 我国人感染 H7N9 禽流感疫情发展时间点

图来自于：Li Q，Zhou L，Zhou MH，et al.，Preliminary report：epidemiology of the avian influenza A（H7N9）outbreak in China. N Engl J Med，2013.

第二节　病原学和临床特征

一、病原学

（一）流感病毒形态特征

流感病毒属正黏病毒科，呈球形，直径在 80 ～ 120 mm 之间；新分离的毒株多呈丝状，丝状流感病毒的长度可达 400 nm。流感病毒结构自外而内可分为包膜、基质蛋白以及核心 3 个部分。内层为核衣壳，直径为 9 ～ 15 mm，核衣壳包含病毒的单股负链 RNA、核蛋白

（nucleoprotein，NP）和 3 种多聚酶蛋白（PB2、PB1、PA）。中间层为基质蛋白，构成病毒的外壳骨架，起到保护病毒核心并维系病毒空间结构的作用。外壳骨架中除了基质蛋白（M1）之外还有膜蛋白（M2），M1 是病毒体中含量最高的蛋白质，具有稳定和强化胞膜结构的作用；M2 在细胞表面大量表达，在病毒中含量很少，具有离子通道作用。外层为包膜，为包裹在基质蛋白之外的一层磷脂双分子层膜，除了磷脂分子之外，还有两种非常重要的糖蛋白，即血凝素（hemagglutinin，HA）和神经氨酸酶（neuraminidase，NA）。

HA 可以和宿主细胞表面特异性受体结合，介导病毒侵入宿主细胞的过程。不同亚型流感病毒 HA 蛋白的宿主细胞受体结合特征不同，人（季节性）流感病毒主要与人或动物上呼吸道上皮细胞表面的 a-2, 6 核苷酸受体相结合，而其他亚型流感病毒主要与宿主细胞表面的 a-2, 3 核苷酸受体相结合。该受体主要分布在禽、猪等动物的上呼吸道黏膜，也分布于人的肺泡上皮细胞中。NA 主要作用是协助宿主细胞内的病毒颗粒释放，促其黏附于呼吸道上皮细胞，此外还能促进病毒颗粒的播散。

（二）流感病毒基因组结构

流感病毒的基因组是分节段的、单链、负链的 RNA。由于基因组是分节段的，故易产生同型不同株间基因重配。流感病毒与其他 RNA 病毒不同之处是 RNA 的转录和复制均在宿主细胞核内进行。流感病毒基因组的所有 RNA 片段 5′ 端的 13 个核苷酸及 3′ 端的 12 个核苷酸高度保守。各型病毒间该保守区略有差异。流感病毒的 RNA 片段的 3′ 端和 5′ 端有部分序列互补，使病毒 RNA 环化形成锅柄样结构。

甲型流感病毒 RNA 由 8 个节段组成，分别编码 8 种结构蛋白（PB2、PB1、PA、HA、NP、NA、M1 和 M2）和 4 种非结构蛋白（NS1、NEP、PB1-F2 和 N40），12 种蛋白质各自发挥着不同的作用。

（三）流感病毒分类分型

1. 流感病毒 根据病毒核蛋白（NP）和膜蛋白（MP）抗原特性及其基因特性不同，把流感病毒分为甲（A）、乙（B）、丙（C）、丁（D）4 型。甲（A）型流感病毒可感染人类和多种不同的动物，如猪、马、海洋哺乳动物和禽类，常引起世界范围的流行。乙（B）型流感病毒仅在人际传播并引起季节性的疾病流行，至今尚未找到它存在于人之外其他动物中的确凿证据。丙（C）型流感病毒既可以感染人类，也可以感染猪，但病情通常较为温和，多为散发病例，一般不引起流行。丁（D）型流感病毒是 2011 年发现，2016 年由国际病毒分类委员会（International Committee on Taxonomy of Viruses，ICTV）批准命名的新病毒。D 型流感病毒首次发现于患病猪体内，后来发现牛是 D 型流感的原始宿主，该病毒是否会对人体致病目前尚未知。

甲型和乙型流感病毒表面糖蛋白的基因经常变异出现变异株，按照其分离的地理位置、分离的年份和培养编号来命名变异株。例如 A/ 新苏格兰 /20/99（H1N1）株，A/ 莫斯科 /10/99（H3N2）类似株，B/ 香港 /330/2001 株。

2. 甲型流感病毒 甲型流感病毒根据其表面蛋白血凝素（H）和神经氨酸酶（N）的抗原性不同，可分成许多亚型。目前已经发现的血凝素有 18 种（H1—H18），神经氨酸酶有 11 种（N1—N11）。根据原始宿主（origin host）的不同，甲型流感病毒可以分类为禽流感（avian influenza）、猪流感（swine influenza）或其他类的动物流感（zoonotic influenza）

病毒，例如甲型 H5N1 和甲型 H9N2 禽流感病毒亚型、甲型 H1N1 和甲型 H3N2 猪流感病毒亚型。所有这些甲型动物流感病毒有别于人类流感病毒，而且不容易在人与人之间传播。

3. 禽流感病毒分型　禽流感病毒属甲型流感病毒，除感染禽外，还可感染人、猪、马、水貂和海洋哺乳动物。在禽中引起严重疾病并造成很高死亡率的病毒被称为高致病性禽流感（highly pathogenic avian influenza，HPAI）病毒，只引起禽类轻度疾病的病毒被称为低致病性禽流感（low pathogenic avian influenza，LPAI）病毒。高致病性禽流感病毒目前只发现 H5 和 H7 两种亚型。由于种属屏障，禽流感病毒只在偶然的情况可以感染人。近些年主要为 H7N9 禽流感病毒亚型。

4. 甲型 H7N9 禽流感病毒　甲型 H7N9 禽流感病毒为新型重配病毒，其基因组来源于野鸟和家禽流感基因片段，是由野禽中 H7 亚型病毒的 HA 基因和 N9 亚型病毒的 NA 基因以及家禽中甲型 H9N2 亚型病毒的 6 个内部基因片段（PB2、PB1、PA、NP、M 和 NS）组成的重配病毒。虽然各基因片段分别与东亚地区流行的禽流感病毒相近，但这种基因组成之前从未在禽、人或其他动物中发现过，因此是一种全新的禽流感病毒。2013 年 3 月至 2016 年 10 月发生的 H7N9 禽流感对禽类表现为低致病性，但人感染后多表现为重症肺炎，因 H7N9 禽流感病毒对禽类的致病力很弱，在禽类间易于传播且难以发现，增加了人感染的机会。2016 年末，在 H7N9 病例和禽类中首次发现了高致病性 H7N9 病毒。内部基因的动态重配和点突变是 H7N9 病毒变异的主要特点。多数分离自人的 H7N9 禽流感病毒具有哺乳动物适应性的相关突变（如 *PB2* 基因的 *E627K*），但是在分离自其他动物和环境的 H7N9 禽流感病毒中，并未发现这个突变。

（四）禽流感病毒的理化特征及抵抗力

禽流感病毒为包膜病毒，对于所有能影响细胞膜的试剂都敏感，包括离子和非离子清洁剂、氯化剂和有机溶剂，如乙醚、乙醇、甲醛、盐酸、氯仿、丙酮等。75% 乙醇 5 min，1% 盐酸 3 min 均会使甲型流感病毒灭活。

禽流感病毒对低温环境有一定的抵抗力，在 0～4℃能存活数周，－70℃以下或冻干后能长期存活。禽流感病毒普遍对热敏感，加热至 65℃ 30 min 或 100℃ 2 min 以上可灭活，室温下传染性很快丧失。甲型流感病毒最适宜 pH 值为 7.0～8.0，在 pH 值 ＜5 或 ＞9 时，病毒感染性很快被破坏。病毒在直射阳光下 40～48 h 即可灭活；如果用紫外线直接照射，可迅速破坏其感染性。

二、发病机制和病理

（一）流感病毒

流感病毒侵袭细胞的过程首先是吸附，病毒 HA 蛋白能识别宿主细胞表面含有唾液酸（SA，N- 乙酰神经氨酸）的受体，并与之结合而进入细胞，在细胞内复制。在 NA 的协助下，新的病毒颗粒不断释放并播散继续感染其他细胞，被感染的宿主细胞则发生变性、坏死、溶解或脱落，产生炎症反应，从而出现发热、头痛、肌痛等全身症状。单纯流感病变主要损害呼吸道上部和中部黏膜，一般不破坏呼吸道基底膜，不引起病毒血症。流感病毒肺炎的病理特征为肺充血，黏膜下层局部炎症性反应，细胞间质水肿，周围巨噬细胞浸润，肺泡细胞出血、脱落，重者可见支气管黏膜坏死、肺水肿以及毛细血管血栓形成。

流感病毒 HA 识别末端带有 N- 乙酰神经氨酸（唾液酸）的寡糖，不同甲型流感病毒识别的末端不同，或带有 α-2, 3 半乳糖或 α-2, 6 半乳糖的 N- 乙酰神经氨酸，这决定了流感病毒不同的宿主适应性。人类上呼吸道组织和气管主要分布有唾液酸 α-2, 6 型受体（人流感病毒受体），人类肺组织分布有唾液酸 α-2, 3 型受体（禽流感病毒受体）和唾液酸 α-2, 6 型受体。H7N9 禽流感病毒可以同时结合唾液酸 α-2, 3 型受体和唾液酸 α-2, 6 型受体，但 H7 血凝素与唾液酸 α-2, 3 型受体亲合力更高，较季节性流感病毒更容易感染人的下呼吸道上皮细胞，病毒可持续复制，重症病例病毒核酸阳性可持续 3 周以上。

（二）H7N9 禽流感病毒

H7N9 禽流感病毒感染人体后，可以诱发细胞因子风暴，如干扰素诱导蛋白 10（IP-10）、单核细胞趋化蛋白 -1、IL-6、IL-8 等，导致全身炎症反应，可出现 ARDS、休克及 MODS。病理检查显示肺急性渗出性炎症改变，肺出血、弥漫性肺泡损伤和透明膜形成等。

三、人感染禽流感临床特征

人感染禽流感可以引起疾病，范围从轻度结膜炎到严重肺炎，甚至死亡。疾病特征，例如潜伏期、症状的严重程度和临床结局，取决于引起感染的病毒亚型。

（一）潜伏期

人感型 H7N9 禽流感的潜伏期范围为 1～10 天，平均为 5 天。人感染 H5N1 禽流感的潜伏期平均为 2～5 天，并可长达 17 天。这两种病毒的平均潜伏期都长于季节性流感病毒的潜伏期（2 天）。

（二）症状与体征

不同亚型禽流感病毒所致疾病临床表现不尽相同。主要引起人呼吸系统的疾病的临床谱包括无症状感染、流感样症状、重症肺炎、呼吸衰竭，甚至死亡。一般表现为流感样症状，如发热、咳嗽、少痰，可伴有头痛、肌肉酸痛、腹泻等全身症状。部分病例初期即出现胸闷、气短、呼吸困难等症状，胸部影像学表现为不同程度的肺部病变；轻症病例随后好转并痊愈。

根据病毒亚型情况，也有不同程度的结膜炎、胃肠道症状、脑炎和脑病报告。人感染 H5N1、H7N9 和 H5N6 禽流感病例以重症居多，病死率分别为 50%、40% 和 70% 左右，而人感染 H9N2 禽流感病例以轻症居多，H7N7，H7N3 和 H7N2 亚型主要引起人结膜炎和结膜角膜炎。

感染 H5N1、H7N9 亚型禽流感病毒的患者常以肺炎为主要临床表现，患者常出现发热、咳嗽、咳痰，可伴有头痛、肌肉酸痛、腹泻或呕吐等症状。重症患者病情发展迅速，多在发病 3～7 天出现重症肺炎，体温大多持续在 39℃以上，出现呼吸困难，可伴有咯血痰。常快速进展为 ARDS、脓毒症、脓毒性休克、急性肾损伤和横纹肌溶解，甚至多器官功能障碍，部分患者可出现胸腔积液、弥散性血管内凝血等表现。人感染 H7N9 重症病例从发病到发生 ARDS 的时间间隔平均为 7 天（1～19 天），从发病到发生休克的时间间隔平均为 8 天（3～55 天），从发病到死亡的时间间隔平均为 14 天（8～24 天）。大部分重症病例需入住 ICU 治疗。因此，早期发现人感染 H7N9 病例及重症病例是降低病死率的关键。人感染 H5N1、H7N9 禽流感的病死率远远高于感染季节性流感。少数患者可为轻症，仅表现为发热伴上呼吸道感染症状。由于绝大多数已发现的人感染 H7N9 病例为重症感染病例，因此对轻症病例和无症状感染者的研究报道较少。一些血清学研究结果提示，在活禽从业者等高风险人群中，可能存在一定比例的轻症或无症状感染者。2013 年人感染 H7N9 禽流感疫情发生早期，临床普遍认为病例的临床表现类似于流行性感冒，并在国家卫生健康委员会（卫健委）2013 年和 2014 年版《H7N9 诊疗方案》中，将流感样症状作为主要临床表现。但随着人感染 H7N9 禽流感病例的增多，对这一疾病的认识逐渐加深，进而发现，已报告病例中绝大部分出现肺炎（90%），因此在 2017 年第 1 版的《人感染 H7N9 禽流感诊疗方案》中做出调整，提出肺炎为 H7N9 禽流感病毒感染的主要临床表现。

（三）实验室检查

1. 血常规 早期白细胞总数一般不高或降低。重症患者淋巴细胞、血小板减少。

2. 血生化检查 多有 C 反应蛋白、乳酸脱氢酶、肌酸激酶、谷草转氨酶、谷丙转氨酶升高，肌红蛋白可升高。

3. 病原学及相关检测 采集呼吸道标本（如鼻咽分泌物、痰、气道吸出物、支气管肺泡灌洗液）送检。标本留取后应及时送检。对于人感染 H7N9 禽流感，下呼吸道标本检测阳性率高于上呼吸道标本。这是由于 H7N9 禽流感病毒可以同时结合唾液酸 α-2, 3 型受体和唾液酸 α-2, 6 型受体，但 H7 血凝素与唾液酸 α-2, 3 型受体亲合力更高，相对于季节性流感病毒更容易感染人的下呼吸道上皮细胞。因此，发病早期采集上呼吸道标本（咽拭子、鼻拭子等）检测甲型流感通用型抗原阳性率低，对怀疑感染 H7N9 病毒的病例，应尽快采集呼吸道标本检测 H7N9 禽流感病毒核酸。

人感染禽流感的病原学及相关检测包括病毒分离、病毒的血清学检测以及病毒的核酸检测，病毒分离是确定人感染禽流感的金标准。人感染禽流感病毒的分离一般采用鸡胚或者培养细胞进行分离，鸡胚一般采用 9～11 日龄鸡胚，可进行尿囊腔或者羊膜腔接种，也可同时接种双腔，需要注意的是高致病性禽流感病毒往往会杀死鸡胚，因此在鸡胚接种后要及时观察鸡胚的存活情况。细胞可采用原代猴肾细胞或某些传代细胞，如狗肾传代细胞（MDCK）、貂肺上皮细胞等。病毒的血清学鉴定包括血凝抑制试验、微量中和试验、免疫荧光法以及 ELISA 方法等。病毒的核酸鉴定包括用 RT-PCR、荧光定量 RT-PCR 等检测病毒的特异性核酸。

（1）核酸检测：对可疑人感染禽流感病例宜首选核酸检测。对重症病例应定期检测呼吸道分泌物核酸，直至阴转。

（2）甲型流感病毒通用型抗原检测：呼吸道标本甲型流感病毒通用型抗原快速检测人感染禽流感病毒阳性率低。对高度怀疑人感染禽流感病例，应尽快送检呼吸道标本检测核酸。

（3）病毒分离：从患者呼吸道标本中分离人感染禽流感病毒。

（4）血清学检测：动态检测急性期和恢复期双份血清人感染禽流感病毒特异性抗体水平呈 4 倍或以上升高。H7N9 禽流感病毒感染人后，发病后 100 天，超过 90% 的病例血清抗体滴度 ≥ 1∶40，在发病后约 300 天，这个比例变为 36.4%。

（四）胸部影像学检查

人感染 H7N9 禽流感发生肺炎的患者肺内出现片状阴影。重症患者病变进展迅速，常呈双肺多发磨玻璃影及肺实变影像，可合并少量胸腔积液。发生 ARDS 时，病变分布广泛。

（五）预后

人感染 H7N9 禽流感重症患者预后差。影响预后的因素可能包括患者年龄、基础疾病、并发症等。多因素分析显示，基础疾病是进展至中度至重度的 ARDS 的独立危险因素（OR=3.4，95% CI 为 1.2～9.7），休克是死亡的唯一预测因子（OR=6.5，95% CI 为 1.1～38.9）。

第三节 流行病学和流行特征

一、流行病学

（一）传染源

人感染禽流感的传染源为携带 H7N9、H5N1 等禽流感病毒的禽类。人感染 H7N9 禽流感传染源主要为家禽，如鸡、鸭、鹅等，也包括其他禽类，如鸽子、鹌鹑、麻雀和野鸟等。目前的病原学及血清学数据表明，H7N9 禽流感病毒仍主要感染陆基家禽（鸡、鹌鹑、鸽子等）。它特别在鸡中广泛流行，在家养水禽中零星检出，未在迁徙候鸟中发现感染证据。家禽尤其是供应活禽市场的鸡，在病毒感染人类及病毒跨地区传播中起到关键作用。鸭、鸽子、野禽（如候鸟）等其他禽类虽然也可被感染，但病毒在其体内的复制能力差且不能进行有效传播，对病毒传播和疫情扩散的作用有限。目前，大部分为散发病例，有数起家庭聚集性发病，提示患者也可能是传染源之一，但尚无持续人际间传播的证据，因此患者能否成为传染源还有待进一步研究证实。与 H5N1 禽流感病毒不同，H7N9 禽流感病毒对禽类的致病力很弱，在禽类间易于传播且难以发现，增加了人感染的机会。

（二）传播途径

接触传播是主要传播途径，人主要通过密切接触感染禽类的分泌物或排泄物而获得感染，或通过接触病毒污染的环境感染。目前认为暴露于被病毒感染的禽类是人间病例最主要的感染来源，活禽批发交易和活禽市场销售是病毒的混合、放大和传播的主要机制，是人间病例最主要的感染场景。

空气传播尚未证实。甲型流感必须是实现空气传播（飞沫传播或气溶胶传播）途径才能在人群中发生大流行。现有动物实验证明，H7N9 禽流感病毒可以实现雪貂中的空气传播，传播效率低于季节性流感和大流行流感，豚鼠与雪貂之间跨种动物间的空气传播尚未观察到。有研究发现在家庭聚集性疫情中，接触患者呼吸道分泌物有可能导致二代病例的发生。数学模型曾估计 H7N9 病毒的基本再生数 $R_0 = 0.28$，Nishiura 等的研究也表明尚没有人传人的迹象，提示其在人群中尚不具有有效人传人能力。但相关研究也报道了多起家庭聚集性病例的发生，提示尚不能排除人与人之间有限传播的可能。

（三）易感人群

有研究对 2012 年 1—11 月在上海、浙江、江苏、安徽采集的禽类职业暴露人群血清进行血凝抑制试验，结果显示 H7N9 抗体均为阴性，说明在疫情发生前即使高危人群都没有相应的免疫力。因此，理论上说人群对该病毒基本没有免疫力，接触后均易感。但是，当前市场环境中几乎全年都能检测到 H7N9 病毒，而病例还是以散发为主，发病人数只占暴露人群的极少数。2015—2016 年间，中国大陆 31 个省级疾病预防控制中心收集了 15 191 份家禽工人的血清样本，并在中国疾控中心国家流感中心检测了 A（H7N9）抗体，只有 26 例阳性（0.17%）。因此，流行病学提示人群普遍不易感。大多数病例直接或间接地暴露于活禽市场，提示从事禽类作业的相关人员以及暴露于市场环境的人群可能为高危人群。

（四）感染的危险因素

人类感染禽流感病毒的首要危险因素是直接或间接暴露于受感染活禽、病死禽类或污染环境中，如活禽市场。屠宰受感染禽类、拔毛和处理死禽及制备供食用的禽类，尤其是在家庭环境中，也很有可能成为危险因素。

目前没有证据显示甲型 H5N1 和甲型 H7N9 或其他禽流感病毒能够通过妥善处理的禽类或蛋类传播给人类。少数 H5N1 流感人间病例与食用受到污染的未充分烹制的禽类菜肴相关。

（五）重症或死亡病例的危险因素

在既往报告的死亡病例中，有慢性肺部疾病、心血管疾病等基础疾病的病例占比明显高于生存病例。多数死亡病例在疾病后期出现了 ARDS、脓毒性休克、多脏器功能不全、继发细菌或真菌感染等并发症，其中，出现脓毒性休克的病例死亡比例更高。

H7N9 重症或死亡病例的相关危险因素包括：

- 年龄 > 60 岁；
- 合并严重基础病或特殊临床情况，如心脏或肺部基础疾病、高血压、糖尿病、肥胖、肿瘤，处于免疫抑制状态，或为孕妇和围产期产妇等；
- 发病后持续高热（T > 39℃）3 天及 3 天以上；
- 淋巴细胞计数持续降低；
- C 反应蛋白（CRP）、乳酸脱氢酶（LDH）及肌酸激酶（CK）持续增高；
- 胸部影像学提示肺炎。

出现以上任一条情况的患者，可能进展为重症病例或出现死亡，应当高度重视，实现重症病例早期预警。

二、流行特征

（一）时间分布

1997 年，中国香港首次发现人感染 H5N1 禽流感疫情，造成 18 人感染，6 人死亡。2003 年初，在香港又出现了一个家庭中父子感染 H5N1 禽流感病毒而引起死亡的事件。中国内地于 2005 年 10 月由湖南省报告第 1 例人感染 H5N1 禽流感病例。之后陆续有病例报告。

2013 年 3 月，中国报告首例人感染 H7N9 禽流感病例，这也是全球首次报告人感染 H7N9 禽流感病例。截至 2018 年 9 月 5 日，全球共确诊了 1567 例人感染 H7N9 病例，死亡 615 例。除 2013 年首个流行高峰外，人感染 H7N9 禽流感病毒呈现明显的季节性，冬春季高发。根据这一流行规律，WHO 将每年 10 月至次年 9 月划定为 1 个流行周期。2013—2019 年，中国已经历 7 个流行周期。与前 4 个流行周期（2013 年 2 月至 2016 年 9 月）不同的是，在第 5 个流行周期中（2016 年 10 月至 2017 年 9 月），人感染 H7N9 禽流感疫情出现早，强度大，持续时间长，病例数多，有高致病性禽流感的出现，使患者出现严重肺炎、呼吸衰竭，甚至出现 ARDS 而死亡。第 6 个流行周期（2017 年 10 月至 2018 年 9 月）仅有散在病例出现，第 7 个流行周期自 2018 年 10 月起，截至 2019 年 9 月，仅于 2019 年 3 月在内蒙古发生 1 例高致病性 H7N9 禽流感病例。

（二）地区分布

目前亚洲、欧洲、非洲、北美均有人感染 H5N1 禽流感病例报告。据 WHO 报道，截至 2020 年 12 月 9 日，人感染 H5N1 禽流感病毒已扩散至越南、印度尼西亚、埃及等 17 国家和地区，全球累计发现确诊病例 862 例，死亡 455 例，病死率为 52.8%（表 6-2）。泰国和印度尼西亚等国家还发生了人感染 H5N1 禽流感的家庭聚集性疫情。截至 2020 年 12 月 9 日，中国累计报告人感染 H5N1 禽流感病例 53 例，其中死亡 31 例，病死率为 85.5%（表 6-2）。

截至目前，造成此次疫情的新型 H7N9 禽流感病毒只局限于中国，未在其他国家 / 地区的禽类中检出该病毒。人感染 H7N9 禽流感最先在长江三角洲区域的浙江、上海、安徽等地区出现，另一个大的流行地区是珠江三角洲的广东、广西地区。流行病学数据表明，珠江三角洲和长江三角洲区域是中国 H7N9 禽流感的主要流行区域，且病例集中在浙江、江苏、广东等地区。在第 5 个 H7N9 禽流感流行周期中，发现农村地区发病人数所占比例持续上升，H7N9 禽流感疫情由城市向农村转移，由东部、南部向西部、北部转移，表明 H7N9 禽流感疫情范围扩大。

（三）人群分布

H7N9 禽流感感染人群的年龄跨度较大，最小的 2 岁，最大的 90 岁，年龄中位数为 61 岁，年龄的四分位数范围为 46 ～ 73 岁，职业分布以农民、离退休、家务及待业人员居多。在第 5 个流行周期患者年龄从老年人向中年人过渡，另外，相比于 H5N1 禽流感病毒感染者，H7N9 禽流感病毒感染者主要是年长者，而且年龄分布更广泛。一项针对 1997 年 5 月至 2015 年 4 月全球 907 例人感染 H5N1 禽流感个案及其流行病学特点的系统综述研究显示，人感染 H5N1 禽流感病例的年龄中位数为 19 岁，80% 病例在 35 岁以下，但埃及死亡病例的年龄中位数（30 岁，四分位数范围为 20 ～ 36 岁）高于东亚和东南亚死亡病例（19 岁，四分位数范围为 9 ～ 30 岁）。

表 6-2　2003—2020 年人感染高致病性禽流感（H5N1）病例分布

国家	2003—2009 年 [*]		2010—2014 年 [*]		2015—2019 年 [*]		2020 年		总计	
	病例数	死亡数	病例数	死亡数	病例数	死亡数	病例数	死亡数	病例数	死亡数
阿塞拜疆	8	5	0	0	0	0	0	0	8	5
孟加拉国	1	0	6	1	1	0	0	0	8	1
柬埔寨	9	7	47	30	0	0	0	0	56	37
加拿大	0	0	1	1	0	0	0	0	1	1
中国	38	25	9	5	6	1	0	0	53	31
吉布提	1	0	0	0	0	0	0	0	1	0
埃及	90	27	120	50	149	43	0	0	359	120
印度尼西亚	162	134	35	31	3	3	0	0	200	168
伊拉克	3	2	0	0	0	0	0	0	3	2
老挝	2	2	0	0	0	0	1	0	3	2
缅甸	1	0	0	0	0	0	0	0	1	0
尼泊尔	0	0	0	0	1	1	0	0	1	1
尼日利亚	1	1	0	0	0	0	0	0	1	1
巴基斯坦	3	1	0	0	0	0	0	0	3	1
泰国	25	17	0	0	0	0	0	0	25	17
土耳其	12	4	0	0	0	0	0	0	12	4
越南	112	57	15	7	0	0	0	0	127	64
总计	468	282	233	125	160	48	1	0	862	455

[*] 2003—2009 年、2010—2014 年和 2015—2019 年总例数。

病例总数包括死亡数。

WHO 仅报告实验室确诊病例。

所有日期均指发病日期。

表格数据自：https://www.who.int/influenza/human_animal_interface/2020_DEC_tableH5N1.pdf?ua=1

第四节　预防与控制措施

一、人感染禽流感的预防

预防和控制禽流感病毒在家禽中流行对减少人类感染的风险是至关重要的，这是减少人类感染禽流感的首要办法。如开展禽间疫苗接种，阻断病毒在禽间的传播，从源头上降低人感染病毒的风险。我国自 2017 年开始实施禽间 H7 免疫以来，2018—2020 年仅报告了 3 例病例。其次，应该采取措施预防人类接触、感染禽流感病毒。由于绝大多数人间病例发生在农村，应加强向农民及其家庭提供关于如何避免接触的建议。最后，应强化动物部门和卫生部门之间的合作。鉴于甲型 H5 和甲型 H7N9 病毒在有些家禽群体中持续存在，控制工作需要动物和卫生主管部门间的大力协调。

二、监测预警

在人群方面，加强对不明原因肺炎、严重急性呼吸道感染（severe acute respiratory infections，SARI）和流感样疾病（influenza-like illness，ILI）的监测，特别是在疫情流行季节，早期发现可疑病例；此外，及时发现病毒耐药株，对患者后期治疗也尤为重要。在禽类方面，加强对病毒宿主及市场环境的监测，不同亚型病毒禽源的重组变异可能会形成新的基因型（如 H7N9 病毒），开展基于环境样品采集检测的活禽市场禽流感病毒监测，发现市场可能存在的高污染风险区域，同时联合卫生和农业部门开展区域之间的联合防控，对市场禽类及环境禽流感病毒的污染情况进行动态监测。

对发生人感染禽流感疫情的地区，要求在一定范围内（一般以区 / 县为单位）的二级以上的医疗机构开展为期两周的应急监测，对符合流感样疾病病例定义的门（急）诊患者，以及住院和重急性呼吸道感染患者开展标本检测，主动发现是否有其他感染病例。当发生动物禽流感疫情时，对符合条件的流感样疾病病例开展应急监测，起始于农业部门发现疫情之日，止于农业部门解除封锁后 7 天。

在 WHO 的《大流行性流感防范框架》（PIP 框架）下，会员国与全球流感监测和应对系统（GISRS）定期共享其具有大流行潜力的流感病毒，WHO 合作中心和公共卫生实验室在此充分研究病毒特征，以评估大流行性流感的风险并开发候选疫苗病毒，便于工业界和其他机构用于制造疫苗。

三、信息报告和通报

2013 年 10 月 28 日，国家卫计委（现国家卫健委）将人感染高致病性禽流感（H5N1）从乙类传染病按照甲类管理调整为乙类传染病按照乙类管理，并将人感染 H7N9 禽流感纳入乙类传染病进行报告和管理。按照《中华人民共和国传染病防治法》及相关管理规范要求，各级各类医疗机构一旦发现人感染 H5N1 禽流感和人感染 H7N9 禽流感疑似病例、确诊病例后，应于 24 h 进行传染病网络直报，符合突发公共卫生事件报告条件的还应该开展突发公共卫生事件报告。对于各省（自治区、直辖市）首例人感染新亚型禽流感病例，应由国家组织专家进行最后的确诊或排除诊断。

根据《国际卫生条例（2005）》，应报告由新的流感病毒亚型引起的所有人类感染病例。加入《国际卫生条例（2005）》的会员国必须将任何经实验室确认的由甲型流感病毒引起并可能导致大流行的人类感染病例通报给 WHO。

四、传染源控制

控制禽流感病毒在家禽中流行对减少人类感染的风险是至关重要的。鉴于甲型 H5N1 和甲型 H7N9 病毒在有些家禽群体中持续存在，人类感染病例均与直接或间接接触染病活禽或病死禽类相关，因此在动物源中控制疾病对减少人类风险至关重要，同时控制工作将需要国家动物和公共卫生主管当局之间的大力协调。

加强禽类疾病监测，一旦发现禽流感疫情或动物携带禽流感病毒，动物防疫部门应立即按照相关规定进行处置。封锁疫区，高致病性禽流感疫点周围半径 3 km 范围划为疫区，将疫点及其周围 3 km 的家禽全部捕杀，对疫区周围 5 km 范围内的所有易感禽类实施疫苗紧急免疫接种。对密切接触禽类人员开展监测工作，当这些人员中出现流感样症状时，应立即进行流行病学调查，采集患者标本并送至指定实验室检测，以进一步明确病原体，同时应采取相应的防治措施。

发生人感染新亚型流感疫情时，疾病预防控制机构要对疫点（如患者家）进行消毒，配合农牧、林业等其他部门做好动物和动物相关环境的消毒，并按《疫源地消毒总则》（GB 19193—2015）进行消毒效果评价，以确保消毒处理有效。收治人感染新亚型流感病例的医院应对患者的排泄分泌物，患者污染或可能污染的物品、区域进行消毒处理。

五、活禽市场管理

活禽市场作为潜在的病毒储存库，是 H7N9 禽流感病毒循环传播的关键环节。各地对活禽市场采取了清洗消毒、实行休市日、活禽零存栏、关闭活禽市场以及实行生鲜上市等一系列措施，结果表明这些措施都能在一定程度上减少市场环境中禽流感病毒的污染。同时也应注意，疫情地区的休市可能会将禽类向其他地区输送贩卖，间接使得传染源人为扩散导致疫情蔓延。从长期来看，取消活禽交易，转变家禽业销售模式和实行禽类生鲜上市等措施才是长久之计。

六、医院感染预防与控制

根据呼吸道及密切接触传播途径采取预防和控制措施，加强个人防护。在疾病的不同阶段，针对不同的有创操作，采取相应措施，预防继发感染。具体措施参考国家卫生计生委制定的《人感染 H7N9 禽流感医院感染预防与控制技术指南（2021 年版）》等相关技术方案执行。

七、疫苗预防与药物治疗

目前还没有人感染 H7N9 禽流感病毒疫苗可用，现有的季节性流感疫苗难以对 H7N9 病毒产生交叉保护作用，因此人用疫苗的研发备受关注。中国已有一些研究机构的 H7N9 流感疫苗获得临床试验批文，获批进入临床试验阶段，个别机构的 H7N9 流感疫苗已经完成 I 期临床试验，进入 II 期临床筹备阶段。不过疫苗进入市场除了需要考虑其安全性、有效性和保护力外，还受人群感染率及投入产出效益比等因素的影响。目前人感染 H7N9 禽流感还是小概率事件，大规模使用疫苗的可能性不大，不过在疫苗技术储备方面未来具有战略性意义。用于治疗禽流感的药物包括奥司他韦、帕拉米韦、扎那米韦等，但一般不建议开展规模性的药物预防。

八、宣传教育与个人防护

加强宣传教育，提高人群对人感染禽流感的认知程度，了解相关健康知识；勤洗手，保持室内环境空气流畅，同时加强体育锻炼，增强抵抗力，保证睡眠时间；尽量减少与禽类尤其是病、死禽等不必要的接触，从事禽类作业相关人员在工作期间需穿戴手套、口罩等个人防护装备；尽量不购买活禽自行宰杀、加工；购买加工好的白条鸡等禽类产品时一定要确保经过正规检疫；食用禽类食物需要煮熟、煮透，不吃不熟的鸡蛋及禽肉。

九、大流行的应对准备

流感大流行是由新型病毒引起并影响世界大部分地区的疾病流行，属于不可预测但又重复发生的事件，可对世界范围内的卫生、经济和社会造成影响。当禽流感或人畜共患型流感病毒的具备了可持续的人际传播能力，且人类对这种病毒具有较低或不具有免疫力时，就会发生流感大流行。随着全球贸易和旅行的增长，局部流行有可能迅速发展成为大流行，几乎没有时间准备公共卫生应对措施。

在禽类中正在流行的一些禽流感亚型，例如甲型 H5N1 或甲型 H7N9 病毒，引起了公共卫生关注，因为这些病毒通常能够引起人类的严重疾病，而且这些病毒有可能发生变异并导致人际传播能力的增强。例如，2014 年埃及出现了 H5N1 禽流感病毒的新进化分支 clade 2.2.1.2 并广泛流行，使埃及在 2014 年 11 月至 2015 年 4 月，报告了 165 例人感染 H5N1 禽流感病例，超过了既往同期报告病例数，引起人们对 H5N1 可能更容易从禽类传播到人的担忧。有研究推测 H5N1 禽流感病毒可通过基因重组或突变演变为引起人类流感大流行的病毒，因此成为全球关注的焦点。目前，虽然认为这些病毒在重症患者与家庭成员等照护者之间发生非常密切和长期接触时出现了人际传播，但并没有持续性人际传播。如果这些病毒发生变异或获得来自人类病毒的某些基因，就可以触发疾病大流行。

尚不知道目前流行的禽流感及其他人畜共患型流感病毒是否会在将来造成疾病大流行。但是，引起人类感染的禽流感及其他人畜共患型流感病毒种类繁多，有必要持续地监测动物和人类群体，对每起人类感染病例开展详细调查，并制定以风险为基础的流感大流行应对计划。

（廖凯举）

参考文献

[1] 国家卫生计生委办公厅. 人感染 H7N9 禽流感诊疗方案（2017 年第 1 版）[EB/OL]. （2017-01-25）[2021-04-16]. http://www.nhc.gov.cn/yzygj/s3593g/201701/2dbdbc6e82dd4fdfa57508499f61cdfc.shtml.

[2] World Health Organization. Influenza（Avian and Other Zoonotic）[EB/OL]. （2018-11-13）[2021-04-16]. https://www.who.int/news-room/fact-sheets/detail/influenza-（avian-and-other-zoonotic）

[3] World Health Organization. Human Infection with Avian Influenza A（H7N9）Virus - China. [EB/OL]. [2021-04-16]. www.who.int/csr/don/17-january-2017-ah7n9-china/en/

[4] Food and Agriculture Organization. H7N9 Situation Update 24 January 2017. [EB/OL]. [2021-04-16]. www.fao.org/ag/againfo/programmes/en/empres/H7N9/situation_update.html

[5] World Health Organization. Monthly Risk Assessment Summary：Influenza at the Human-Animal Interface. [EB/OL]. [2021-04-16]. www.who.int/influenza/human_animal_interface/HAI_Risk_Assessment/en/

[6] World Health Organization. Influenza at the human-animal interface Summary and assessment，17 January to 14 February 2017. [EB/OL]. （2016-3-29）[2021-04-16]. http://www.who.int/influenza/human_animal_interface/Influenza_Summary_IRA_HA_interface_02_14_2017.pdf.

[7] Dennis L. Kasper，Anthony S. Fauci. 哈里森感染病学 [M]. 胡必杰，译. 上海：上海科学技术出版社，2018.

[8] 李兰娟. 传染病学 [M]. 8 版. 北京：人民卫生出版社，2013.

[9] 袁政安. 新发与再发传染病预防与控制 [M]. 上海：复旦大学出版社，2018.

[10] Li Q，Zhou L，Zhou M，et al. Epidemiology of human infections with avian influenza A（H7N9）virus in China [J]. N Engl J Med，2014，370（6）：520-532.

[11] Gao RB，Bin C，Hu YW，et al. Human infection with a novel avian-origin influenza A（H7N9）virus [J]. N Engl J Med，2013，368：1888-1897.

[12] Shi Y，Zhang W，Wang F，et al. Structures and receptor binding of hemagglutinins from human-infecting H7N9 influenza viruses [J]. Science，2013，342：243-247.

[13] Zhou J，Wang D，Gao R，et al. Biological features of novel avian influenza A（H7N9）virus [J]. Nature，2013，499：500-503.

[14] Zhu WF，Dong J，Zhang Y，et al. A gene constellation in avian influenza A（H7N9）viruses may have facilitated the fifth wave outbreak in China [J]. Cell Reports，2018，23：909-917.

[15] Yang L，Zhu WF，Li XY，et al. Genesis and spread of newly emerged highly pathogenic H7N9 avian viruses in mainland China [J]. J Virol，2017，doi：10.1128/JVI.01277-17.

[16] Yu H，Cowling BJ，Feng L，et al. Human infection with avian influenza A H7N9 virus：an assessment of clinical severity [J]. Lancet，2013，382：138.

[17] Gao HN，Lu HZ，Cao B，et al. Clinical findings in 111 cases of influenza A（H7N9）virus infection [J]. N Engl J Med 2013，368：2277-2285.

[18] Ip DK，Liao Q，Wu P，et al. Detection of mild to moderate influenza A/H7N9 infection by China's national sentinel surveillance system for influenza-like illness：case series [J]. BMJ，2013.

[19] Xiang N，Li X，Ren R，et al. Assessing change in avian influenza a（H7N9）virus infections during the fourth epidemic-China，September 2015-August 2016 [J]. MMWR Morb Mortal Wkly Rep，2016，65：1390-1394.

[20] Xu W, Lu L, Shen B, et al. Serological investigation of subclinical influenza A (H7H9) infection among healthcare and non-healthcare workers in Zhejiang Province, China [J]. Clin Infect Dis, 2013, 57: 919.

[21] Wang X, Fang S, Lu X, et al. Seroprevalence to avian influenza A (H7N9) virus among poultry workers and the general population in southern China: a longitudinal study [J]. Clin Infect Dis, 2014, 59: e76.

[22] Zhou L, Ren R, Yang L, et al. Sudden increase in human infection with avian influenza A (H7N9) virus in China, September- December 2016 [J]. Western Pac Surveill Response J, 2017, 8 (1).

[23] Xiang N, Bai T, Kang K, et al. Sero-epidemiologic study of influenza A (H7N9) infection among exposed populations, China 2013-2014 [J]. Influenza Other Respir Viruses, 2017, 11 (2): 170-176.

[24] Bai T, Zhou J, Shu Y. Serologic study for influenza A (H7N9) among high-risk groups in China [J]. NEJM, 2013, 368 (24): 2339-2340.

[25] Belser JA, Gustin KM, Pearce MB, et al. Pathogenesis and transmission of avian influenza A (H7N9) virus in ferrets and mice [J]. Nature, 2013, 501 (7468): 556-559.

[26] Richard M, Schrauwen EJ, de Graaf M, et al. Limited airborne transmission of H7N9 innuenza A virus between ferrets [J]. Nature, 2013, 501 (7468): 560-563.

[27] Qi X, Qian YH, Bao CJ, et al. Probable person to person transmission of novel avian influenza A (H7N9) virus in Eastern China, 2013: epidemiological investigation [J] BMJ, 2013, 347: f4752

[28] He Y, Liu P, Tang S, et al. Live poultry market closure and control of avian influenza A (H7N9), Shanghai, China [J]. Emerg Infect Dis, 2014, 20 (9): 1565-1566.

[29] Nishiura H, Mizumoto K, Ejima K. How to interpret the transmissibility of novel influenza A (H7N9): an analysis of initial epidemiological data of human cases from China [J]. Theor Biol Med Model, 2013, 10: 30.

[30] Zhu H, Wang D, Kelvin DJ, et al. Infectivity, transmission, and pathology of human-isolated H7N9 influenza virus in ferrets and pigs [J]. Science. 2013, 341 (6142): 183-186.

[31] Zhang Q, Shi J, Deng G, et al. H7N9 influenza viruses are transmissible in ferrets by respiratory droplet [J]. Science, 2013, 341 (6144): 410-414.

[32] Watanabe T, Kiso M, Fukuyama S, et al. Characterization of H7N9 influenza A viruses isolated from humans [J]. Nature, 2013, 501 (7468): 551-555.

[33] Luk GS, Leung CY, Sia SF, et al. Transmission of H7N9 influenza viruses with a polymorphism at PB2 residue 627 in chickens and ferrets [J]. J Virol, 2015, 89 (19): 9939-9951.

[34] Belser JA, Creager HM, Sun X, et al. Mammalian pathogenesis and transmission of H7N9 influenza viruses from three waves, 2013-2015 [J]. J Virol, 2016, 90 (9): 4647-4657.

[35] Xu L, Bao L, Deng W, et al. Novel avian-origin human influenza A (H7N9) can be transmitted between ferrets via respiratory droplets [J]. J Infect Dis, 2014, 209 (4): 551-556.

[36] Jones JC, Baranovich T, Zaraket H, et al. Human H7N9 influenza A viruses replicate in swine respiratory tissue explants [J]. J Virol, 2013, 87: 12496-12498.

[37] Wang D L, Yang W, Zhu Y, et al. Two outbreak sources of influenza A (H7N9) viruses have been established in China [J]. J Virol. 2016, 90 (12): 5561-5573.

[38] Hui DSC, Lee N, Chan PKS. Avian influenza A (H7N9) virus infections in humans across five epidemics

in mainland China，2013-2017[J]. J Thorac Dis，2017，9（12）：4808-4811.

[39] Ke，C. et al. Human Infection with Highly Pathogenic Avian Influenza A（H7N9）Virus，China. Emerg Infect Dis 2017，23，doi：10.3201/eid2308.170600.

[40] Lin YP，Yang ZF，Liang Y，et al. Population seroprevalence of antibody to influenza A（H7N9）virus，Guangzhou，China[J]. BMC Infect Dis，2016，16（1）：632.

[41] Liu B，Havers F，Chen E，et al. Risk factors for influenza A（H7N9）disease—China，2013［J］. Clin Infect Dis，2005，59（6）：787-794.

[42] Yu H，Wu JT，Cowling BJ，et al. Impact of live poultry market closure in reducing bird-to-human transmission of avian influenza A（H7N9）virus：an ecological study［J］. Lancet，2014，383（9916）：541.

[43] Abdel-Ghafar AN，Chotpitayasunondh T，Gao Z，et al. Update on avian influenza A（H5N1）virus infection in humans［J］. N Engl J Med，2008，358（3）：261-273.

[44] Thanh TT，Doorn HRV，de Jong MD. Human H5N1 influenza：current insight into pathogenesis［J］. Int J Biochem cell B，2008，40（12）：2671-2674.

[45] Chen X，Wang W，Wang Y，et al. Serological evidence of human infections with highly pathogenic avian influenza A（H5N1）virus：a systematic review and meta-analysis［J］. BMC Medicine，2020，18（1）38-41.

[46] Lai S，Qin Y，Cowling BJ，et al. Global epidemiology of avian influenza A H5N1 virus infection in humans，1997-2015：a systematic review of individual case data［J］. Lancet Infect Dis，2016，16（7）：e108-e118.

[47] Abdelwhab EM，Hassan MK，Abdel-Moneim AS，et al. Introduction and enzootic of A/H5N1 in Egypt：virus evolution，pathogenicity and vaccine efficacy ten years on［J］. Infect Genet Evol，2016，40：80-90.

[48] 石伟，孙英伟，王璐璐，等. 人感染 H7N9 禽流感的流行和生物学研究进展［J］. 上海预防医学，2019，31（12）：999-1005.

[49] 万东华，何剑峰. 人感染 H7N9 禽流感的研究进展［J］. 华南预防医学，2018，44（01）：74-78.

[50] 朱蒙曼，刘晓青，傅伟杰，等. 人感染禽流感家庭聚集性病例研究进展［J］. 中华疾病控制杂志，2018，22：308-311.

[51] 孙海燕，童海江，崔大伟，等. 人感染 H7N9 禽流感病毒的研究进展［J］. 中华临床感染病杂志，2017，10（01）：68-75.

[52] 许可，鲍倡俊. 人感染 H7N9 禽流感流行病学研究进展［J］. 江苏预防医学，2015．26（01）43-47.

[53] 中国 - 世界卫生组织人感染禽流感防控联合考察组. 中国 - 世卫组织人感染 H7N9 禽流感防控联合考察报告［EB/OL］.［2021-04-16］. http://www.nhc.gov.cn/ewebeditor/uploadfile/2013/05/20130518162131295.pdf.

[54] 任瑞琦. 人感染 H7N9 禽流感流行病学特征及发病危险因素研究［D］. 北京：中国疾病预防控制中心，2015.

[55] 张磊. 人感染高致病性禽流感 H5N1 流行病学与预防控制研究进展［J］. 安徽预防医学杂志，2011，17（06）：430-434.

[56] 张云智，卢洪洲. 禽流感病毒（H5N1）的研究进展［J］. 中华传染病杂志，2007，25（06）：379-381.

第七章

甲型 H1N1 流感

流感病毒分为甲型、乙型和丙型，而甲型流感病毒又包括多种亚型，且具有易变异的特点。当新型或新亚型流感病毒毒株出现或旧亚型毒株重现时，人群普遍缺乏相应免疫力，容易造成病毒在人群中快速传播，从而引起流感在局部或全球范围的广泛流行。20 世纪以来，全球发生过多次流感大流行，对人类身体健康和生命安全以及社会经济发展都造成了极大的危害，甚至对全人类造成了灾难性的打击。例如，1918—1919 年流感大流行，在全球造成约 1/3 的人口（约 5 亿人）感染，至少 2500 万人死亡，超过第一次世界大战死亡总人数。1957 年和 1968 年发生的两次流感大流行均造成至少数百万人的死亡。最近一次的流感大流行是 2009 年的甲型 H1N1 流感大流行，虽然其在传播扩散过程中显露出致病性相对温和，但也导致全球约 20 万人死亡。表 7-1 显示了历史上 4 次流感大流行的基本特点。

表 7-1　历史上 4 次流感大流行的基本特点

发生时间	甲型流感病毒亚型（导入/重组的动物基因类型）	基本再生数估计	死亡率估计	全球归因超额死亡数估计	感染的主要年龄组
1918 年	H1N1（不明）	1.2 ~ 3.0	2% ~ 3%	2 千万 ~ 5 千万	青壮年
1957—1958 年	H2N2（禽类）	1.5	< 0.2%	1 百万 ~ 4 百万	所有年龄段
1968—1969 年	H3N2（禽类）	1.3 ~ 1.6	< 0.2%	1 百万 ~ 4 百万	所有年龄段
2009—2010 年	H1N1（猪类）	1.1 ~ 1.8	0.02%	10 万 ~ 40 万	儿童和青壮年

本章将围绕流感大流行应对准备、2009 年甲型 H1N1 流感大流行的发现与演变、病原学与临床特征、流行病学特征，以及我国的应对策略与措施等方面进行详细介绍。

第一节　流感大流行应对准备

一、世界卫生组织关于流感大流行的警戒级别和应对指南

2009 年的甲型 H1N1 流感大流行是 21 世纪以来的首次，也是《国际卫生条例（2005）》通过以来的首次流感大流行。为了应对可能出现的流感大流行，世界卫生组织在 1999 年制定了《流感大流行应对与准备》（*Pandemic Influenza Preparedness And Response*），并于 2005 年和 2009 年分别进行了修订。

（一）流感大流行警戒级别

2009 年，WHO 依据该指南将流感大流行警戒级别分为以下 6 级：

第 1 级，在自然界，流感病毒在动物尤其是鸟类中间持续流行。尽管此类病毒理论上可能进化为在大流行性病毒，但没有发现在动物中流行的此类病毒导致人类感染。

第 2 级，已知家养或野生动物中流行的动物流感病毒导致了人类感染，存在潜在的大流行威胁。

第 3 级，新型（或新亚型）流感病毒在人群中造成了零星病例或小规模传染，但并未造成足以维持社区层面暴发的人际传播。数量有限的人际传播可能是在一些条件下发生的，例如受感染者与不加防护的护理者之间密切接触。在此类严格条件下发生的有限传播并不表明病毒已经达到必然导致大流行的人际传播能力。

第 4 级，确认新型（或新亚型）流感病毒的人际传播已能够导致"社区层面暴发"。新型（或新亚型）流感在一个社区中导致持续暴发的能力标志着大流行风险的显著加剧。任何国家，如怀疑和核实此类事件，应立即与世界卫生组织磋商，以便联合评估局势，并在需要采取快速大流行遏制行动时，由受感染国家做出决定。这一级表明大流行风险显著加剧，但不一定意味着肯定发生大流行。

第 5 级，新型（或新亚型）流感病毒的人际传播发生在一个 WHO 区域的至少两个国家中。虽然在此阶段大多数国家不会受到影响，但宣布第 5 级是一个强烈信号，表明大流行迫在眉睫，确定计划缓解措施的组织、交流和实施已经时不我待。

第 6 级，大流行阶段，其特点是除了第 5 级确定的标准外，在世界卫生组织一不同区域至少其他一个国家发生了社区层面的暴发。宣布这一阶段将表明正发生全球大流行。当流感达到第 5 ~ 6 级，政府部门应领导和协调多部门资源来减轻大流行所致的社会和经济影响，持续向公众提供大流行状况最新信息和减轻风险的措施，积极监测和评价演变中大流行活动及其影响和缓解措施，实施个人和社会层面以及药物性干预性措施以及在各级卫生系统中实施应急计划。

在流感大流行高峰后期，在开展疫情监测的大多数国家，可监测到疫情发生水平降低到可观察的高峰水平之下。然而，这时尚不能确定是否将发生新的一波流行，各国仍需要为下一波做好相关应对准备。既往大流行的特点多表现为一波接一波地流行持续数月，甚至更长时间，这时立即发出"平安号"可能为时过早。

在流感大流行后，流感活动可能恢复到季节性流感水平。这时，流感大流行病毒的流行病学特点将表现为季节性甲型流感病毒的特点。流感大流行防控将回到常规疫情监测、修改完善流感大流行应急预案，做好新一轮未知流感大流行的应对准备。流感大流行各阶段示意图见图 7-1。

WHO 强调，警戒级别不能作为流行病学的预示，只能对各国采取的行动提供指导，后面的几个级别与大流行风险的升高水平具有不严格的相关性，而前面三个级别的风险性尚属未知，因此很可能出现大流行风险等级升高，但并未出现大流行的情况。此外，尽管全球流感监测和监控体系日臻完善，但也存在未能发现或认识到大流行首波暴发的可能。例如，如果疾病的症状轻微且不具有特异性，那么在发现可能造成大流行的病毒之前，该病毒已经出现了相对广泛的传播。因此，全球警戒级别可以从 3 级跃升至 5 级或 6 级；如果成功地进行了快速遏制，也可以从 4 级减低至 3 级。

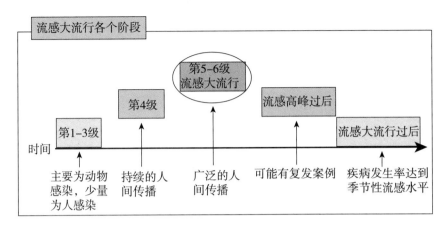

图 7-1　流感大流行各阶段示意图

（二）流感大流行的应对指南

2017 年，世界卫生组织修改完善《流感大流行风险管理指南》（*Pandemic Influenza Risk Management WHO Interim Guidance*），其中，对流感大流行的阶段划分提出新的设定。即流感大流行的阶段划分反映了 WHO 织对每一种可能感染人类的流感病毒的全球局势的风险评估。评估在这些病毒刚被发现的时候就开始了，并会根据病毒学、流行病学和临床数据的进展进行更新。基于风险的流感大流行阶段划分是一个连续的过程，显示了紧急风险管理的全灾害应变的一部分，包括准备期、应对期和恢复期。

新指南的基本原则之一是认识到国家级的紧急风险管理需要足够灵活，以协调各国的不同结局，例如疫情的不同严重程度和不同病例数量等。

根据所导致的疫情情况，全球阶段划分为：大流行间期、警戒期、大流行期和过渡期，描述了新型（或新亚型）流感病毒在全球的传播过程。全球阶段的划分将被 WHO 用于通报全球局势。它们将被纳入《国际卫生条例（2005）》国家归口单位的相关通报中，通过疾病暴发新闻或各类公众与媒体的互动（包括社会媒体渠道）公布。但是，考虑到随着大流行病毒的出现，各个国家和地区在不同时期面临着不同的风险。因此，WHO 强烈建议各国参考 WHO 提供的全球评估信息，基于当地情况对本国的风险进行评估。即各国做出风险管理决策时，在考虑全球风险评估的情况下，应以当地的风险评估为基础。

大流行间期：指两次流感大流行之间的时期。

警戒期：由人体分离到新流感病毒亚型导致流感的时期。地方、国家和全球各级都提高警戒并进行仔细的风险评估是这一时期的特征。如果风险评估表明新病毒不会发展为大流行毒株，则相关防范活动可能会降低至大流行间期的等级。

大流行期：全球监测基础上发现的新型流感病毒亚型传播引起人类流感的全球流行时期。全球风险评估主要以病毒学、流行病学和临床数据为基础，根据全球风险评估的结果，流感大流行间期、警戒期和大流行期之间的演变可能会迅速发生，也可能逐渐过渡。

过渡期：当评估发现全球风险降低时，全球行动应对的等级可能会降低，各国根据本国风险评估，应减少响应活动并转而实施复原措施。

WHO 特别强调，全球阶段及其在风险管理中的应用与以下内容有所区别：①根据《国际卫生条例（2005）》确定的国际关注的突发公共卫生事件（PHEIC）；②在新发流感病毒风险评估基础上宣布的流感大流行。以上两者都经过特异性评估，在PHEIC的确定或大流行的宣布的基础上，可用于沟通是否需要全球合作行动。

二、我国关于流感大流行的应对准备

依据《国家突发公共卫生事件应急预案》和我国《卫生部应对流感大流行相关政策与应急预案》，我国将应对流感大流行工作划分为3个阶段，即准备阶段、大流行阶段和结束阶段。按突发公共卫生事件分级规定，综合新型（新亚型）流感病毒疫情发生和流行的性质、危害程度和波及范围，将新型（新亚型）流感病毒疫情划分为一般（Ⅳ级）、较大（Ⅲ级）、重大（Ⅱ级）和特别重大（Ⅰ级），分别实行Ⅳ级、Ⅲ级、Ⅱ级和Ⅰ级应急响应。

流感大流行各阶段由国家卫生健康行政主管部门组织有关专家判定。新型（或新亚型）流感病毒疫情的分级、预警和相应的应急反应认定、宣布和终止，按照《国家突发公共卫生事件应急预案》执行。国家卫生健康行政主管部门就疫区的划定和宣布向国务院提出建议，县以上卫生健康行政部门就当地疫区的划定向本级政府提出建议。

2009年甲型H1N1流感大流行结束后，我国组织制定了《国家流感大流行应急预案》，明确根据新型（或新亚型）流感病毒毒株或重现旧亚型毒株的波及范围和危害程度，将流感大流行应对过程划分为3个阶段，即应对准备阶段、应急响应阶段（Ⅳ级、Ⅲ级、Ⅱ级、Ⅰ级）、恢复评估阶段。

第二节 2009年甲型H1N1流感的发现与疫情演变过程

一、疫情的发现与演变过程

2009年3月，美国和墨西哥相继暴发"人感染猪流感"疫情。4月中旬，实验室检测显示，从北美发现的甲型H1N1流感病毒是一种从来没有被发现过的四源重配的猪H1N1流感病毒，其内部基因分别来自猪流感病毒、人流感病毒和禽流感病毒。

4月25日，WHO根据《国际卫生条例》规定，召集突发事件委员会听取意见，随后，时任WHO总干事陈冯富珍宣布"人感染猪流感"疫情为国际关注的突发公共卫生事件。4月27日，北美的加拿大、欧洲的西班牙和英国报告首例确诊病例，她宣布将流感大流行的警戒级别提高到4级，表明发生流感大流行的可能性增加，但并不表明大流行的发生难以避免。4月28日，亚洲的以色列、大洋洲的新西兰报告发现首例确诊病例。4月29日，西班牙出现本土病例，WHO决定将流感大流行警戒级别提高到5级，表明流感大流行能够迅速传播到世界各国，必须认真对待。4月30日，WHO、联合国粮食及农业组织（FAO）和世界动物卫生组织（OIE）宣布，一致同意不再使用"猪流感"一词，并采用H1N1型流感指代。我国随后将其更名为"甲型H1N1流感"。

5月1日，中国香港报告首例确诊病例。5月初，甲型H1N1流感疫情已在美洲的美国、墨西哥、加拿大呈现社区水平广泛传播，多个WHO区域的国家，如日本、澳大利亚、英国等，也出现了本土局部聚集性疫情。5月11日，我国大陆地区发现首例输入性病例，29日发现首例本土确诊病例。6月2日，非洲的埃及也报告了首例确诊病例。至此，疫情已构成全球性的传播流行。6月11日，WHO总干事陈冯富珍宣布："截至今天，在74个国家已报告了近3万起确诊病例。""疫情进一步的传播被认为是不可避免的。""因此，我决定把流感大流行警戒级别从5级升为6级。"并表示"在整体上，我们有充分的理由相信这次大流行在严重程度上将是中等的，至少在最初的阶段将是这样。"全球进入流感大流行阶段。

截至2010年1月3日，美洲热带地区和北温带地区流感活动持续下降并保持在低水平。在北美，墨西哥、美国和加拿大相应于2009年10月上旬、中旬和下旬度过流感高峰，3个国家均报告秋冬季的病例数明显多于春夏第一波。加拿大流感样病例监测（ILI%）已恢复至季节性基线水平以下。欧洲疫情仍广泛播散，中欧、东欧和东南欧少数国家仍报告病毒传播处于高强度，部分国家流感标本检测阳性率仍维持在高水平；西欧和北欧大部分地区流感样病例/急性上呼吸道感染患者占就诊者的比例持续下降，已恢复到季节性流感基线水平。东亚、西亚、东南亚、中亚病毒传播仍然活跃，疫情广泛播散，除个别国家报告近期ILI%或呼吸道疾病病例上升，各地区总体呈下降趋势。北非的病毒传播仍然活跃，埃及、阿尔及利亚和摩洛哥等部分国家报告呼吸道疾病活动继续上升，检测到的流感病毒也有所增多，流感活动可能尚未达到高峰。南半球温带地区仍报告散发的甲型H1N1流感病例，但无持续局部传播的迹象。

2010年8月，国际卫生条例紧急委员会召开会议。他们对全球甲型H1N1流感疫情进行全面评估认为，近2个月来，全球甲型H1N1流感活动总体保持在较低水平，全球在经历了最初的2009年冬季的甲型H1N1流感病毒传播高峰后，没有迹象表明存在广泛、持续、非季节性的甲型H1N1流感大流行病毒的传播，全球已不再处于流感大流行状态。8月10日，WHO宣布甲型H1N1流感大流行结束。陈冯富珍表示，世界现已不再处于流感大流行警戒第6级，正在进入大流行后时期；甲型H1N1流感病毒在很大程度上已到了尽头，其危害性已不超过各种季节性流感。陈冯富珍同时警告，进入大流行后时期，并不意味着甲型H1N1病毒已经消失，根据以往大流行的经验，预计甲型H1N1流感病毒还会以季节性流感病毒的表现方式出现，并在今后若干年内继续传播。病毒很有可能继续使年轻人群发生严重疾病。各国对此仍需要保持警惕。

二、我国疫情的传入与演变过程

2009年4月25日，我国接到WHO关于人感染猪流感（即甲型H1N1流感）通报，立即启动应急响应，建立联防联控工作机制，加强出入境检验检疫，加强疫病监测，开展境内疫情本底调查，加强防控知识普及与宣传，启动诊断试剂和药物的研发，开展对外交流与合作，收集境外疫情，处理涉外防控事宜，做好疫情应对准备，增加应急物资储备，严防疫情输入。

4月30日，我国将甲型H1N1流感纳入《中华人民共和国传染病防治法》规定的乙类传染病，并采取甲类传染病的预防、控制措施；同时纳入《中华人民共和国国境卫生检疫法》规定的检疫传染病管理。

5月11日，四川省确诊我国内地首例输入性甲型H1N1流感病例。5月29日，我国内地首次出现本土病例。6月11日，我国出现本土病例并引发二代病例。6月19日，出现学校聚集性病例。7月28日，新增本土病例数大于输入性病例数。8月8日，出现重症病例，疫情已从航空、陆路等口岸较多的东部省份向内陆省份扩散。9月4日，我国31个省（直辖市、自治区）和新疆生产建设兵团均报告确诊病例。9月4日，出现首例甲型H1N1流感死亡病倒。11月底病例数达到高峰。进入12月后，报告病例数开始呈现下降态势。2010年1月，流感监测显示，我国乙型流感病例数超过了甲型H1N1流感。2010年1月和3月，中国疾病预防控制中心在北京等11个省（自治区、直辖市）组织开展了两次甲型H1N1流感血清学横断面调查，结果显示内地近30%的人群已有针对甲型H1N1流感病毒抗体，表明人群已有一定的免疫屏障，专家认为2010年应不会出现2009年秋冬季同样的流行高峰。4月15日，我国暂停应急响应下的疫情报告。

截至2010年8月31日24时，我国内地累计报告甲型H1N1流感确诊病例128 085例，死亡病例805例。专家研判认为我国甲型H1N1流感处于低水平活动状态，季节性流感呈低水平流行状态，人群中已形成一定的免疫屏障，未发现病毒出现具有公共卫生意义的变异，且全球进入"流感大流行后期"。2010年8月下旬，经报请国务院批准，我国终止甲型H1N1流感突发公共卫生事件应急响应。

第三节　甲型H1N1流感的病原学和临床特征

一、病原学

（一）流感病毒

流感病毒在病毒分类学上属正黏病毒科（Orthomyxoviridae），是有包膜的RNA病毒，由一个内部的核衣壳和包膜组成。包膜由基质蛋白、双层类脂膜和糖蛋白突起组成。流感病毒有3个不同的血清型，即甲（A）、乙（B）、丙（C）型流感病毒。图7-2为流感病毒示意图。甲型流感病毒根据其红细胞血凝素（HA）和神经氨酸酶（NA）蛋白结构及其基因特性又可分成许多亚型，目前已发现甲型流感病毒的HA有16个亚型（H1—H16），NA有9个亚型（N1—H9）。乙型和丙型流感病毒无亚型划分。

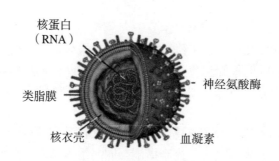

图7-2　流感病毒示意图

流感病毒的基因组分节段。甲、乙型毒株含 8 个节段，而丙型仅含 7 个节段，少一个编码神经氨酸酶蛋白的节段。甲、乙型毒株基因组至少分别编码 10 和 11 种蛋白。由于基因由多个节段组成，病毒的 RNA 聚合酶不具有纠错功能故易于发生变异。一旦基因组自发的点突变，常引起抗原漂移（antigenic drift）。当两种不同亚型毒株感染细胞，使其基因组发生重新排列，可引起抗原位移（antigenic shift），导致新血清型的出现，就有可能引起世界性的流感大流行。

（二）甲型 H1N1 流感病毒

甲型 H1N1 流感病毒属于甲型流感病毒属（influenza virus A）。典型病毒颗粒呈球状，直径为 80 ~ 120 nm，有囊膜。囊膜上有许多放射状排列的突起糖蛋白，分别是红细胞血凝素（HA）、神经氨酸酶（NA）和基质蛋白 M2。病毒颗粒内为核衣壳，呈螺旋状对称，直径为 10 nm。它为单股负链 RNA 病毒，基因组约为 13.6 kb，由大小不等的 8 个独立片段组成。病毒对乙醇、碘伏、碘酊等常用消毒剂敏感；对热敏感，56℃条件下 30 min 可灭活。

二、临床特征

（一）临床表现

通常表现为流感样症状，包括发热、咽痛、流涕、鼻塞、咳嗽、咳痰、头痛、全身酸痛、乏力。部分病例出现呕吐和（或）腹泻。少数病例仅有轻微的上呼吸道症状，无发热。

体征主要包括咽部充血和扁桃体肿大，可发生肺炎等并发症。少数病例病情进展迅速，出现呼吸衰竭、多脏器功能不全或衰竭。可诱发原有基础疾病的加重，呈现相应的临床表现。病情严重者可能死亡。

新生儿和婴儿流感样症状常不典型，可表现为低热、嗜睡、喂养困难、呼吸急促、呼吸暂停、发绀和脱水。儿童病例易出现喘息，部分儿童病例出现中枢神经系统损害。

孕中晚期妇女感染甲型 H1N1 流感后较多表现为气促，易发生肺炎、呼吸衰竭等。孕妇感染甲型 H1N1 流感后可能有流产、早产、胎儿窘迫、胎死宫内等不良妊娠结局。

（二）实验室检查

1. 外周血象检查　白细胞总数一般不高或降低。部分儿童重症病例可出现白细胞总数升高。

2. 血生化检查　部分病例出现低钾血症，少数病例肌酸激酶、谷草转氨酶、谷丙转氨酶、乳酸脱氢酶升高。

3. 病原学检查

（1）病毒核酸检测：用 RT-PCR（最好采用实时 RT-PCR）法检测呼吸道标本（咽拭子、鼻拭子、鼻咽或气管抽取物、痰）中的甲型 H1N1 流感病毒核酸，结果可呈阳性。

（2）病毒分离：呼吸道标本中可分离出甲型 H1N1 流感病毒。

（3）血清抗体检查：动态检测双份血清甲型 H1N1 流感病毒特异性抗体水平呈 4 倍或 4 倍以上升高。

（三）胸部影像学检查

甲型 H1N1 流感肺炎在 X 线胸片和 CT 的基本影像表现为肺内片状影，为肺实变或磨玻璃样变，可合并网、线状和小结节影。片状影为局限性或多发、弥漫性分布，较多为双侧病变。可合并胸腔积液。儿童病例肺内片状影出现较早，多发及散在分布多见，易出现过度充气，影像学表现变化快，病情进展时病灶扩大融合，可出现气胸、纵隔气肿等征象。

三、临床诊断

诊断主要结合流行病学史、临床表现和病原学检查，早发现、早诊断是防控与有效治疗的关键。

（一）疑似病例

符合下列情况之一即可诊断为疑似病例：

1. 发病前 7 天内与传染期甲型 H1N1 流感确诊病例有密切接触，并出现流感样临床表现。

密切接触是指在未采取有效防护的情况下，诊治、照看传染期甲型 H1N1 流感患者；与患者共同生活；接触过患者的呼吸道分泌物、体液等。

2. 出现流感样临床表现，甲型流感病毒检测阳性，尚未进一步检测病毒亚型。

对上述两种情况，在条件允许的情况下，可安排甲型 H1N1 流感病原学检查。

（二）临床诊断病例

仅限于以下情况做出临床诊断：同一起甲型 H1N1 流感暴发疫情中，未经实验室确诊的流感样症状病例，在排除其他致流感样症状疾病时，可诊断为临床诊断病例。

在条件允许的情况下，临床诊断病例可安排甲型 H1N1 流感病原学检查。

（三）确诊病例

出现流感样临床表现，同时有以下一种或几种实验室检测结果：

1. 甲型 H1N1 流感病毒核酸检测阳性（可采用实时 RT-PCR 和 RT-PCR 方法）。

2. 分离到甲型 H1N1 流感病毒。

3. 双份血清甲型 H1N1 流感病毒的特异性抗体水平呈 4 倍或 4 倍以上升高。

（四）重症与危重病例的判定

其中，甲型 H1N1 流感病毒感染者中出现以下情况之一者，可判定为重症病例：

1. 持续高热 > 3 天，伴有剧烈咳嗽，咳脓痰、血痰，或胸痛。

2. 呼吸频率快，呼吸困难，口唇发绀。

3. 神志改变：反应迟钝、嗜睡、躁动、惊厥等。

4. 严重呕吐、腹泻，出现脱水表现。

5. 合并肺炎。

6. 原有基础疾病明显加重。

出现以下情况之一者，可判定为危重病例：

1．呼吸衰竭。

2．感染中毒性休克。

3．多脏器功能不全。

4．出现其他需进行监护治疗的严重临床情况。

（五）首例病例的确诊

我国首例甲型H1N1流感病例由卫生部（现国家卫健委）组织专家组，结合病例的流行病学史、临床表现、省级疾控中心检测结果及中国疾控中心实验室复核检测结果等，进行诊断确认。

各省（自治区、直辖市）首例甲型H1N1流感由发现地省级卫生部门组织省级专家组，结合病例流行病学史、临床表现、省级疾控中心检测结果，做出疑似人感染新亚型流感病毒病例的诊断，待中国疾控中心实验室复核后，再做出确诊病例的诊断，并由省级卫生部门报告卫生部。需国家级诊断专家组进行确认诊断的病例，待国家级专家组做出确诊或排除诊断后，由病例报告单位进行报告订正。各省（自治区、直辖市）后续病例的诊断程序和规则，由各省级卫生行政部门决定。

四、临床管理与治疗

2009年甲型H1N1流感大流行期间，我国对相关病例主要采取以下治疗和管理措施：

（一）临床分类处理原则

1．疑似病例　在通风条件良好的房间单独隔离。住院病例须做甲型H1N1流感病原学检查。

2．临床诊断病例　在通风条件良好的房间单独隔离。住院病例须做甲型H1N1流感病原学检查。

3．确诊病例　在通风条件良好的房间进行隔离。住院病例可多人同室。

（二）住院原则

根据患者病情及当地医疗资源状况，按照重症优先的原则安排住院治疗。

1．优先收治重症与危重病例入院。对危重病例，根据当地医疗设施条件，及时转入具备防控条件的重症医学科（ICU）治疗。

2．不具备重症与危重病例救治条件的医疗机构，在保证医疗安全的前提下，要及时将病例转运到具备条件的医院；病情不适宜转诊时，当地卫生行政部门或者上级卫生行政部门要组织专家就地进行积极救治。

3．高危人群感染甲型H1N1流感较易成为重症病例，宜安排住院诊治。如实施居家隔离治疗，应密切监测病情，一旦出现病情恶化须及时安排住院诊治。

孕中晚期妇女感染甲型H1N1流感应密切观察病情变化，对患者的全身状况以及胎儿宫内状况进行综合评估，及时住院诊治。

4．轻症病例可安排居家隔离观察与治疗。

（三）临床治疗

1．一般治疗　休息，多饮水，密切观察病情变化；对高热病例可给予退热治疗。

2．抗病毒治疗　2009 年甲型 H1N1 流感大流行期间，病毒对神经氨酸酶抑制剂奥司他韦（oseltamivir）、扎那米韦（zanamivir）敏感，对金刚烷胺和金刚乙胺耐药。当时，对于临床症状较轻且无合并症、病情趋于自限的甲型 H1N1 流感病例，临床治疗中要求无需积极应用神经氨酸酶抑制剂。对于发病时即病情严重、发病后病情呈动态恶化的病例，感染甲型 H1N1 流感的高危人群，要求及时给予神经氨酸酶抑制剂进行抗病毒治疗。并强调，开始给药时间应尽可能在发病 48 h 以内（以 36 h 内为最佳）。对于较易成为重症病例的高危人群，一旦出现流感样症状，不一定等待病毒核酸检测结果，即可开始抗病毒治疗。孕妇在出现流感样症状之后，宜尽早给予神经氨酸酶抑制剂治疗。对于就诊时病情严重、病情呈进行性加重的病例，须及时用药，即使发病已超过 48 h，也应使用。

3．其他治疗　包括如出现低氧血症或呼吸衰竭，应及时给予相应的治疗措施，包括氧疗或机械通气等；合并休克时给予相应抗休克治疗；出现其他脏器功能损害时，给予相应支持治疗；合并细菌和（或）真菌感染时，给予相应抗菌和（或）抗真菌药物治疗；对于重症和危重病例，也可以考虑使用甲型 H1N1 流感近期康复者恢复期血浆或疫苗接种者免疫血浆进行治疗。

4．中医辨证治疗　在 2009 年甲型 H1N1 大流行期间，推出和实施的中医轻症辨证治疗方案和重症与危重症辨证治疗方案均取得了较好的临床效果。

（四）出院标准

2009 年甲型 H1N1 流感大流行期间，我国的病例出院标准为：

1．体温正常 3 天，其他流感样症状基本消失，临床情况稳定，可以出院。

2．因基础疾病或合并症较重，需较长时间住院治疗的甲型 H1N1 流感病例，在咽拭子甲型 H1N1 流感病毒核酸检测转为阴性后，可从隔离病房转至相应病房做进一步治疗。

第四节　2009 年甲型 H1N1 流感流行病学特征

一、传染源

2009 年甲型 H1N1 流感大流行的主要传染源是患者。多数患者从症状出现前 1 天，直到起病后 5 天内，都有可能把流感病毒传染给其他人。一些隐性感染者虽然没有表现出临床症状，但仍能短期排毒，具有传染性，也作为传染源。

甲型 H1N1 流感的潜伏期一般为 1 ~ 7 天，多为 1 ~ 3 天。

二、传播途径

流感病毒主要通过感染者咳嗽或打喷嚏的方式通过飞沫经呼吸道传播，也可通过接触口腔、鼻腔、眼睛等处黏膜直接或间接接触传播。接触患者的呼吸道分泌物、体液和被病毒污染的物品亦可能引起感染。

三、易感人群

由于流感病毒的基因组经常发生抗原漂移。在流感流行地区，每年的各个流行季节所流行的流感病毒毒株都有可能有所不同。因此，人群对于流感病毒普遍易感。2009年甲型H1N1流感大流行早期和中期，人群普遍易感。随着甲型H1N1疫苗的接种和感染人数的增多，接种者和感染者对甲型H1N1流感病毒形成了免疫力，人群易感性降低，有效遏制了疫情进一步传播。

以下高风险人群感染了甲型H1N1流感病毒后，较易发展为重症病例。

1．孕妇。

2．伴有以下疾病或状况者　慢性呼吸系统疾病、心血管系统疾病（高血压除外）、肾病、肝病、血液系统疾病、神经系统及神经肌肉疾病、代谢及内分泌系统疾病、免疫功能抑制（包括应用免疫抑制剂或HIV感染等致免疫功能低下）、19岁以下长期服用阿司匹林者。

3．肥胖者（体重指数≥40危险度高，体重指数在30～39可能是高危因素）。

4．年龄＜5岁的儿童（年龄＜2岁更易发生严重并发症）。

5．年龄≥65岁的老年人。

四、2009年甲型H1N1流感大流行期间我国疫情的特点

2009年甲型H1N1流感大流行病毒的主要特征是致病性低、人群普遍易感，传染速度快。大流行期间，甲型H1N1流感病毒致病特点以感染儿童和青壮年为主，感染了病毒的肥胖者、孕产妇更易进展为重症。

（一）时间分布特点

1．境外输入阶段　2009年5—6月，我国甲型H1N1流感疫情为境外输入阶段。

5月11日，我国内地报告首例病例后，截至6月25日，共有23个省（自治区、直辖市）累计报告甲型H1N1流感确诊病例570例。疫情传播速度呈逐渐加快趋势。自报告首例病例到第100例间隔约30天，第100例到第200例间隔约5天，第200例与第300例间隔约4天，第300例到第400例间隔约2天，第400例到第500例间隔约2天，输入性病例占确诊病例总数的76.3%。

2．本地暴发阶段　2009年6月中旬出现了输入病例引起的本地暴发。7月份开始，本地感染病例逐渐增加，8月份开始以本地感染病例为主；8月下旬开始，大量暴发疫情出现（主要是学校暴发），病例数迅速上升，持续上升至11月底后，12月份迅速下降。2009年8月报告重症病例，10月报告死亡病例，10月中下旬重症和死亡病例报告开始持续增加，11月底达到高峰，12月份迅速下降。9—12月期间，各地先后出现的疫情高峰共同组成全国疫情高峰。

（二）地区分布特点

早期由境外输入，病例报告散布在航空、陆路口岸较多或对外交往频繁、旅游资源丰富的省份，如广东、北京、上海等；逐渐在口岸较多或对外交流人员往来较频繁的地区发生本土的感染病例和暴发。从本土的感染病例和暴发较多的地区向交流不太频繁的内陆地区扩散；东部省份先向中部，再向西部扩散；逐渐由城市向农村扩散，直至扩散至全国所有省份。

截至 2010 年 1 月 10 日，我国内地 31 省（自治区、直辖市）累计报告甲型 H1N1 流感确诊病例 123 197 例；重症病例 7 023 例，死亡 714 例。全国 3 031 个县区中，有 2 334 个（77%）报告了甲型 H1N1 流感确诊病例。

（三）人群分布特点

1. 早期输入病例　早期为国外输入性病例，主要是归国探亲、休假、留学生和旅游人员，来自美国、加拿大和澳大利亚的占大多数。病例多为青壮年，所有病例临床症状均较轻，以发热和上呼吸道症状为主。由于我国内地采取了严格的卫生检验检疫和密切接触者管理等措施，大多数病例均在早期被发现（从发病至开始抗病毒治疗间隔时间的中位数为 2 天），经过住院隔离治疗预后良好，没有出现重症或死亡病例。

中国疾病预防控制中心共分离出 45 株病毒。分子生物学分析结果显示，病例中分离病毒与美国分离病毒高度同源，没有发现明显变异，对神经氨酸酶抑制剂类药物敏感。截至 8 月 17 日，我国内地 26 个省份共确诊 2 729 例甲型 H1N1 流感病例，其中境外输入病例 1 696 例，约占 62%，各年龄组的男性病例均多于女性病例。

2. 本土病例　2009 年 8 月底，学校暴发疫情上升后，病例的主要人群为中小学生。人群普遍易感，30 岁以下人群感染、发病的风险似乎更高。患有慢性基础性疾病、肥胖症和孕产妇是重症和死亡发生的高危人群。

截至 12 月 2 日，我国内地 31 省（自治区、直辖市）累计报告甲型 H1N1 流感确诊病例 95 931 例，其中重症 3332 例，死亡 252 例。病例中最小的为刚出生 5 天，最大年龄 87 岁，年龄中位数为 15 岁。其中，小于 18 岁的占 77%，大于 60 岁（含 60 岁）的仅占 0.26%；男性占 60.7%。

图 7-3 显示了 2009 年 5 月 3 日（19 周起始）至 2009 年 9 月 12 日（37 周结束）期间我国 3 392 例甲型 H1N1 流感病例的感染来源分布。

（四）聚集性疫情

2009 年 4 月 6 日至 2010 年 1 月 3 日期间，我国共报告甲型 H1N1 流感聚集性疫情（发病数 2 例及以上）2 740 起，其中学校（包括托幼机构）2 430 起，88% 为中小学疫情。

在 2009 年 9 月 1 日—18 日报告的 398 起聚集性疫情中，有 359 起（90.2%）发生在学校，占学校报告聚集性疫情总病例数的 95%（3 911 例 /4 109 例）。其中，规模最大的聚集性疫情发生在新疆乌鲁木齐市的一所中学，感染人数 226 例。首发病例的发病时间为 2009 年 9 月 2 日，截至 9 月 10 日 22 时，确诊 48 例，疑似 178 例，无重症和死亡病例。图 7-4 显示了 2009 年我国甲型 H1N1 流感聚集性疫情报告的时间分布。

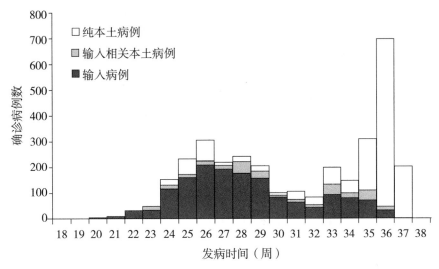

图7-3 我国3392例甲型H1N1流感病例的感染来源分布

（2009年5月3日至2009年9月12日）

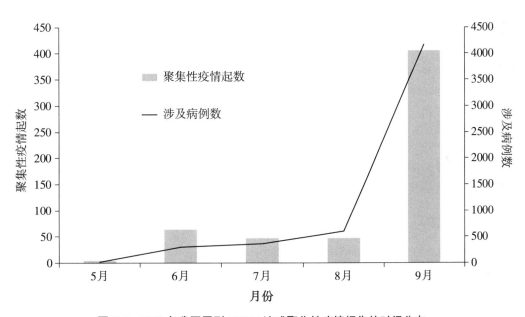

图7-4 2009年我国甲型H1N1流感聚集性疫情报告的时间分布

第五节 我国应对甲型H1N1流感大流行的策略与措施

面对突如其来的甲型H1N1流感疫情，全球主要采取围堵和缓疫的防控策略，主要防控措施包括加强监测、做好风险沟通、实施公共卫生干预措施，以及医疗卫生响应等。

在我国，党中央、国务院审时度势，第一时间明确了"保障公众健康和生命安全，维护社会和谐稳定，保障经济正常运行"的疫情防控目标，制定了"高度重视，积极应对，联防联控，依法科学处置"的防控原则，成立由卫生部牵头、33个部门参与的"应对甲型H1N1流感联防联控工作机制"，内设综合组、口岸组、医疗组、保障组、宣传组、对外合作组、科技组、畜牧兽医组和专家委员会，并组织专家制定了一整套科学、完善的流感大流行应急预案，统一指挥协调我国的流感大流行应对工作。

联防联控工作机制及时收集、分析国内外疫情与防控工作动态，听取各地各级政府和各有关部门提出的工作意见，组织专家委员会研究论证后，形成联防联控工作机制决策，指导各地各有关部门采取相关防控措施，并适时对防控措施的执行情况和结果进行评价。疫情防控工作中，遇到重要事项，及时上报国务院研究决策，指挥各地落实。

一、随着疫情变化及时调整防控策略

我国内地甲型 H1N1 流感大流行的防控策略，随着疫情的变化及时进行调整。第一阶段的防控策略是"严防病例输入，加强密切接触者管理"；第二阶段的防控策略是"外堵输入，内防扩散"；第三阶段的防控策略是"减少二代病例严防社区暴发，加强重症救治，应对疫情变化"；第四阶段的防控策略是"强化预防措施，突出重点环节，加强重症救治，减少疫情危害"。

（一）严防病例输入

2009 年 5 月 11 日前，我国尚未发现疫情，当时的主要防控策略是严防病例输入，主要措施包括：建立联防联控工作机制，实行依法管理；加强出入境检验检疫；加强疫病监测，开展境内疫情本底调查；加强防控知识普及与宣传；启动诊断试剂和药物的应急研发；开展对外交流与合作，收集境外疫情，处理涉外防控事宜；做好疫情应对准备，增加应急物资储备等。5 月 11 日出现首例输入病例至 5 月 29 日出现首例本土病例期间，主要防控措施是在前一阶段的基础上，重点完善并加强：强化密切接触者的追踪与管理；落实定点医院，积极开展患者救治，加强院内感染控制；扩大流感监测哨点医院和网络实验室。

（二）外堵输入、内防扩散

到 2009 年 6 月 11 日出现本土不明原因病例前，主要防控策略调整为一手抓外堵输入，一手抓内防扩散。主要防控措施是在前期工作的基础上，重点完善并加强：加强临床病例监测和病原学监测；完善密切接触者的追踪与管理；实施应急科研项目，开展疫苗研制等。

（三）减少二代病例，严防社区暴发，加强重症救治、应对疫情变化

2009 年 6 月 19 日出现学校聚集性病例，主要防控策略调整为减少二代病例，严防社区暴发，加强重症救治，应对疫情变化。主要防控措施是在前期工作基础上，重点完善并加强：

控制和减少二代病例的发生，提高重症病例的救治能力，落实相关防控技术和疫苗、有效抗病毒药物等储备，加强风险沟通和社会舆论引导。8 月 8 日出现重症病例，主要防控措施在前期工作基础上，重点完善并加强：调整与完善口岸检疫检验措施；加强学校、社区、乡镇、医院和公共场所等重点场所的防控工作；开展疫苗临床试验。8 月底，我国内地疫情以本土病例为主，主要防控措施在前期工作基础上，进一步增加了加强重症病例救治；召开国际会议，及时交流学习防治工作经验；做好应对学校开学后疫情变化的准备。

（四）强化预防措施、严防社区暴发，加强重症救治、减少疫情危害

2009年8月底至11月初，随着我国内地不少地方甲型H1N1流感患者骤增，主要防控策略调整为强化预防措施、严防社区暴发，加强重症救治、减少疫情危害。主要防控措施是在前期工作基础上，重点完善并加强：加强医疗救治，开展疫苗接种（9月底已经开始），加强学校等重点场所的疫情防控，加强风险沟通和社会舆论引导。2009年11月初至2010年3月底，主要防控措施在前期工作基础上，有进一步加强：加强疫情监测和疫情研判，完善信息报送和疫情发布，积极推进疫苗接种，加强医疗救治，加强学校等重点场所的疫情防控，加强风险沟通和社会舆论引导等。

（五）科学有序防控，提升监测水平，做好重症救治，完善应对准备

2010年3月底至8月我国终止甲型H1N1流感突发公共卫生事件应急响应，主要防控策略进一步调整为科学有序防控，提升监测水平，做好重症救治，完善应对准备。疫情防控进入常态化模式。

二、加强疫情监测，研判流行趋势

甲型H1N1流感疫情发生后，为及时了解疫情的发展趋势，监测病毒的变异情况，我国及时投入近4亿元资金，用于扩大流感监测网和大量检测标本，将流感监测哨点医院由甲型H1N1流感大流行前的197个迅速增加到556家，将流感监测网络实验室由63家扩大到411家，覆盖了我国的全部地市和部分重点区县，并在2009年9月份全部投入开展工作，在短时间内，建立完善流感监测网络。通过扩大的流感监测网络开展动态监测和实时监测，及时获得了疫情变化趋势和病毒变异情况信息，从疫情最初出现到全国流行趋势（图7-5），全面了解并掌握了具有13亿庞大人口的流感疫情情况，为科学防控甲型H1N1流感提供了基础。

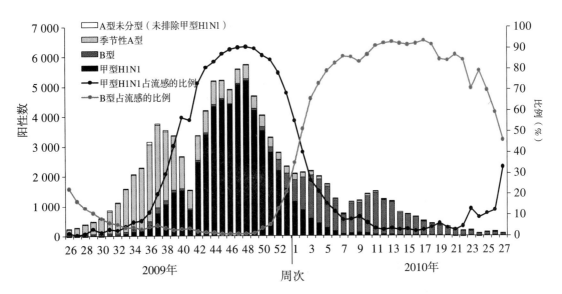

图7-5　2009年第26周至2010年第27周流感样病例（ILI）监测流感阳性标本主要型别构成

自 2009 年 5 月分离到第一株甲型 H1N1 流感病毒至 2010 年 7 月初，中国疾病预防控制中心对收检的 6382 株甲型 H1N1 流感病毒进行了复核鉴定，对 2354 株进行了抗原性分析，对 519 株病毒进行了全基因组序列测定，结果表明每株病毒的各基因片段与疫苗株 A/California/7/2009（H1N1）同源性超过 98%，且未发现与其他流感病毒的基因重配情况。中国疾病预防控制中心根据卫生部（现国家卫健委）要求，还制作了全球疫情分布图和国内各省隔离人员分布图；整合甲型 H1N1 流感病例个案和社区疫情暴发事件纳入国家传染病和突发公共卫生事件信息系统进行网络直报，实现甲型 H1N1 流感重症调查表报告以及统计分析报表；监测国内外疫情信息，不断优化改进系统平台；并保障了甲型 H1N1 流感疫苗应急接种海量信息的收集分析和接种不良反应的监测。

三、做好口岸卫生检验检疫和密切接触者管理

为防范甲型 H1N1 流感疫情境外输入，努力延缓疫情传播，口岸卫生检验检疫、密切接触者管理等是我国早期实施围堵策略中的主要措施，在之后的缓疫策略中也发挥了积极作用。

2009 年 4 月 30 日，我国将甲型 H1N1 流感纳入国境卫生检疫传染病管理。要求口岸卫生检验检疫部门立即执行严格的健康申报制度、体温筛查制度和医学巡查制度。要求所有入境人员均须填写《入境健康申明卡》，对来自或 7 日内到过有疫情发生的国家和地区的人员，如出现发热或急性呼吸道症状，其中的密切接触者实施居家（或住地）观察，患者立即转送到地方政府指定的医院实施隔离诊治，并对其所乘坐的交通工具实施医疗消毒处理，对有发热或急性呼吸道症状者立即进行实验室检验。如检验结果为阴性，对所涉人员及时解除医学观察；如检验结果阳性，对密切接触者实施医学观察 7 天。口岸卫生检验检疫部门还采取了登机检疫和通关检测等措施。

同时，各地对入境后的人员，派专业人员上门进行健康告知、登记和调查，要求入境人员如出现流感样症状应及时去医院就诊和向政府部门报告。各地疾病预防控制机构积极开展社区搜索工作，追查甲型 H1N1 流感密切接触者。医疗卫生机构对追查到的密切接触者开展健康状况访视和流行病学调查。发现有发热等流感样症状的人员，立即转送到地方政府指定的医院或居家进行隔离治疗、采样和检测，并对与其密切接触的全部人员进行医学观察。明确排除甲型 H1N1 流感的，与其有密切接触的全部人员一同解除医学观察；密切接触者医学观察期满，如无异常情况的，及时解除医学观察。

根据疫情的防控形势进展和相关风险评估结果，我国适时调整对密切接触者的相关管理措施。例如，2009 年 6 月 20 日前，口岸卫生检验检疫部门对交通工具上甲型 H1N1 流感密切接触者的定义范围为：病例在航空器上的前后 3 排及本排乘客、同船舱、同车厢人员（包括为其提供客舱服务的乘务人员）。6 月 20 日后，调整为以病例为中心左右各 1 位，前后 3 排各 3 位。7 月 8 日，卫生部通知要求对密切接触者不再进行集中医学观察，由卫生部门实施居家医学观察或随访。

四、强化病例救治，注重中西医结合

我国对甲型 H1N1 流感重症病例及高危人群（有基础疾病患者、老年人、孕妇等）采

取集中收治措施，努力降低重症病例发生率和病死率；对轻症病例鼓励居家治疗，做好随访和指导，确保治疗安全有效。2009年4月27日，卫生部要求各地卫生行政部门指定定点医院，做好集中收治甲型H1N1流感病例的准备。8月8日，我国内地发现首例重症病例，并成功治愈。随着疫情的发展，为了更好地保证重症患者得到及时、有效的治疗，各地将重症医学专业较强的综合医院纳入到收治重症病例的后备医院。随着新增住院病例和重症病例的不断增加，中央财政安排专项资金用于支持各地增加抗病毒药物和临床治疗器材，并强化专业培训，加强其重症病例的综合救治能力。在10月修订的诊疗方案中，增加了重症病例和危重病例的识别标准，指导各地对两类患者的早期识别和救治。在2010年完善的诊疗方案中，增加了有关儿童和孕产妇患者的临床特点、治疗原则。

我国同时十分重视发挥中医药在临床救治中的作用，制定了切实可行的临床治疗方案，努力降低病死率，减轻疫情的危害。例如，北京市总结古今诊治经验，借鉴临床专家成果，经过中医辨证论治的反复筛选，优选出有效治疗方剂并申请了专利，用于临床治疗。北京市的一项临床研究显示，在收治的845例甲型H1N1流感患者中，326例患者采用纯中药治疗，临床专家遴选的中药处方和部分中成药的功能主治与甲型H1N1流感的发病机制、症候特点及基本治法相吻合；治疗效果证明，单纯以中药治疗，能改善甲型H1N1流感的发热、咽痛、咳嗽等症状；在常规用药剂量范围内，没有发现毒副作用和不良反应，运用中医药治疗的甲型H1N1流感病例全部治愈出院。中国内地2/3接受中医药单独治疗或参与治疗的甲型H1N1流感临床病例的研究，显示单纯中医药是治疗轻症病例的一种安全、有效的方法；中药与奥司他韦合用对于重症病例的救治具有潜在价值。

五、加强学校、社区等重点场所的疫情防控

2009年6月，我国出现本土聚集性甲型H1N1流感疫情。我国疫情防控进入一个新的阶段，学校和社区等场所的疫情防控成为工作重点。

（一）学校疫情防控

2009年6月22日，教育部、卫生部组织专家制定了《学校甲型H1N1流感防控工作方案（试行）》，指导各级各类学校、托幼机构以及各部门开办的各类教育培训机构、学生夏令营和冬令营等做好疫情防控工作。

该方案将学校甲型H1N1流感疫情划分为学校未发现甲型H1N1流感疫情、学校出现非校内感染病例、学校出现校内感染病例3种情形，并明确了相关防控措施，同时规定了停课、放假的实施程序：

1．当地卫生部门在当地教育部门配合下，组织调查，核实疫情情况。

2．当地卫生行政部门组织专家组，对疫情风险进行评估。

3．当地卫生行政部门根据风险评估结果，会商当地教育行政部门，共同向当地政府、甲型H1N1流感联防联控工作机制或防控指挥部提出停课、放假的建议。

4．当地政府、甲型H1N1流感联防联控工作机制或防控指挥部审核批准后，宣布执行。

5．当地卫生行政部门和教育行政部门在开展相关工作时，应及时上报上级卫生行政部门和教育行政部门，并争取相关工作指导和技术支持。

6．停课期间，如有新病例发生，可适当延长停课时间。

7. 当停课、放假时间超过 7 天，由当地卫生行政部门组织专家组评估。

达到复课条件的，商当地教育行政部门，报请当地政府、甲型 H1N1 流感联防联控工作机制或防控指挥部批准后执行。

（二）社区疫情防控

2009 年 8 月 11 日，卫生部还组织专家制定了《乡镇甲型 H1N1 流感防控工作方案（试行）》，明确：

1. 乡镇范围内的散发　指在同一乡镇范围内，出现散在分布的甲型 H1N1 流感确诊病例，病例间无流行病学关联。

2. 乡镇范围内的暴发　指在同一行政村或集体单位内，14 天内出现多个甲型 H1N1 流感确诊病例，且呈现明显的聚集性。

3. 乡镇范围内的流行　指在同一乡镇范围内，出现多起甲型 H1N1 流感暴发疫情，多例患者传播链不清楚，且呈现持续传播。同时，就相关职能分工和防控措施作为规定。

各地和各有关部门按国家相关防控方案指引，结合本地实际科学防控，有效防范和控制了甲型 H1N1 流感疫情在学校、社区等重点场所的发生与持续传播。

六、及时公布信息，加强风险沟通

掌握正确知识是预防疾病最好的"疫苗"，信息的公开和透明则是防止谣言传播最重要的屏障。为准确、科学地反映我国疫情现状和趋势，指导公众科学、有效地预防和应对甲型 H1N1 流感疫情，我国政府自始至终确保信息的公开透明，及时发布疫情进展情况，用事实击破谣言，还公众以真相。2009 年 4 月底，甲型 H1N1 流感尚未传入我国内地时，我国卫生部门已开始组织专家进行风险评估，并在此基础上引导社会公众科学认识甲型 H1N1 流感。在接到 WHO 疫情通报后，我国立即通过新闻发布、媒体报道、专家访谈等方式向社会公众通报境外疫情，积极开展甲型 H1N1 流感的特点、传染源和传播途径、预防措施等方面的风险沟通工作，发布风险预警信息。我国内地出现第一个输入性甲型 H1N1 流感病例以及出现首个本土病例后，均及时召开新闻发布会，介绍相关病例的感染途径、诊断治疗和流行病学调查等方面的情况；之后，随着疫情的发展变化，及时跟进疫情和防控工作进展相关信息的发布，"12320" 咨询电话全天候受理防控咨询。同时，通过各种形式、渠道组织专家和相关人员提供科学、权威、全面的防控知识，努力消除公众的恐慌情绪，并在提醒公众加强自我防范、科学应对疫情的前提下，适度传递可能会出现更多病例的风险，并引导科学、理性应对疫情。

在及时、公开、透明发布疫情及防控信息的基础上，卫生部门加强舆情监测，根据舆情走向和疫情防控需要，科学调整新闻宣传策略；发现谣言、不实报道等，组织专家及时澄清是非，防范公众心理危机产生。通过正确引导社会舆论，营造有利于疫情防控的社会舆论氛围，维护社会和谐稳定。

七、启动应急科研攻关

2009 年 4 月 25 日，我国接到 WHO 关于甲型 H1N1 流感疫情通报后，中国疾病预防控制中心迅速启动检测试剂盒研制准备。

2009年4月27日，从美国疾病预防控制中心获得甲型H1N1流感大流行病毒序列后，中国疾病预防控制中心立即进行病毒基因序列的比对、核酸检测技术的设计和测试。

2009年4月29日获得WHO推荐使用的核酸检测引物信息后，第一时间与多种季节性甲型H1N1流感病毒进行对比测试，紧急合成了检测所需的引物序列，严格规范各个流程，在保证质量的前提下在72 h内快速研制出甲型H1N1流感病毒的检测试剂盒，并迅速将其发放给全国疾控系统、军队疾控系统和检验检疫系统。

2009年5月1日开始对以口岸城市为主的流感监测实验室进行培训，之后扩展到所有网络实验室。我国还通过WHO，向古巴、蒙古、越南等12个国家和澳门特别行政区提供我国自行研制的检测试剂盒，帮助它们抗击疫情。

2009年5月下旬，卫生部和科技部联合部署启动甲型H1N1流感联防联控应急科研项目7项，除快速诊断试剂外，还包括生物防护装备、消毒产品评价与研发、治疗药物效果评价与研发、甲型H1N1流感病毒遗传背景溯源、中国人自然免疫保护水平与季节性流感疫苗交叉保护效果评价、流感疫苗生产企业产能扩大关键技术、临床救治方案评价与病例资源集成研究等，强化了我国疫情防控的技术保障。

为了解我国人群甲型H1N1流感大流行病毒的感染水平与变化趋势，2009年12月开始，卫生部组织开展了全国甲型H1N1流感病毒感染状况快速血清学横断面调查，前后实施了3次。调查结果对科学研判全国疫情形势起到了非常重要的作用。

八、做好疫苗研发和接种

2009年6月初，我国建立了由国家发展和改革委员会（国家发改委）、卫生部（现卫健委）、工业和信息化部、国家食品药品监督管理局（国家食药监局，现组建为国家市场监督管理总局）、中国疾病预防控制中心、中国药品生物制品检定所和10家流感疫苗生产企业组成了甲型H1N1流感疫苗研发与联动生产协调机制。科研人员努力攻关，采用替代方法制备相应的标准物质，建立了疫苗抗原定量检测方法，将疫苗研发的时间节省了1个月。

流感疫苗生产企业严格按照既往成熟的季节性流感疫苗的生产工艺，科学研制生产出首批用于临床试验的甲型H1N1流感疫苗。国家食药监局在确保安全有效的原则下，开辟疫苗快速审批通道，保证检定合格的疫苗及时投入临床试验。同时，受国家食药监局委托，中国疾病预防控制中心与相关单位协作成立了甲流疫苗临床试验工作委员会，为疫苗临床试验提供技术咨询和建议，商定临床试验方案并严格实施，确保时间进度。

2009年7月22日至9月18日，大规模临床试验在我国7个地区同步进行，共招募志愿者13 000人。此次临床试验既保证了质量，又加快了速度，使得我国成为全球首个完成甲型H1N1流感疫苗临床试验的国家。结果显示，疫苗对受试者安全有效，达到并超过了WHO对流感疫苗的标准。

我国也是第一个对人群进行大范围甲型H1N1流感疫苗接种的国家。2009年9月16日，卫生部印发了《2009年秋冬季甲型H1N1流感疫苗预防接种指导意见》；2009年9月18日，应对甲型H1N1流感联防联控工作机制印发了《2009年秋冬季甲型H1N1流感疫苗预防接种工作方案》，对疫苗接种工作进行指导。2009年9月21日，北京市率先全面启动了2009年国庆庆典参演和保障人员甲型H1N1流感疫苗接种工作。

截至 2010 年 8 月，全国累计生产甲型 H1N1 流感疫苗 1.6 亿剂，累计接种人群数量超过 1 亿。在疫苗接种中，国家食药监局负责疫苗的生产和监督；国家发展和改革委员会、工业和信息化部负责疫苗定购和收储，并对西部地区提供 80%、中部地区 60% 的甲流疫苗采购经费补贴。

我国同时启动了甲型 H1N1 流感疫苗接种的全国疑似预防接种异常反应监测，建立当时全球最大的甲型 H1N1 流感疫苗接种信息管理系统，及时掌握全国接种进展。截至 2010 年 1 月，各地报告的疑似预防接种异常反应多为轻型反应，以局部红肿、疼痛为主；严重异常反应事件发生率只有 0.11/10 万，与 WHO 通报的各国数据基本一致。其中，孕妇共接种 12 919 人，报告 1 人疑似出现预防接种异常反应，不高于其他国家报告的数据。

甲型 H1N1 流感疫苗接种为我国控制流感大流行、保障人民群众的健康和社会的稳定发展提供了有力支持。

九、广泛开展疫情防控知识普及和健康教育宣传

疫情防控过程中，健康教育被提到了重要位置。2009 年 4 月 27 日，卫生部（现卫健委）通知要求各级卫生行政部门广泛开展健康教育宣传，通过电视公益广告、电台广播、印发宣传材料等多种方式，向社会公众宣传甲型 H1N1 流感疫情防控知识，使人们在短期内迅速了解甲型 H1N1 流感的感染途径与症状，以及预防措施，并倡导正确的卫生习惯。卫生部还组织专家力量，设立专家咨询机制，针对社会公众对疫情相关知识和信息的迫切需求，组织接受媒体采访，通过媒体广泛传播相关的知识。加强卫生部网站、中国健康教育中心等各级各专业机构官网的甲型 H1N1 流感主题专栏、卫生系统 "12320" 公共卫生公益热线建设，并通过新华网、中国网等开展在线访谈与公众进行沟通。各省份设立省级发言人，定期或不定期地发布疫情防控信息和健康科普知识。针对出现海外留学生回国高峰的情况，有关专家给海外留学生发出公开信，提出 6 条参考建议，倡议留学生既要保护好自己也要不影响到别人，取得良好的宣传效果。在各地各部门的通力协作和配合下，疫情防控健康教育活动以媒体报道、公益广告、板报、张贴画、网页等形式，在全国范围内的学校、医院、车站、机场、机关单位和其他人群密集场所展开。

随着疫情的不断发展，围绕疫情各阶段的不同情况，各相关部门通力合作，进一步组织专家走进居民小区、学校、集体单位等场所开展疫情防治知识讲座、编发传播材料、播出公益广告和电视讲座、登载疫情防治专栏、发送防控知识手机短信等，通过各种有效的传播渠道向社会公众普及更为系统、全面的防治知识和技能，包括甲型 H1N1 流感症状，以及体温测量、隔离观察、诊断治疗、中药防治、疫苗接种等，提升健康教育工作效果。

十、加强国际交流与合作

疫情发生后，我国积极主动地与 WHO 及其他发生疫情国家的疾控部门联络，获取最新疫情信息。第一时间获得美国、墨西哥分离的毒株，用于检测试剂的研发。积极帮助我国疫苗厂家申请 WHO 疫苗种子株，用于疫苗研制。

同时，我国积极支持和参与国际和区域甲型 H1N1 流感防控工作，坚持公开透明的原则，及时向世界卫生组织和有关国家通报中国甲型 H1N1 流感疫情；向墨西哥和东盟等有

关国家和地区提供资金、物资和技术支持。2009年9月，我国在第64届联合国大会上郑重承诺，中国愿为发展中国家防控甲型H1N1流感疫情提供力所能及的帮助。

2009年8月21日，在全球应对甲型H1N1流感大流行的关键时期，卫生部与世界卫生组织在北京联合举办了"甲型H1N1流感应对与准备"国际科学研讨会，国内、国际相关人士共同探讨应对疫情的公共卫生政策和实施策略，交流全球流感大流行应对工作的经验与教训，促进了专业领域和科研工作的沟通与合作。

面对甲型H1N1流感大流行，在党中央、国务院的领导下，我国坚持依法、科学、有序、积极应对，坚持联防联控，有效维护了人民的生命健康和社会的稳定发展。疫情发生后，我国及时出台综合性防控策略与措施，有效延缓了疫情在我国境内的扩散速度和流行强度。在国际疫情发展较快的前3个月，我国的疫情一直维持在较低水平，具有比较明显的"中国平台"特征，为我国做好药品与疫苗的研发、生产及储备等相关准备，应对可能发生的更为严重的疫情争取了宝贵时间。

甲型流感防控的有效开展，使我国在国际金融危机暴发的背景下，有效保障了经济社会平稳较快发展，社会秩序正常安定，2009年4—6月，中国GDP增长7.1%，疫情未对我国社会形成严重冲击。有效的防控工作也成功保障了庆祝中华人民共和国成立60周年活动、第十一届全国运动会、上海世博会等重大活动的顺利筹办。我国政府积极负责、公开透明的防控策略，对人民群众健康安全高度负责的具体做法，得到了各方高度认可。评估发现，经历疫情后，公众对中央和地方政府应急工作的满意比例分别达到92%和85%。WHO总干事陈冯富珍表示，中国政府在疫情暴发后发挥了强有力的领导作用，防控措施积极有力。国际主流媒体的报道大多认为中国应对甲型流感的举措开放、积极主动。我国在疫情应对工作中的国际合作与援助，进一步树立了中国负责任大国形象。

（吴　敬）

参考文献

[1] 世界卫生组织. 流感大流行风险管理指南（2017版）[M]. Geneva：WHO，2017.

[2] 世界卫生组织. 2009年甲型H1N1流感大流行演变过程（2009年4月—2010年3月）[M]. Geneva：WHO，2011.

[3] 卫生部. 卫生部办公厅关于印发《甲型H1N1流感诊疗方案（2010年版）》[EB/OL]. http://zs.kaipuyun.cn/s

[4] 卫生部. 教育部卫生部联合印发《学校甲型H1N1流感防控工作方案（试行）》[EB/OL]. http://www.nhc.gov.cn/wjw/gfxwj/201304/aa980eb0e3aa4b53baf4af1e60964a83.shtml

[5] 卫生部办公厅. 关于印发《乡镇甲型H1N1流感防控工作方案（试行）》的通知 [EB/OL]. http://www.nhc.gov.cn/wjw/gfxwj/201304/c6279207c7cd4afcb05d96597d923b4c.shtml

中东呼吸综合征

中东呼吸综合征（middle east respiratory syndrome，简称 MERS）是一种由中东呼吸综合征冠状病毒（Middle East respiratory syndrome coronavirus，简称 MERS-CoV）引起的新发病毒性呼吸系统疾病，2012 年在沙特首次被发现。截至 2020 年 12 月 31 日，全球共 27 个国家累计报告 MERS 实验室确诊病例 2 566 例，死亡 882 例，病死率 34%。以沙特报告病例最多（2167 例，占 84%），死亡 804 例，病死率 37%。

MERS-CoV 感染者可不出现任何症状，也可出现发热、咳嗽、气短等呼吸系统症状，可引起肺炎，少数尤其患慢性基础性疾病的患者，甚至出现呼吸衰竭甚至死亡。目前证据表明，单峰骆驼是 MERS-CoV 的主要储存宿主，也是人感染 MERS-CoV 的动物来源。目前尚不清楚单峰骆驼在病毒传播中的确切作用和确切的传播途径。虽已证实中东呼吸综合征无持续人际间传播，但有在医疗机构与感染者无有效防护的密切接触的病例的报告。有些国家发生的暴发疫情与医疗机构有关，其中以韩国、沙特和阿联酋暴发疫情的规模较大。

目前因为没有针对中东呼吸综合征的有效治疗药物和疫苗可以使用，中东呼吸综合征可导致突发公共事件，2018 年已被 WHO 纳入迫切需要加速研究和发展的优先疾病。

第一节　发现与确定

2012 年 6 月 10 日，1 名 60 岁的沙特男性因急性社区获得性肺炎而入住沙特（比沙）的一家医院，随后于 6 月 13 日转院至吉达一家私立医院，并于 6 月 24 日死于呼吸衰竭和肾衰竭。该病例痰液标本间接免疫荧光检测流感病毒、副流感病毒、呼吸道合胞病毒和腺病毒均阴性，但痰液恒河猴肾细胞（LLC-MK2 细胞）和 Vero 细胞病变表明病毒存在复制可能性；PCR 检测腺病毒、肠病毒、偏肺病毒、疱疹病毒和副黏科病毒均阴性，但冠状病毒检测阳性。PCR 基因测序确认该病例感染了一种冠状病毒属 C 亚群的新型病毒，最初命名为人冠状病毒 EMC（HCoV-EMC）。研究人员将获得的该病毒碱基序列发布在 ProMED 上，GenBank 的编号为 JX869059.1。

2012 年 9 月 22 日，英国向 WHO 通报一例在英就医的患急性重症呼吸道感染及肾功能衰竭的病例。该病例为 49 岁卡塔尔男性，9 月 3 日出现症状，9 月 7 日入住卡塔尔（多哈）的重症监护病房。9 月 11 日，使用空中救护车从卡塔尔转运到英国救治。流行病学调查显示，该病例发病前有沙特旅行史，且 2012 年 8 月曾患呼吸系统疾病（症状轻，未诊断）。英国卫生保护署从该病例标本中再次检测到该新型冠状病毒。该病例的冠状病毒序列 GenBank 编号为 KC164505.2，与此前报道的 PCR 片段序列同源性高达 99.5%。

回顾性研究发现，2012 年 4 月，在约旦的扎尔卡市某公立医院曾暴发一起急性呼吸道感染疫情，起因是 2012 年 4 月 4 日收治的 1 例患重症肺炎的 25 岁患者，导致 10 名医务人员和 2 名家属感染，最终该患者和 1 名医务人员死亡。研究人员将这两例死亡患者留取的标本重新检测，确认两例患者均感染了 HCoV-EM。

此后，WHO 陆续接到全球各地类似病例报道，2013 年 5 月 23 日，WHO 国际病毒分类委员会冠状病毒研究小组将这一新发现病毒命名为中东呼吸综合征冠状病毒（MERS-CoV），将这种新型冠状病毒感染疾病命名为中东呼吸综合征（MERS）。

第二节 病原学

MERS-CoV 属于冠状病毒目（Nidovirales），冠状病毒科（Coronaviridae），冠状病毒属（Coronavirus），β 类冠状病毒的 2c 亚群，是一种具有包膜、基因组为线性非节段单股正链的 RNA 病毒。病毒粒子呈球形，直径为 120 ~ 160 nm。基因组全长约 30 kb。

冠状病毒是一组能够导致人类和动物发病的病毒，常能够引起人类发生从普通感冒到严重急性呼吸综合征（SARS）的多种疾病。以往发现的其他人感染冠状病毒中，HCoV-OC43、HCoV-HKU-1 和 SARS-CoV 分别属于 β 属冠状病毒的 A 和 B 亚群，HCoV-229E 和 HCoV-NL63 属于 α 属冠状病毒，而近年发现的 MERS-CoV 和 SARSCoV-2 均属于 β 属冠状病毒，但 SARSCoV-1 和 SARSCoV-2 病毒的细胞受体均为血管紧张素 I 转化酶 2（ACE2），宿主具有特异性，而 MERS-CoV 病毒的细胞受体为二肽基肽酶 4（dipeptidyl peptidase 4，DPP4，也称为 CD26），主要在人支气管上皮细胞和肾的细胞中表达，而且在不同种属动物间 DDP4 的氨基酸序列高度保守，因此 MERS 冠状病毒能够感染多种宿主，包括人类、猪、蝙蝠等，且该受体主要分布于人深部呼吸道组织，可以部分解释 MERS 临床症状的严重性。

大量针对 MERS-CoV 的血清学研究发现，MERS-CoV 抗体存在于广泛地域的单峰骆驼体内。根据核酸检测的结果，MERS-CoV 可能出现在骆驼的鼻分泌物、眼部分泌物、粪便、奶或尿液中。

第三节 流行过程

一、传染源

MERS-CoV 的确切来源和向人类传播的准确模式尚不清楚。根据对不同病毒基因组的分析，人们推测它可能起源于蝙蝠，然后传播给骆驼，再从骆驼传给人类。2014 年有研究者分别从沙特地区一个 MERS-CoV 感染患者及其发病前接触过的单峰骆驼体内分离出基因序列完全相同的 MERS-CoV，同时在埃及、卡塔尔和沙特其他地区的骆驼中也分离到和人感染病例分离病毒株相匹配的病毒，并在非洲和中东的骆驼中发现 MERS-CoV 抗体。WHO 研究人员根据已有的基因序列数据推测，人源病毒和单峰骆驼源病毒之间存在密切关联，单峰骆驼可能是人类感染来源，但不排除蝙蝠或其他动物也可能是中东呼吸综合征冠状病毒的自然宿主。

二、传播途径

人可能通过接触含有病毒的单峰骆驼的分泌物、排泄物（尿、便）、未煮熟的乳制品或肉而感染。而人际间主要通过飞沫经呼吸道传播，也可通过密切接触患者的分泌物或排泄物而传播。

流行病学调查显示，MERS-CoV 具有有限的人传人能力，但尚无证据表明该病毒具有持续的社区传播能力。人际间传播多发生在家庭成员间和医疗机构。医疗机构内的人际间传播与院内感染预防控制措施落实不到位有关。

三、易感人群

人群对 MERS-CoV 普遍易感。年龄大于 65 岁，肥胖，患有肺部疾病、心脏病、肾病、糖尿病、免疫功能缺陷等基础性疾病者，易发展为重症。

有研究显示，首发病例的年龄多为 50 ~ 59 岁，续发病例的年龄多为 30 ~ 39 岁。首发病例年龄 50 ~ 59 岁组，续发病例年龄 70 ~ 79 岁组死亡人数较高。

续发病例症状往往较轻或无症状。

第四节　临床特征

一、临床表现

1．潜伏期　该病的潜伏期为 2 ~ 14 天。

2．临床表现　发病早期主要表现为发热、畏寒、乏力、头痛、肌痛等，随后出现咳嗽、胸痛、呼吸困难，部分病例还可出现呕吐、腹痛、腹泻等症状。重症病例多在 1 周内进展为重症肺炎，可发生急性呼吸窘迫综合征、急性肾功能衰竭、甚至多脏器功能衰竭。

部分感染者可无临床症状或仅表现为轻微的呼吸道症状，无发热、腹泻和肺炎。大多数无症状感染者是在对确诊病例开展密切接触者追踪时发现的。

二、影像学表现

发生肺炎者影像学检查根据病情的不同阶段可表现为单侧至双侧的肺部影像学改变，主要特点为胸膜下和基底部分布，磨玻璃影为主，可出现实变影。部分病例可有不同程度胸腔积液。

三、实验室检查

1．一般实验室检查

（1）血常规：白细胞总数一般不高，可伴有淋巴细胞减少。

（2）血生化检查：部分患者肌酸激酶、谷草转氨酶、谷丙转氨酶、乳酸脱氢酶、肌酐等升高。

2. 病原学相关检查　主要包括病毒分离、病毒核酸检测。病毒分离为实验室检测的"金标准"，病毒核酸检测可以用于早期诊断。及时留取多种标本（咽拭子、鼻拭子、鼻咽或气管抽取物、痰或肺组织，以及血液和粪便）进行检测，其中以下呼吸道标本阳性检出率更高。

（1）病毒核酸检测（PCR）：以 RT-PCR（最好采用实时 RT-PCR）法检测呼吸道标本中的 MERS-CoV 核酸。

（2）病毒分离培养：可从呼吸道标本中分离出 MERS-CoV，但一般在细胞中分离培养较为困难。

四、临床诊断

（一）疑似病例

患者符合流行病学史和临床表现，但尚无实验室确认依据。

1. 流行病学史　发病前 14 天内有中东地区和疫情暴发的地区旅游或居住史，或与疑似 / 临床诊断 / 确诊病例有密切接触史。

2. 临床表现　难以用其他病原感染解释的发热，伴呼吸道症状。

（二）临床诊断病例

1. 满足疑似病例标准，仅有实验室阳性筛查结果（如仅呈单靶标 PCR 或单份血清抗体阳性）的患者。

2. 满足疑似病例标准，因仅有单份采集或处理不当的标本而导致实验室检测结果阴性或无法判断结果的患者。

（三）确诊病例

具备下述 4 项之一，可确诊为中东呼吸综合征实验室确诊病例：

1. 至少双靶标 PCR 检测阳性。
2. 单个靶标 PCR 阳性产物，经基因测序确认。
3. 从呼吸道标本中分离出 MERS-CoV。
4. 恢复期血清中 MERS-CoV 抗体较急性期血清抗体水平阳转或呈 4 倍以上升高。

五、治疗

目前，中东呼吸综合征无有效治疗药物和疫苗。重症和危重症病例的治疗原则是在对症治疗的基础上，防治并发症，并进行有效的器官功能支持。

第五节　流行情况

一、全球流行情况

截至 2021 年 2 月 7 日，全球共 27 个国家累计报告 MERS 实验室确诊病例 2 574 例，其中死亡 886 例，病死率 34%。病例分布在全球 27 个国家，包括中东地区国家 12 个（沙特、阿联酋、约旦、卡塔尔、科威特、阿曼、也门、埃及、黎巴嫩、伊朗、巴林、突尼斯）、欧洲 8 个（法国、德国、意大利、英国、希腊、荷兰、奥地利和土耳其）、非洲 1 个（阿尔及利亚）、亚洲 5 个（马来西亚、菲律宾、韩国、中国、泰国）与北美洲 1 个（美国）（表 8-1）。

所有中东地区外的首发病例，发病前均有中东旅行或居住史，或与从中东输入病例有流行病学关联。沙特、阿联酋、卡塔尔、约旦、阿曼和韩国均有病例输出至其他国家[14]。在中东地区外 16 个有输入病例的国家中，英国、法国、突尼斯报告发生了二代病例，韩国报告发生了四代病例。

自 MERS 疫情发生以来，包括沙特、韩国、阿联酋、英国、法国等在内的国家报告了多起聚集性或暴发疫情，但多发生在医院和家庭，尤以 2013 年和 2014 年发生在沙特、阿联酋和 2015 年发生在韩国的医疗机构内暴发疫情规模较大。自 2015 年下半年，尤其是 2016 年之后，由于沙特等既往疫情严重国家吸取之前经验教训，对 MERS 疫情及时采取诸如加强传染源管理和密切接触者追踪随访、筛查等较为严格的防控措施，全球疫情持续呈低水平散发状态，且多局限于沙特等中东国家。2020—2021 年疫情下一步下降，仅局限于沙特、阿联酋和卡塔尔 3 个国家有病例报告，且主要以沙特报告病例为主（图 8-1）。

根据沙特阿拉伯对 402 例 MERS 感染病例的统计资料显示，医务人员感染者占 27%，医务人员感染者中 57.8% 无症状或症状轻微。

二、我国流行情况

2015 年 5 月，中国出现首例也是截至目前我国唯一的一例中东呼吸综合征输入病例。病例来自韩国，与韩国首例输入性病例有流行病学关联。该病例发现途径为 WHO 通报获悉。

2015 年 5 月 27 日，我国国家卫计委（现国家卫健委）接到通过 WHO 西太区非正式通报，一例韩国确诊中东呼吸综合征病例的密切接触者入境我国广东省惠州市，并已出现发热（39.7℃）症状，怀疑为 MERS 病例。

患者男，韩国人，1971 年出生，系韩国 MERS 病例的密切接触者（其父亲是韩国第三例 MERS 病例，弟弟是第四例确诊病例）。该患者于 5 月 21 日在韩国境内出现不适，2015 年 5 月 26 日乘坐 OZ723 航班于 12：50 抵达香港，经深圳沙头角口岸入境惠州。广东省卫计委根据 WHO 的通报信息和国家卫计委指示，要求惠州市立即核查，并派出专家组赶到惠州市现场，连夜开展流行病学调查、采样等相关工作。5 月 28 日凌晨 2 时，惠州市卫生计生部门将该男子转送至定点医院进行隔离治疗，并对其密切接触者就地隔离观察，检

表 8-1 2012—2021 年全球报告 MERS 确诊病例数统计表

地区	国家	2012年	2013年	2014年	2015年	2016年	2017年	2018年	2019年	2020年	2021年	总计
中东	沙特	6	135	675	456	231	245	147	209	61	11	2 176
	阿联酋		11	58	7	3	7	1	1	3	1	92
	卡塔尔	2	7	2	4	3	3					25
	约旦	2		9	17							28
	阿曼		1	1	4	2	2	1	13			24
	科威特		2	1	1							4
	也门			1								1
	埃及			1								1
	伊朗			5	1							6
	黎巴嫩			1			1					2
	巴林					1						1
	突尼斯		3									3
亚洲	韩国				185			1				186
	中国				1							1
	马来西亚			1				1				2
	菲律宾				2							2
	泰国				1	2						3
欧洲	意大利		1									1
	法国		2									2
	德国		1		1							2
	英国		3					1				4
	希腊			1								1
	荷兰			2								2
	奥地利			1		1						2
	土耳其			1								1
北美洲	美国			3								3
非洲	阿尔及利亚			2								2
	总计	10	166	765	680	243	258	152	226	65	12	2 577

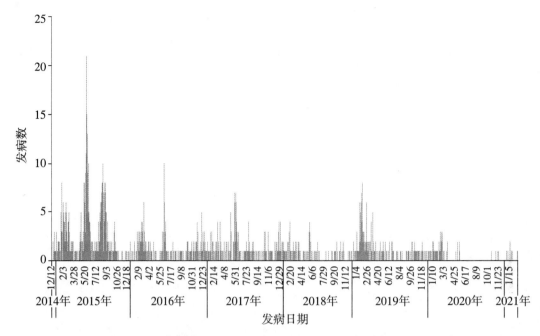

图 8-1　2015—2021 年全球报告 MERS 确诊病例时间分布（截至 2021 年 4 月 15 日）

测样本于 28 日上午在广东省疾控中心检测后送中国疾控中心复核。2015 年 5 月 29 日，国家卫计委组织专家，根据患者流行病学史、临床资料（患者有发热症状，最高体温为 39.5 摄氏度，胸片显示：双下肺病变，考虑感染性肺炎）和中国疾控中心对患者标本复核检测结果，按照《中东呼吸综合征病例诊疗方案（2014 年版）》，确诊该患者为 MERS 病例。当日，国家卫计委将我国确诊首例输入性中东呼吸综合征病例及时向公众、世界卫生组织和有关国家进行了通报。

经过 28 天的积极救治，该韩国患者于 2015 年 6 月 26 日上午痊愈出院，并返回韩国。75 名密切接触者经过 14 天的医学观察，未发生续发病例，院内医务人员零感染。

第六节　预防与控制措施

一、重视中东呼吸综合征疫情防控工作

各级卫生计生行政部门在本级政府领导下，加强对本地疫情防控工作的指导，组建防控技术专家组，按照"预防为主、防治结合、科学指导、及时救治"的工作原则，组织有关部门制定并完善相关工作和技术方案等，规范开展中东呼吸综合征防控工作。

各级卫生健康行政部门负责疫情控制的总体指导工作，落实防控资金和物资。

各级疾控机构负责开展监测工作的组织、协调、督导和评估，进行监测资料的收集、分析、上报和反馈；开展现场调查、实验室检测和专业技术培训；开展对公众的健康教育与风险沟通。

各级各类医疗机构负责病例的发现与报告、诊断、救治和临床管理，开展标本采集工作，并对本机构的医务人员开展培训。

二、加强中东呼吸综合征病例的监测

由于我国与中东地区、韩国等疫情发生地存在商务、宗教交流、旅游等人员往来，不能排除疫情输入风险。尽管输入性疫情引发我国境内大范围播散的风险较低，但仍应当密切监测可能来自疫情发生地的输入性病例。

各级各类医疗机构、各级疾控机构负责开展 MERS 的发现和报告工作。

1. 病例发现

（1）建立健全中东呼吸综合征病例的监测体系。各级各类医疗机构的医务人员在日常诊疗活动中，应提高对中东呼吸综合征病例的诊断和报告意识，对于不明原因发热病例，应注意询问发病前 14 天内的旅行史或可疑的暴露史，了解本人或其密切接触的类似患者近期有无赴沙特、阿联酋、卡塔尔、约旦等中东国家以及韩国等其他近期有中东呼吸综合征病例国家的旅行史，或可疑动物（如单峰骆驼）/ 类似病例的接触史。发现符合中东呼吸综合征病例定义的患者时应当及时报告属地县区级疾控机构。

（2）加强严重急性呼吸道感染（SARI）和不明原因肺炎监测。医务人员在诊治 SARI 和不明原因肺炎患者时要仔细询问上述流行病学史；对于缺乏流行病学史，在 14 天内发生的病因不明的 SARI/ 不明原因肺炎聚集性病例，以及医务人员中发生（尤其是在重症监护室）的 SARI/ 不明原因肺炎病例均应当考虑开展中东呼吸综合征病毒实验室检测。

（3）应当注意部分中东呼吸综合征病例在病程早期临床表现可能不典型，如有基础性疾病或免疫缺陷者，可能早期仅出现腹泻症状。另外，还有部分病例可能存在合并感染，如同时感染中东呼吸综合征冠状病毒及其他流感病毒等。

（4）对于口岸发现的可疑病例，应当按照病例诊疗方案进行诊断、报告，并收治在具备诊疗和院感防控条件的医疗机构。口岸所在地的地市级疾控机构，应口岸检验检疫部门的协助要求，负责对口岸发现病例的标本采集转运或仅负责标本转运工作。

2. 病例报告 我国于 2014 年 6 月将 MERS 病例纳入"传染病报告信息管理系统"，作为"其他传染病"类别下单独的病种而要求各级医疗机构医务人员进行报告。各级医疗机构医务人员发现 MERS 疑似病例、临床诊断病例、确诊病例及无症状感染者时，具备网络直报条件的医疗机构应当于 2 h 内进行网络直报（"无症状感染者"选择"隐性感染者"类别）；不具备网络直报条件的，应当于 2 h 内以最快的通讯方式（电话、传真）向当地县区级疾控机构报告，并于 2 h 内寄送出传染病报告卡，县区级疾控机构在接到报告后立即进行网络直报。

3. 流行病学调查 县区级疾控机构接到辖区内医疗机构或医务人员报告中东呼吸综合征疑似病例、临床诊断病例及确诊病例后，应当按照《中东呼吸综合征病例流行病学个案调查表》进行调查。

4. 标本采集与检测 标本采集与检测参照中国疾控中心制定的检测技术指南进行。有实验室检测条件的医疗机构要对病例进行实验室检测。不具备实验室检测条件的，应当在确保生物安全的情况下，按照规定将标本送邻近的具备检测条件的医疗机构进行检测，或协助县区级疾控机构采集标本，由县区级疾控机构送省级疾控机构或具备检测能力的地市级疾控机构进行检测。

5. 病例订正 负责病例网络直报的医疗机构或疾控机构要根据实验室检测结果及时对病例分类进行订正。

三、加强病例救治和院内感染控制

承担中东呼吸综合征病例救治的医疗机构，应做好医疗救治所需的人员、药品、设施、设备、防护用品等保障工作。

对临床诊断和确诊病例实行隔离治疗，同时对参与救治的医护人员实施有效防护措施（标准预防＋飞沫传播预防＋接触传播预防）。病例管理和感染防护具体要求参见国家卫计委印发的最新版中东呼吸综合征病例诊疗方案和中东呼吸综合征医院感染预防与控制技术指南。

对于疑似病例，在尚未明确排除中东呼吸综合征冠状病毒感染前，也应当实施隔离医学观察和治疗，并做好感染防护，直至患者发热、咳嗽等临床症状体征消失，或排除感染中东呼吸综合征冠状病毒。

加强院内感染控制，确保医院感染预防控制措施落到实处，防止院内传播。

四、注重密切接触者的追踪和管理

现阶段，对确诊病例和临床诊断病例的密切接触者实施医学观察。对疑似病例的密切接触者，要及时进行登记并开展健康随访，告知本人一旦出现发热、咳嗽、腹泻等症状，要立即通知当地开展健康随访的卫生计生部门。

由县区级卫生计生行政部门组织、协调密切接触者的追踪和管理。对确诊病例和临床诊断病例的密切接触者实行隔离医学观察，每日至少进行 2 次体温测定，并询问是否出现急性呼吸道症状或其他相关症状及病情进展。密切接触者医学观察期为与病例末次接触后14 天。医学观察期内，一旦出现发热、咳嗽、腹泻等临床症状，应当立即对其进行诊断、报告、隔离及治疗。如排除中东呼吸综合征诊断，则按原来的医学观察期开展医学观察。医学观察期满，如果未出现临床症状，可解除医学观察。密切接触者医学观察期间，如果其接触的疑似病例排除中东呼吸综合征诊断，该病例的所有密切接触者解除医学观察。

县区级疾控机构应当采集密切接触者的呼吸道标本和双份血清标本。第一份血清标本应当尽可能在末次暴露后 7 天内采集，第二份血清标本间隔 3 ~ 4 周后采集。所采集的呼吸道标本和双份血清标本按照上级疾控机构的要求及时送检。

五、开展宣传教育与风险沟通

积极开展舆情监测，普及疫情防控知识，及时向公众解疑释惑，回应社会关切，做好疫情防控风险沟通工作。要加强学校、托幼机构、养老院、大型工矿企业等重点人群、重点场所以及大型人群聚集活动的健康教育和风险沟通工作。

对赴中东国家旅行人员，要避免饮用／食用未经消毒或未煮熟的骆驼等动物制品，在医疗机构和单峰骆驼聚集处养成良好的卫生习惯等。

六、加强医务人员和实验室人员培训

对医疗卫生机构专业人员开展中东呼吸综合征病例的发现与报告、流行病学调查、标

本采集、实验室检测、医疗救治、感染防控、风险沟通等内容的培训，提高防控能力。

各省级疾控机构及具备实验室检测能力的地市级疾控机构做好实验室诊断方法建立和试剂、技术储备，按照实验室生物安全规定开展各项实验室检测工作。应当尽可能采集病例的下呼吸道标本，以提高检出率。

（王亚丽　周　蕾）

参考文献

[1] WHO．Middle East respiratory syndrome．（2016-01-01）［2024-01-1］http://www emro.who int/health-topics/mers-cov/index html．

[2] WHO．Middle East respiratory syndrome．（2021-01-01）［2024-01-1］https://www.emro.who.int/pandemic-epidemic-diseases/information-resources/applications.html．

[3] WHO．Middle East respiratory syndrome．（2016-01-01）［2024-01-1］http://www.emro.who.int/health-topics/mers-cov/index.html．

[4] Zaki AM，van Boheemen S，Bestebroer TM，et al. Isolation of novel coronavirus from a man with pneumonia in Saudi Arabia. N Engl J Med，2012，367：1814-1820.

[5] Bermingham A，Chand MA，Brown CS，et al. Severe respiratory illness caused by a novel coronavirus，in a patient transferred to the United Kingdom from the Middle East，September 2012. Euro Surveill，2012，17（40）：20290.

[6] Hijawi B，Abdallat M，Sayaydeh A，et al. Novel coronavirus infections in Jordan，April 2012：epidemiological findings from a retrospective investigation/Infections par le nouveau coronavirus en Jordanie，avril 2012：résultats épidémiologiques d'une étude rétrospective. East Mediterr Health J，2013，19（Suppl. 1）：S12-S18.

[7] 林长缨，贺雄．SARS病原学和流行病学研究进展——"非典"疫情10年回顾．国际病毒学杂志，2013，20（6）：241-245.

[8] Raj VS，Mou H，Smits SL，et al.Dipeptidyl peptidase 4 is a functional receptor for the emerging human coronavirus-EMC.Nature，2013，495（7440）：251-254.

[9] 李冉，高占成．中东呼吸综合征的最新研究进展及其启示．中华医学杂志，2014（94）：3531-3533.

[10] Alagaili AN，Briese T，Mishra N，et al. Middle East respiratory syndrome coronavirus infection in dromedary camels in Saudi Arabia.MBio，2014，5：e00884-14.）

[11] 冯子健．备战中东呼吸综合征．中国医院院长，2013（15）：86-87.

[12] Memish ZA，Al-Tawfiq J，Makhdoom HQ，et al. Respiratory tract samples，viral load，and genome fraction yield in patients with Middle East respiratory syndrome. J Infect Dis，2014a，210（10）：1590-1594.

[13] Hastings DL，Tokars JI，Abdel Aziz IZ，et al. Outbreak of Middle East respiratory syndrome at tertiary care hospital，Jeddah，Saudi Arabia，2014. Emerg Infect Dis，2016，22（5）：794-801.

[14] Zaki AM，van Boheemen S，Bestebroer TM，et al. Isolation of a novel coronavirus from a man with pneumonia in Saudi Arabia. N Engl J Med，2012，367：1814 -1820.

[15] 我国发现首例输入性中东呼吸综合征确诊病例．中华人民共和国国家卫生和计划生育委员会［2024-02-10］（2015-05-29）．http://politics.people.com.cn/n/2015/0529/c70731-27078119.html．

埃博拉病毒病

埃博拉病毒病（Ebola virus disease）是由埃博拉病毒（Ebola virus）感染引起的一种人畜共患传染病，可引起人、大猩猩和黑猩猩等非人灵长类动物，羚羊和豪猪等发病和死亡。本病主要通过直接接触传播，同时还存在经性传播和母婴传播的风险。人感染埃博拉病毒常见的临床症状包括发热、乏力、肌痛、头痛、咽痛、呕吐、腹泻和皮疹等，部分病例可出现出血症状，病死率高，目前尚无特效治疗药物。埃博拉病毒已被世界卫生组织列为生物安全等级 4 级的病原体，同时也被视为生物恐怖主义的工具之一。

在全球一体化的发展趋势下，人口跨境流动日益频繁，埃博拉病毒病疫情跨境传播风险增加，对全球公共卫生造成了严重威胁。自 1976 年刚果民主共和国首次暴发埃博拉病毒病疫情以来，该病在非洲区域多个国家频繁暴发，并有病例输入到美国、英国、西班牙和意大利等非洲区域以外的国家。2013 年 12 月底，几内亚暴发埃博拉病毒病疫情，随后疫情蔓延至利比里亚、塞拉利昂和尼日利亚等国。2014 年 8 月，WHO 宣布西非埃博拉病毒病疫情构成"国际关注的突发公共卫生事件（Public Health Emergency of International Concern，PHEIC）"。2014 年 9 月，为防止疫情传入，我国将埃博拉病毒病纳入检疫传染病管理。截至 2021 年 5 月，我国尚无埃博拉病毒病本土病例和输入性病例报告。我国与非洲多国人员、贸易往来密切，在非劳务人员数量庞大，因此始终存在病例输入我国并引起本地传播的风险。

第一节　发现与确定

一、埃博拉病毒病和病原体的发现

1976 年 9 月 1 日至 10 月 24 日，扎伊尔共和国（Republic of Zaire，后更名为刚果民主共和国）北部赤道省暴发一起不明原因的急性出血热疫情，共报告 318 例病例，其中 280 例死亡，病死率极高（88%）。绝大多数病例集中在一个名为亚布库（Yambuku）的村庄方圆 70 km 以内的区域，另有少数病例因前往本巴（Bumba）、阿布门巴希（Abumombazi）和首都金沙萨（Kinshasa）地区寻求医疗救助导致疫情扩散，共 55 个村庄有病例报告。

该病的临床症状主要表现为：在发病的初期阶段出现发热、头痛和乏力等症状，随后症状加重，出现咽痛、出疹、持续性腹痛和多器官出血（以胃肠道出血最为常见）等症状。回顾性调查显示，指示病例于 9 月 1 日开始出现症状，在发病前 5 天曾前往亚布库村庄一家医院通过注射氯喹进行抗疟疾治疗。此后 4 周出现大量症状相似的病例，绝大多数病例曾在同一家医院接受过注射治疗或在发病前与病例有过密切接触。病例中有一部分为医护人员，此次疫情共导致 17 名医护人员死亡。同时部分病例的家属也出现了感染症状，表明这种不明原因疾病可在人与人之间传播。

同年6月，与扎伊尔共和国接壤的苏丹共和国南部地区多个村庄也暴发了临床症状相似的出血热疫情。6—11月，该国累计报告284例病例，其中151例死亡（病死率为53%）。病例分布在恩扎拉（Nzara，67例）、马里迪（Maridi，213例）、塔姆布拉（Tembura，3例）和朱巴（Juba，1例）4个地区。调查显示，疫情起源于恩扎拉村庄一家棉花工厂，3名工人在6—7月相继发病，均出现高热、头痛、胸痛和多器官出血等症状，此后多例病例输入至其他村庄。

两起疫情暴发后，比利时、英国和美国3个国家的实验室同时对患者血液和组织样本进行病原学检测，最终确定病原体为一种与马尔堡病毒形态特征相似，但抗原性不同的丝状病毒，并以亚布库村庄北部一条名为"Ebola"（埃博拉）的河流命名这种新发现的病原体。虽然扎伊尔共和国本巴地区与苏丹共和国恩扎拉地区人员贸易往来频繁，但无明确证据表明两地疫情存在流行病学关联。此外，两起疫情病死率差异较大，后续的研究证实引起两起疫情的病毒毒株不同，核苷酸序列存在明显差异。

二、其他种类埃博拉病毒的发现

1989年10月，位于美国弗吉尼亚州莱斯顿市（Reston）的一家研究机构从菲律宾进口了一批食蟹猕猴，在经过检疫后将用于研究，然而在进口后的两个月内多只食蟹猕猴陆续死亡。11月，美国陆军传染病医学研究所从患病动物组织和血液中分离出一种新的埃博拉病毒。调查发现此次分离出的埃博拉病毒株仅感染动物，通过对可能接触食蟹猕猴的饲养人员和接触死亡动物组织和标本的实验室人员进行为期21天的隔离医学观察，观察期内均未出现感染症状。

科特迪瓦塔伊（Taï）国家森林公园一直生活着一批受保护的黑猩猩，自1987年以来公园内不断有黑猩猩死亡或失踪，原因不明。1994年11月16日，工作人员发现一只刚死亡的黑猩猩，为查明其死亡原因，工作人员对黑猩猩进行了解剖，采集了生物样本。11月24日，一名参与解剖工作的34岁女性工作人员出现了登革热样症状，随后出现腹泻和出疹，经过短暂治疗后痊愈。通过对死亡黑猩猩和该名女性工作人员的生物样本进行检查，成功分离出一种新的埃博拉病毒。该病毒对黑猩猩致病性强，对人致病性较弱。该名女性是非洲区域首次发现的与患病动物接触后感染的病例。

2007年11月28日，乌干达通报该国西部与刚果民主共和国接壤的本迪布焦（Bundibugyo）地区暴发一起急性出血热疫情，美国疾病预防控制中心成功从患者生物样本中分离出一种新的埃博拉病毒。通过基因组测序发现，该病毒与此前发现的4种埃博拉病毒基因组序列存在明显差异，核苷酸序列差异超过30%。

自1976年刚果民主共和国首次报告埃博拉病毒病病例以来，埃博拉病毒的动物宿主仍未完全明确。为了识别埃博拉病毒的潜在宿主物种，2018年，美国科学家在从塞拉利昂邦巴利（Bombali）地区捕获的4只无尾蝙蝠（3只小型无尾蝙蝠和1只安哥拉无尾蝙蝠）体内发现了一种新的埃博拉病毒。体外细胞实验发现这种病毒具备感染人细胞的能力，但尚无证据表明该病毒可感染人并导致发病。

第二节　病原学和临床特征

一、病毒形态特征

埃博拉病毒属于单分子负链 RNA 病毒目（Mononegavirales），丝状病毒科（Filoviridae）。丝状病毒科包含 3 个属，分别为埃博拉病毒属（Ebolavirus）、马尔堡病毒属（Marburgvirus）和奎瓦病毒属（Cuevavirus）。埃博拉病毒呈长丝状体，可呈杆状、丝状、"U"形、"L"形和分枝形等多种形态（图 9-1）。病毒颗粒平均长度约 1 000 nm，但长度变化较大，最长可达 14 000 nm，直径约 100 nm。病毒有脂质包膜，包膜上有呈刷状排列的突起，主要由病毒糖蛋白组成。核心是由核蛋白包裹病毒 RNA 形成的核衣壳，呈中空螺线管状。

埃博拉病毒基因组是不分节段的负链 RNA，大小约 18.9 kb，编码 7 个结构蛋白（包括糖蛋白、核蛋白、基质蛋白和聚合酶复合物蛋白质）和 1 个非结构蛋白。埃博拉病毒可在人、猴和豚鼠等哺乳类动物细胞中增殖，对 Vero 和 Hela 等细胞敏感。

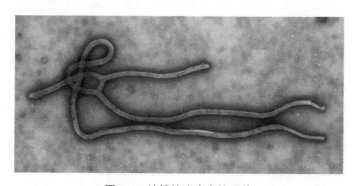

图 9-1　埃博拉病毒电镜照片

二、病毒分类

国际病毒分类委员会（International Committee on Taxonomy of Viruses，ICTV）以首次发现埃博拉病毒的地点对 6 种埃博拉病毒进行了命名，分别命名为：扎伊尔埃博拉病毒（*Zaire ebolavirus*）、苏丹埃博拉病毒（*Sudan ebolavirus*）、莱斯顿埃博拉病毒（*Reston ebolavirus*）、塔伊森林埃博拉病毒（*Taï Forest ebolavirus*）、本迪布焦埃博拉病毒（*Bundibugyo ebolavirus*）和邦巴利埃博拉病毒（*Bombali ebolavirus*）。不同种类埃博拉病毒基因组核苷酸构成差异较大，差异可达 41% ~ 45%，但同一种病毒基因组相对保守。

不同种类埃博拉病毒毒力不同。扎伊尔埃博拉病毒、苏丹埃博拉病毒、塔伊森林埃博拉病毒和本迪布焦埃博拉病毒感染后均可导致人发病；莱斯顿埃博拉病毒对人不致病，但可引起非人灵长类动物和猪发病；目前尚无证据表明邦巴利埃博拉病毒可引起人和动物发病。一般认为扎伊尔埃博拉病毒对人致病性最强，然而基于既往不同种类埃博拉病毒病发病和死亡数据计算的病死率并不支持上述观点，根据计算：扎伊尔埃博拉病毒病平均病死率为（43.92±0.7）%，苏丹埃博拉病毒病平均病死率为（53.72±4.46）%，本迪布焦埃博拉病毒病平均病死率为（33.65±8.38）%。

三、理化特征及抵抗力

埃博拉病毒对热有中度抵抗力，在室温及 4℃ 存放 1 个月后，感染性无明显变化，60℃ 灭活病毒需要 1 h，100℃ 5 min 即可灭活。在 −70℃ 的条件下可长期保存。埃博拉病毒对紫外线、γ 射线、甲醛、乙醚、次氯酸钠、酚类等消毒剂和脂溶剂敏感。埃博拉病毒在血液、精液或尸体中可存活数周，在干燥的物体表面（如门把手和台面）可以存活数小时。

四、临床特征

1．潜伏期　埃博拉病毒病潜伏期为 2 ~ 21 天，一般为 8 ~ 10 天。儿童病例潜伏期通常较成年病例短。

2．临床症状　感染埃博拉病毒后可不发病或仅表现出轻微的临床症状。一项研究通过对 2014—2015 年塞拉利昂埃博拉病毒病幸存者的家庭密切接触者进行特异性抗体检测，发现 2.6% 的密切接触者抗体检测结果呈阳性，但未表现出任何临床症状。埃博拉病毒无症状感染者是否具有传染性以及是否可持续携带病毒有待进一步研究。

典型的病程为：急性起病，发热并快速进展至高热（一般高于 38℃），伴乏力、头痛、肌痛、咽痛等，并可出现恶心、呕吐、腹痛、腹泻、皮疹等。随着体内病毒载量增加，病程第 6 ~ 10 天可进入极期，出现持续高热、感染中毒症状，消化道症状加重，有不同程度的出血，包括皮肤、黏膜出血、呕血、咯血、便血和血尿等；严重者可出现多器官功能障碍，表现为肝肾功能损伤、呼吸衰竭和心脏功能障碍等，出现谵妄等神经系统症状和休克，多在发病后 2 周内死亡。当患者发病时间超过 2 周时，其生存概率增加。幸存者恢复期较长，部分症状可持续至恢复期，患者可出现少尿、无尿和神经系统症状，常会留有后遗症（图 9-2）。与成年病例相比，儿童病例在病程初期阶段更容易出现发热症状，出现腹痛、肌痛、关节痛和呼吸困难等症状的比例相对较低。

最初本病因患者表现为出血症状而被命名为埃博拉出血热（Ebola haemorrhagic fever），但后续的研究发现并非所有病例都有出血症状，部分疫情中具有出血症状的患者比例低于 50%，严重出血者少，因此世界卫生组织将其更名为埃博拉病毒病。

五、诊断与鉴别诊断

1．诊断依据　应根据流行病学史、临床表现和病原学检查综合判断。流行病学史依据为：

（1）发病前 21 天内有在埃博拉病毒病流行地区旅行或居住史；

（2）发病前 21 天内在未采取有效个人防护措施的情况下，接触过埃博拉病毒病确诊 / 临床诊断 / 疑似病例的血液、体液、分泌物、排泄物和尸体，或接触过来自疫情流行地区的蝙蝠和非人灵长类动物。

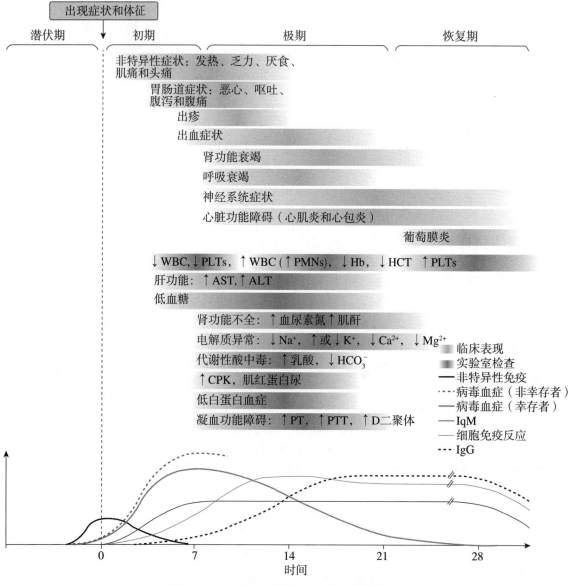

图 9-2　埃博拉病毒病临床症状和实验室检查

注：WBC：白细胞；PLTs：血小板；PMNs：多形核白细胞；Hb：血红蛋白；HCT：血细胞比容；PT：凝血酶原时间；PTT：部分凝血活酶时间；ALT：谷丙转氨酶；AST：谷草氨酶；D-dimer：D- 二聚体；CPK：肌酸激酶。

2. 病例定义　疑似病例是指符合以下情形之一者：

（1）突发高热，并且与埃博拉病毒病确诊 / 临床诊断 / 疑似病例密切接触，或与感染埃博拉病毒的动物及尸体密切接触；

（2）突发高热且至少有 3 种以下临床表现者，包括：头痛、厌食、胃痛、呕吐、腹泻、乏力、肌肉或关节痛、呃逆、吞咽及呼吸困难。

（3）不明原因出血或死亡。

临床诊断病例是指符合以下情形之一者：

（1）符合疑似病例定义，由临床医生按照临床诊断标准判定的病例；

（2）已死亡的疑似病例，无法通过采集生物样本进行实验室检测，但与埃博拉病毒病确诊病例有流行病学联系。

确诊病例是指疑似病例或临床诊断病例经实验室检测符合以下情形之一者：

（1）埃博拉病毒核酸检测阳性；

（2）病毒抗原检测阳性；

（3）血清特异性 IgM 抗体检测阳性；

（4）从患者体内成功分离到病毒；

（5）组织中病原学检测阳性。

3. 实验室诊断　确诊或排除埃博拉病毒感染的实验室标准检测方法包括病原学和血清学检测。

病原学检测方法主要包括：检测病毒核酸的实时反转录 - 聚合酶链反应（RT-PCR）方法、病毒抗原捕获酶联免疫吸附试验（ELISA）和病毒分离培养与鉴定。病毒核酸检测为目前早期诊断和发现埃博拉病毒病病例的主要检测方法，当患者生物样本核酸检测结果呈阳性时即可确诊埃博拉病毒感染。一般情况下，在出现症状后的 3 ~ 7 天，患者血液中的病毒载量达到峰值，大部分病例可通过 RT-PCR 方法进行确诊。若检测结果为阴性，但未能排除埃博拉病毒感染，则应在 72 h 内进行重复检测。用 ELISA 方法检测埃博拉病毒核蛋白抗原，检测结果呈阳性即可确诊，一般发病初期阶段病毒抗原检出率较低，检测结果呈阴性不能排除感染。埃博拉病毒属于生物危害程度最高的 4 级病原体，病毒分离培养和鉴定必须在生物安全 4 级实验室内进行，因此，一般的临床病例均不做此项检测。

血清学检测包括埃博拉病毒血清特异性 IgM 和 IgG 抗体检测，血清 IgM 抗体阳性可确诊；单份血清埃博拉病毒 IgG 抗体阳性提示曾感染埃博拉病毒，双份血清埃博拉病毒 IgG 抗体由阴性转阳性或恢复期抗体滴度较急性期 4 倍或以上增高者可确诊。血清学检测适用于无症状感染者的诊断，但无法识别所有出现症状的患者。

WHO 推荐进行常规诊断时采用自动或半自动化核酸检测。在偏远地区无法开展核酸检测时，推荐使用快速抗原检测方法，并通过随后的核酸检测进行实验室确证。

4. 鉴别诊断　在埃博拉病毒感染初期阶段，患者表现出的临床症状和体征不具有特异性，需要与马尔堡出血热、克里米亚 - 刚果出血热和肾综合征出血热等其他病毒性出血热进行鉴别。埃博拉病毒病还需与其他在非洲区域流行的传染病相鉴别，包括拉沙热、黄热病、疟疾、伤寒、脑膜炎和细菌性痢疾等。另外，孕妇和埃博拉病毒病患者的许多症状也非常相似，包括发热、虚弱、乏力、腹痛等，因此，如果怀疑感染了埃博拉病毒，应迅速进行检测。

第三节　流行病学特征

一、流行过程及影响因素

1. 传染源　感染埃博拉病毒的患者和动物（包括大猩猩、黑猩猩和猴等非人灵长类动物，以及羚羊和豪猪等）为本病主要传染源，尚未发现潜伏期的患者有传染性。目前认为埃博拉病毒的自然储存宿主为狐蝠科的果蝠，它在埃博拉病毒生命周期中充当重要角色，但病毒在自然界的循环方式尚不清楚。携带病毒的果蝠可能为本病的传染源。

埃博拉病毒病在动物中的暴发通常早于人类疫情暴发。在热带雨林，携带病毒的果蝠会通过与其他动物直接或间接接触传播病毒，导致疾病在黑猩猩、大猩猩和其他灵长类动物中流行（图9-3）。埃博拉病毒可通过直接接触感染病毒的蝙蝠或处理感染病毒的黑猩猩、猴子、羚羊和豪猪传播给人类，继而引起人际传播。

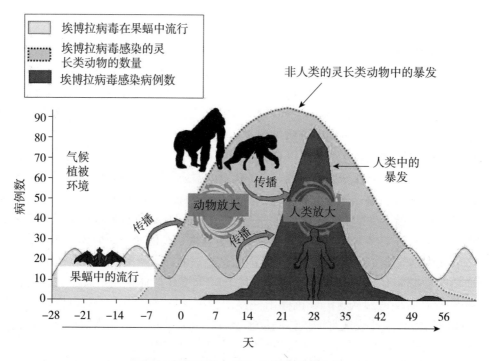

图 9-3　埃博拉病毒在人 - 动物交界面流行曲线
注：0天开始被认为是病毒跨物种传播的开始。

2．传播途径　接触传播是本病最主要的传播途径。可通过接触患者和感染病毒动物的血液、体液、分泌物、排泄物及其污染物感染。病例感染场所主要为医疗卫生机构和家庭，在一般商务活动、旅行、社会交往和普通工作场所感染风险低。患者血液中可维持很高的病毒含量，医护人员、患者家属或其他密切接触者在治疗、护理患者或处理患者尸体过程中如果没有采取严格的防护措施容易被感染。医疗机构内重复使用被病毒污染过的针头和医疗设备也是引起疾病传播的主要途径。接触疫情流行地区或实验室感染病毒的动物可以导致人发病。

孕期感染埃博拉病毒的孕妇，其乳汁、胎盘等体液和组织中可能携带病毒，存在将病毒传播给婴儿和其他人的风险，若坚持母乳喂养，首先应进行病毒核酸检测，当检测结果为阴性时可进行母乳喂养。感染埃博拉病毒的女性幸存者在康复后怀孕，则其乳汁、胎盘等体液和组织中不存在携带病毒的风险。

据文献报道，埃博拉病毒病患者的精液中可分离到病毒。一项对幸存者精液中病毒存活时间的研究表明，在患者出现症状后的406天仍可检测到病毒核酸，这一时间显著超过了血液中病毒核酸可检测出的时间。已有记载幸存者精液中可检测到病毒并通过性行为将病毒传播给其他女性的事件。另一项研究发现，一名妇女在出现症状后的33天，在其阴道液中检测出病毒核酸，但未分离到活病毒，针对病毒在阴道液中可存活的时间需要进一步研究。因此，基于现有的证据，认为埃博拉病毒存在经性传播的风险。

目前尚无证据表明埃博拉病毒可通过咳嗽或打喷嚏进行传播，但有动物实验表明，埃博拉病毒可通过气溶胶传播，故应予以警惕，做好防护。

3．动物宿主 埃博拉病毒是一种人畜共患病病原体，自 1976 年首次发现埃博拉病毒以来，为探寻其动物宿主科学界开展了大量研究，目前认为果蝠可能是埃博拉病毒的自然储存宿主。2005 年，研究人员在 2010—2013 年加蓬和刚果共和国暴发埃博拉病毒病疫情期间收集到的 3 种果蝠体内检测出扎伊尔埃博拉病毒 RNA 和抗体，感染病毒的果蝠均未出现任何临床症状，符合经典动物宿主的特征，但未能分离到活病毒。3 种果蝠分别为锤头果蝠（*Hypsignathus monstrosus*）、富氏前肩头果蝠（*Epomops franqueti*）和小领果蝠（*Myonycteris torquata*），这三种蝙蝠在非洲区域自然环境中普遍存在。此后在非洲区域多个其他品种的果蝠体内也检测到埃博拉病毒抗体。流行病学证据也支持果蝠是埃博拉病毒的自然储存宿主。除人类暴发埃博拉病毒病疫情外，非洲区域还有大猩猩、黑猩猩等非人灵长类动物感染埃博拉病毒发病和死亡，森林羚羊和豪猪中也有疫情报告，提示人类和上述动物可能是埃博拉病毒的终末宿主。

4．易感人群 人类对埃博拉病毒普遍易感。经常在埃博拉病毒病流行地区的森林、洞穴和矿井等地活动的人感染风险高，蝙蝠、猩猩等可能的动物宿主在这些场所分布较多，无防护地接触、屠宰和食用野生动物等行为容易导致感染。另外，患者和尸体也是传染源，如在不采取恰当防护措施的情况下接触患者的血液、体液、分泌物、排泄物和被污染的物品，以及患者尸体，则感染风险高，这种风险在病程后期尤其高，因此，医护人员和家庭护理人员是高风险人群。

5．影响因素 自然环境中的各种因素，包括地理、气象和生态等因素，以及社会政局、经济状况、生活条件、文化水平和宗教信仰等社会因素对埃博拉病毒病疫情的发生和发展有重要影响。既往埃博拉病毒病疫情通常发生在非洲政局不稳、贫穷落后、医疗卫生条件差的国家和地区。

（1）自然因素：埃博拉病毒病主要在非洲中部和西部地区流行，该地区属于热带雨林气候，全年高温、多雨。温度和湿度在埃博拉病毒病疫情暴发过程中发挥了一定作用。研究发现，疫情暴发与低环境温度和高湿度密切相关。在非洲区域，居民居住场所大多与未开发的山林、河流相接，蝙蝠、羚羊和豪猪等野生动物易于和人密切接触，为埃博拉病毒由动物传播给人提供了条件。埃博拉病毒可持续存在于疫情流行地区动物宿主果蝠体内，动物宿主时常与当地居民及饲养的家畜接触，可造成病毒传播。部分地区居民还有将果蝠作为食物补充的习惯，增加了感染埃博拉病毒的概率。果蝠会随着季节变换迁徙，2007 年刚果民主共和国的一起暴发疫情经调查发现与食用随季节迁徙的果蝠有关。

（2）社会因素

1）经济卫生状况和社会政局：非洲多数国家为不发达国家，经济发展水平低，基础设施建设落后。贫穷落后地区的村民为了生计扩大活动范围，在森林内进行砍伐、采矿和捕猎，增加了感染埃博拉病毒的风险。其次，医疗卫生条件较差，医院和医护人员数量稀少，缺少必备的医疗设备和防护物资，感染埃博拉病毒的患者可能出现漏诊或被误诊为其他疾病，无法得到及时有效的救治，并可能将病毒传播给缺乏防护措施的医护人员和使用共同医疗器械的其他患者，造成院内感染。非洲大部分国家和地区缺乏完善的传染病监测体系和实验室诊断能力，一旦发生疫情，无法早期识别病例和采取有效的防控措施。此外，大量人口无法获得安全卫生的饮用水，卫生状况堪忧，存在多种传染病暴发和流行，包括霍乱、疟疾、拉沙热、结核病和伤寒等，给埃博拉病毒病疫情防控带来额外挑战。社会政局对疫情的发展趋势起重要作用，社会安全局势不稳、武装暴力冲突频发和政府效率低下等因素往往可导致疫情迟迟无法得到有效控制。

2）丧葬制度和文化水平：在非洲各国的传统文化中，民众对死者的埋葬极为重视，亲属要对逝者尸体进行擦拭、包裹，参加葬礼的人要近距离缅怀逝者，甚至抚摸、亲吻尸体，这种丧葬习俗有利于埃博拉病毒的传播。民众基本文化水平普遍较低，对疾病缺乏了解和认知，同时受到风俗和宗教信仰等因素影响，部分民众拒绝承认病毒的存在或将疾病与巫术、阴谋相联系；部分民众由于对政府的防控措施和国际社会援助存在抵触情绪和不信任，有藏匿患者，私自掩埋死者，甚至攻击医疗机构和隔离点等极端行为。

3）人口跨境流动：在非洲区域，各个国家和地区对边境的管控不严格，除大型口岸受到政府的管控外，在其他边境地区，民众自由跨境活动非常频繁，进行探亲访友和贸易。尤其是在人口稠密的枢纽城市和首都地区，交通相对便捷，人群联系密切。一旦暴发大规模埃博拉病毒病疫情，可通过人口跨境流动引起国际传播。

二、全球流行概况

（一）病例报告和病死率

自 1976 年首次暴发埃博拉病毒病疫情以来，截至 2021 年 5 月 21 日，全球共报告 41 起埃博拉病毒病疫情，除零星散发病例外，暴发疫情病死率约为 25% ~ 90%。全球 17 个国家有病例报告，累计报告 34 807 例埃博拉病毒病病例，其中 15 371 例死亡，总病死率为 44.2%（表 9-1）。

在 2014—2016 年西非三国（几内亚、利比里亚和塞拉利昂）暴发大规模埃博拉病毒病疫情之前，疫情主要发生在偏远的农村地区，疫情持续时间通常较短，影响范围有限。2014—2016 年，疫情首次出现在非洲国家人口密集的首都地区并输入至其他国家和地区。2021 年 2 月，刚果民主共和国北基伍省（North Kivu）暴发埃博拉病毒病疫情，此次疫情为该国历史上第 12 轮埃博拉病毒病疫情。同月，几内亚恩泽雷科雷省（Nzérékoré）同时暴发疫情，这是几内亚时隔 5 年再次暴发疫情，目前几内亚疫情尚未宣布疫情结束。

表 9-1 既往埃博拉病毒病流行情况

年份	国家和地区	病毒种类	病例总数	死亡人数	病死率
2021	几内亚	扎伊尔	23[#]	12[#]	52%
2021	刚果民主共和国	扎伊尔	12	6	50%
2020	刚果民主共和国	扎伊尔	130	55	42%
2018—2020	刚果民主共和国	扎伊尔	3481	2299	66%
2018	刚果民主共和国	扎伊尔	54	33	61%
2017	刚果民主共和国	扎伊尔	8	4	50%
2015	意大利	扎伊尔	1	0	0%

续表

年份	国家和地区	病毒种类	病例总数	死亡人数	病死率
2014	西班牙	扎伊尔	1	0	0%
2014	英国	扎伊尔	1	0	0%
2014	美国	扎伊尔	4	1	25%
2014	塞内加尔	扎伊尔	1	0	0%
2014	马里	扎伊尔	8	6	75%
2014	尼日利亚	扎伊尔	20	8	40%
2014—2016	塞拉利昂	扎伊尔	14 124*	3956*	28%
2014—2016	利比里亚	扎伊尔	10 675*	4809*	45%
2014—2016	几内亚	扎伊尔	3811*	2543*	67%
2014	刚果民主共和国	扎伊尔	66	49	74%
2012	刚果民主共和国	本迪布焦	57	29	51%
2012	乌干达	苏丹	7	4	57%
2012	乌干达	苏丹	24	17	71%
2011	乌干达	苏丹	1	1	100%
2008	刚果民主共和国	扎伊尔	32	14	44%
2007	乌干达	本迪布焦	149	37	25%
2007	刚果民主共和国	扎伊尔	264	187	71%
2005	刚果共和国	扎伊尔	12	10	83%
2004	苏丹	苏丹	17	7	41%
2003（11—12 月）	刚果共和国	扎伊尔	35	29	83%
2003（1—4 月）	刚果共和国	扎伊尔	143	128	90%
2001—2002	刚果共和国	扎伊尔	59	44	75%
2001—2002	加蓬	扎伊尔	65	53	82%
2000	乌干达	苏丹	425	224	53%
1996	南非	扎伊尔	1	1	100%
1996（7—12 月）	加蓬	扎伊尔	60	45	75%
1996（1—4 月）	加蓬	扎伊尔	31	21	68%
1995	刚果民主共和国	扎伊尔	315	254	81%
1994	科特迪瓦	塔伊森林	1	0	0%
1994	加蓬	扎伊尔	52	31	60%
1979	苏丹	苏丹	34	22	65%
1977	刚果民主共和国	扎伊尔	1	1	100%
1976	苏丹	苏丹	284	151	53%
1976	刚果民主共和国	扎伊尔	318	280	88%

#：疫情尚未宣布结束，数据截止时间为 2021 年 5 月 21 日。

*：包括确诊病例、临床诊断病例和疑似病例。

此外，英国和俄罗斯曾发生 3 起实验室感染事件。美国、菲律宾和意大利 3 个国家报告了多起人血清埃博拉病毒特异性抗体检测结果呈阳性但无感染症状事件，以及多起动物感染疫情。

（二）2014—2016 年西非三国埃博拉病毒病疫情

2014—2016 年西非三国埃博拉病毒病疫情是迄今为止规模最大、影响范围最广的一次疫情。本次疫情始于几内亚，回顾性调查显示，指示病例为几内亚一个小村庄的 18 月龄男童，曾被蝙蝠叮咬，于 2013 年 12 月初发病死亡。此后在该地区相继报告多例不明原因的聚集性病例，经法国巴斯德研究所实验室检测确认致病病原体为扎伊尔埃博拉病毒。2014 年 3 月 23 日，WHO 正式宣布暴发埃博拉病毒病疫情，当时共 49 人发病，其中 29 人死亡。

初始阶段疫情主要集中在几内亚首都科纳克里（Conakry）和另外 3 个地区，因几内亚传染病监测体系薄弱，应对能力不足，疫情通过陆路口岸传入邻国利比里亚和塞拉利昂。2014 年 3 月，利比里亚开始报告病例，6 月塞拉利昂开始报告病例。2014 年 7 月，疫情已蔓延到 3 个国家的首都，这是埃博拉病毒病疫情首次从偏远的农村地区蔓延至人口稠密的中心城市。

2014 年 8 月 6—7 日，WHO 总干事根据《国际卫生条例（2005）》召开紧急委员会第一次会议，全体一致认为西非埃博拉病毒病疫情已符合构成国际关注的突发公共卫生事件（PHEIC）的各项条件，总干事接受委员会的评估并于 8 月 8 日宣布西非埃博拉病毒病疫情构成 PHEIC。除受疫情影响严重的 3 个国家外，埃博拉病毒病病例还输入至此前从未发现病例的 7 个国家：意大利、马里、尼日利亚、塞内加尔、西班牙、英国和美国，其中尼日利亚、美国和马里 3 个国家的医疗机构内出现了继发性感染病例。

疫情暴发后，在 WHO、联合国、无国界医生组织等国际组织，以及美国、中国及英国等国家的援助下，西非埃博拉病毒病疫情得到有效控制。WHO 为西非埃博拉病毒病疫情的应对提供了技术支持。2014 年 7 月，WHO 在几内亚科纳克里设立一个行动协调中心。随着疫情规模不断扩大，7 月 31 日，几内亚、利比里亚和塞拉利昂等国与 WHO 制定了一项埃博拉病毒病暴发初步应对计划，列出了主要行动框架。8 月，WHO 发布了疫情应对路线图，以指导和协调国际社会的疫情应对。2014 年 10 月，WHO 和联合国埃博拉应急特派团宣布了一项为期 90 天的全面计划，以控制和逆转疫情流行态势。

2016 年 3 月 29 日，总干事召开紧急委员会第九次会议，会议宣布疫情不再构成 PHEIC。塞拉利昂、几内亚和利比里亚分别于 2016 年 3 月 17 日、6 月 1 日和 6 月 9 日宣布疫情结束。2014—2016 年，塞拉利昂、利比里亚和几内亚 3 个国家累计报告 28 610 例埃博拉病毒病病例，其中 11 308 例死亡，总病死率为 39.5%。其中，几内亚埃博拉病毒病病死率（67%）显著高于利比里亚（45%）和塞拉利昂（28%）。

此次疫情对医疗卫生、经济、旅游和贸易等方面均造成了严重影响。在利比里亚，约 8% 的医护人员因埃博拉病毒病死亡，疫情还严重影响了几内亚、利比里亚和塞拉利昂 3 个国家艾滋病、结核病、麻疹和疟疾等传染病的防治工作。埃博拉病毒病的流行也对儿童产生了很大的影响，所有病例中约 20% 的病例为 15 岁以下儿童，据估计此次疫情导致了约 30 000 名儿童成为孤儿。由于此前专门用于儿童疫苗接种活动的资金和物资被用于埃博拉病毒病疫情应对工作，导致常规免疫接种率较往年下降了 30%，显著增加了儿童感染疫苗可预防疾病的风险。此次疫情还造成了巨大的经济损失，据估计，在此次疫情应对工作中总共花费了约 43 亿美元。受疫情影响，在几内亚、利比里亚和塞拉利昂的投资急剧减少，旅游、货物进出口贸易都受到了限制，本国农业产量和收入也明显下降。

（三）2018—2020 年刚果民主共和国埃博拉病毒病疫情

2018—2020 年刚果民主共和国埃博拉病毒病疫情为该国历史上规模最大的一次疫情，仅次于 2014—2016 年西非埃博拉病毒病疫情。2018 年 7 月 28 日，刚果民主共和国北基伍省卫生部门通报该省出现一起急性出血热聚集性疫情。8 月 1 日，该国金沙萨国家生物医学研究所在采集到的 6 份住院患者样本中，检测出 4 份呈扎伊尔埃博拉病毒核酸阳性，当日世界卫生组织宣布刚果民主共和国北基伍省暴发该国历史上第 10 轮埃博拉病毒病疫情，随后伊图里省（Ituri）也发现病例。

在 WHO 和合作伙伴的支持下，刚果民主共和国卫生部在北基伍省和伊图里省迅速开展疫情应对活动，包括：在邻近省份和有关国家加强疾病监测、密切接触者追踪和疫苗接种等。为防止疫情发生国际传播，2018 年 10 月 4 日，WHO 建议刚果民主共和国的邻国（优先级一级国家：乌干达、卢旺达、南苏丹和布隆迪。优先级二级国家：安哥拉、赞比亚、坦桑尼亚、中非共和国和刚果共和国）加强防控措施。

2019 年 6 月 11 日，邻国乌干达卡塞塞（Kasese）地区确认首例由刚果民主共和国输入的埃博拉病毒病病例；7 月 14 日，北基伍省省会戈马（Goma）报告首例病例，戈马位于刚果民主共和国与卢旺达交界处，是连接附近地区和世界多国的重要交通枢纽。7 月 17 日，世界卫生组织总干事根据《国际卫生条例（2005）》召开第四次紧急委员会会议，会议宣布埃博拉病毒病疫情构成 PHEIC。8 月 16 日，南基伍省（South Kivu）出现输入性病例，为该国第 3 个出现病例的省份。

2020 年 6 月 25 日，刚果民主共和国在连续 42 天无新增病例的情况下宣布疫情结束。2018 年 8 月 1 日至 2020 年 6 月 25 日，疫情共影响了该国 3 个省份的 29 个卫生区，累计报告 3 470 例埃博拉病毒病病例，其中 2 287 例死亡。所有病例中，女性病例占比 57%，29% 为 18 岁以下儿童，5% 为医护工作者。

三、流行特征

（一）地区分布

自然状态发生的疫情均集中在非洲，大规模暴发疫情主要分布在非洲西部和中部的国家，集中在非洲 10°N 至 10°S 之间的地区。疫情主要发生在相对封闭的偏远农村地区。受疫情影响的 13 个国家包括：塞拉利昂、利比里亚、几内亚、刚果民主共和国、乌干达、刚果共和国、加蓬、尼日利亚、苏丹、马里、塞内加尔、南非和科特迪瓦。刚果民主共和国是疫情暴发次数最多的国家，迄今共暴发 12 次疫情。在非洲以外地区，美国、西班牙、英国和意大利 4 个国家报告了从塞拉利昂、利比里亚和几内亚输入的确诊病例。

在 6 种埃博拉病毒中，仅有 4 种感染人类并致病。扎伊尔埃博拉病毒引起的暴发疫情起数和病例数最多，影响范围最广，主要分布于刚果民主共和国、塞拉利昂、利比里亚、几内亚、刚果共和国、乌干达、加蓬、南非、尼日利亚、马里和塞内加尔；苏丹埃博拉病毒主要分布于苏丹和乌干达；本迪布焦埃博拉病毒则分布于乌干达和刚果民主共和国。迄今，塔伊森林埃博拉病毒仅从科特迪瓦的 1 名患者体内分离到。莱斯顿埃博拉病毒曾在菲律宾引起猕猴暴发疫情，也曾在美国和意大利从菲律宾进口的猕猴体内发现。2011 年我国曾在猪体内检出莱斯顿埃博拉病毒 RNA，但缺乏病毒分离的结果，尚未发现人感染发病和死亡的报道。邦巴利埃博拉病毒尚无感染人和动物后发病的报道。

（二）人群分布

1. 年龄 埃博拉病毒病发病率与年龄呈正相关，35 ～ 44 岁年龄段人群发病率最高，这和暴露或接触机会多有关。所有病例中儿童病例所占比例较低，这与对儿童采取保护措施减少与感染者接触以及各年龄段人群易感性存在差异有关。儿童尤其是婴幼儿免疫系统尚未发育完全，属于免疫功能低下人群，感染后容易发展为重症甚至死亡。与成年人相比，儿童病例通常潜伏期更短，病程进展更快，因此死亡风险更高，5 岁以下儿童病例死亡风险最高。

2. 性别 目前，尚无资料表明不同性别间存在发病差异。被感染的孕妇发生流产和死产的风险很高。埃博拉病毒可经胎盘传播，并导致胎盘功能不全相关的胎儿死亡。即使孕妇顺利生产，所生婴儿也很少能够存活。既往感染埃博拉病毒现已康复的孕妇发生流产的风险尚不清楚。一些研究表明，在恢复期的早期阶段，孕妇的母乳、羊水、胎盘等体液和组织中能够检测到埃博拉病毒核酸。

3. 时间分布 目前尚未发现埃博拉病毒病发病有明显的周期性和季节性。根据既往埃博拉病毒病流行月份，本病流行无明显时间分布规律，全年均有发病。

第四节 预防与控制措施

一、预防措施

（一）一般性预防措施

提高对埃博拉病毒感染危险因素的认识并采取有效防护措施是降低病毒感染风险的有效途径。位于埃博拉病毒病流行地区的人群和国际旅行者应采取以下预防措施来降低感染风险：

1. 减少与感染病毒的果蝠、黑猩猩、猿猴、森林羚羊和豪猪等野生动物接触，避免接触其血液、体液、分泌物和排泄物，以及生肉，从而降低病毒从野生动物传播给人的风险。屠宰和处理动物及其制品时应佩戴手套，穿着防护服。避免食用生肉，动物制品（包括血液制品和肉制品）在食用前应彻底煮熟。

2. 避免与有埃博拉病毒病症状者的血液、体液、分泌物和排泄物等直接接触；避免与埃博拉病毒病死者尸体密切接触；避免接触确诊病例使用和穿戴过的物品，包括衣物、个人生活用品，以及针头、注射器和穿刺针等医疗器械，降低病毒在人与人之间的传播风险。照顾患者时应戴手套和穿着防护服。注意个人卫生，坚持使用肥皂或含酒精的消毒剂洗手。

3. 国际旅行者应尽量避免前往疫情流行地区。如必须前往，应密切关注疫情发展态势，避免与埃博拉病毒病患者及野生动物密切接触，避免前往人员密集场所，做好个人防护。同时应进行自我症状监测，一旦出现头痛、肌肉关节痛、恶心呕吐及出血等症状时应及时就医。回国入境时应遵守相关部门防疫规定，若出现不适症状应主动申报并告知旅行史和接触史。埃博拉病毒病潜伏期可长达 21 天，离境和入境筛查难以发现处于潜伏期的病例，因此，从疫情流行国家和地区入境与归国人员应进行为期 21 天的健康监测。

（二）公共预防措施

1. 加强疾病监测预警，制定应急预案　当其他国家暴发埃博拉病毒病疫情时，非流行国家和地区应加强疾病监测和预警工作以早期发现输入性病例并采取措施控制传染源。监测的重点对象包括可能感染埃博拉病毒的入境人员、动物及其制品。我国口岸检验检疫部门应加强与外交部、民航、商务部和公安等部门的联防联控，加强对来自疫情流行地区入境人员和进口动物及制品的卫生检疫。一旦发现可疑病例，及时通报卫生部门，做好病例处置和流行病学调查，防止病例输入后进一步引起本地传播。

世界卫生组织建议非流行国家和地区应开展早期监测和预警工作，具体措施包括：

（1）与受疫情影响国家和地区接壤的国家的边境、其他国家的首都（包括机场、海港和大型医疗机构）应部署预警系统；

（2）建立受过专业培训的快速反应小组，一旦预警系统报告符合调查病例定义的患者，立即部署快速反应小组开展调查；

（3）设立隔离中心，配备受过感染预防控制培训的专业人员；

（4）指定一家世界卫生组织认可的实验室。

为实现快速应对输入性疫情，非流行国家和地区应制定关于埃博拉病毒病预防、治疗和控制等方面的应急预案，具体应包括：

（1）口岸埃博拉病毒病留观病例和疑似病例转运；

（2）埃博拉病毒病疫区归国人员健康监测和管理；

（3）埃博拉病毒病病例转运；

（4）埃博拉病毒病医院感染预防与控制技术指南；

（5）埃博拉病毒病诊断和处置；

（6）埃博拉病毒病实验室生物安全管理；

（7）埃博拉病毒病病例流行病学调查；

（8）埃博拉病毒病病例密切接触者判断与管理；

（9）埃博拉病毒病个人防护技术。

2. 加强技术培训和物资储备　在疫情暴发期间，需组织病毒学、流行病学、口岸传染病防控等领域专家对权威组织和机构发布的埃博拉病毒病各类防控技术方案进行解读，对参与疫情防控工作的人员进行技术培训。培训对象包括医疗机构的医护人员、疾病预防控制人员、疫区归国人员和在疫区留学和务工人员，以及前往疫情流行国家和地区参与援助工作的人员。培训内容包括对埃博拉病毒病防控策略、病例报告、应急响应、个人防护、流行病学调查、密切接触者追踪和管理、感染预防控制，生物样本采集、管理和运输，以及风险沟通等环节进行讲解、演练。

为应对埃博拉病毒病病例输入，非流行国家和地区应做好埃博拉病毒病实验室诊断、病例转运和临床救治等方面的技术和物资储备。埃博拉病毒是生物安全等级为 4 级的烈性病原体，需要建设高级别生物安全实验室以支持科学研究工作的开展。埃博拉病毒的培养、动物实验等需要在生物安全四级实验室进行，未经培养的感染性材料的操作需要在生物安全三级实验室进行，灭活材料的操作需要在生物安全二级实验室进行。研发快速、灵敏的检测试剂和方法对发现和排除埃博拉病毒病病例具有重要意义。建立定点收治医院，为快速应对输入性病例做好准备，一旦发现病例，将病例迅速转运至定点医院。定点医院需要配备专门的转运车辆、必备的药物、个人防护和消毒用品，以及开展临床检验所需的生物安全防护设备、检测设备和试剂耗材等物资，符合要求的隔离区域和病房。

3. 开展健康宣教　埃博拉病毒病可防可控，应利用电视、网络、报纸和广播等媒体平台及时通报疫情最新情况并积极开展埃博拉病毒病防治知识宣传教育，提高公众的防病意识，消除公众恐慌心理，让公众积极参与疫情防控工作。我国有大量在非劳务人员，劳务人员通常文化水平不高，缺乏个人防护意识，因此应重点针对在疫情流行地区务工人员开展防护知识教育培训讲座，分发宣传材料，提高防控知识知晓率，防止因劳务人员在疫情流行地区感染后归国导致疫情输入我国。

二、疫情控制措施

（一）加强病例发现和管理

"早发现、早报告、早诊断、早隔离、早治疗"是处置埃博拉病毒病暴发疫情的关键措施。通过早期发现和管理病例，一方面可以尽早隔离确诊病例和疑似病例达到控制传染源的目的，另一方面可以及时发现和救治患者，提高生存率。

疫情暴发后，应当立即建立和完善埃博拉病毒病病例被动监测系统，由医疗机构、埃博拉病毒检测实验室、患者自身或家属发现确诊和疑似病例后，主动向疾病监测部门报告。另一种主动监测方式是由疾病监测人员主动向医护人员、社区领导、患者及其密切接触者、药品销售人员等进行调查获取病例和密切接触者信息。对发现的有埃博拉病毒病症状、有疫区接触史的可疑病例进行早期诊断，包括实验室病原学检测和血清学检测，排除或确定埃博拉病毒病病例。对有埃博拉病毒病病例接触史的人员实施隔离医学观察，医学观察期间如出现急性发热、乏力、咽痛和出血等症状，按规定送定点医院治疗，采集生物样本进行实验室检测。对发现的确诊病例立即开展救治，包括对症支持治疗和抗病毒治疗。

（二）密切接触者追踪

密切接触者追踪是一个识别、评估和管理与病例有过密切接触的人的过程，可阻断传播链。有效的接触者追踪要求严格定义"密切接触者"和"埃博拉病毒病病例"，若定义不准确或未严格按照标准的定义执行，则疫情仍可能会持续传播。世界卫生组织关于密切接触者定义如下：

（1）过去21天内曾与埃博拉病毒病确诊／临床诊断／疑似病例居住和生活在同一家庭；与病例直接接触者；在葬礼上与死者尸体有过接触；接触过患者的血液、体液、分泌物和排泄物，以及患者被污染的衣物等；埃博拉病毒感染妇女正在哺乳的婴儿。

（2）过去21天内曾与埃博拉病毒感染的活体动物或动物尸体密切接触，直接接触受感染动物的血液、体液、分泌物和排泄物，食用受感染动物的肉类。

（3）过去 21 天内直接接触从埃博拉病毒病确诊 / 临床诊断 / 疑似病例和受感染动物体内收集的生物样本的实验室工作人员。

开展密切接触者追踪工作需要社区积极广泛的参与，同时应不受实验室检测结果延迟的影响，一旦发现符合埃博拉病毒病病例定义（包括确诊、临床诊断和疑似病例）的患者，应立即对患者在出现症状后可能接触的人员和前往过的场所进行详细调查，系统地识别所有可能接触的人员，调查需涵盖的对象和内容应包括：

（1）与患者有直接接触者；

（2）与患者有性接触者；

（3）自患者出现症状后与患者居住在同一家庭的人；

（4）自患者出现症状后探视过患者或被患者拜访过的人；

（5）患者出现症状后前往过的所有场所（包括工作地点、药房、礼拜场所等）；

（6）患者出现症状后前往过的医疗卫生机构和为患者提供过护理的医护人员；

（7）若患者自身为医护人员，则应调查其所在医疗机构的同事和所有其他患者；

（8）若患者已死亡，则需要调查与尸体有过接触的人，包括参加葬礼的人员；

（9）其他可能与患者有接触的人。

（三）患者治疗

本病主要采取一般对症支持治疗、抗病毒治疗和单克隆抗体治疗以降低病死率和减少并发症。对症支持治疗包括：营养支持，控制体温，止痛，补液和维持酸碱、电解质平衡，预防和控制出血，控制继发感染，治疗多器官功能衰竭等并发症。

目前尚无针对埃博拉病毒病的特效治疗药物，但目前已有一些具备良好应用前景的单克隆抗体。2018 年，由刚果民主共和国金沙萨国家生物医学研究所和美国国立卫生研究院国家过敏和传染病研究所共同发起和资助、由世界卫生组织协调的一项临床研究评估了包括抗病毒药物（remdesivir）和单克隆抗体（ZMapp、mAb114 和 REGN-EB3）在内的多种治疗性药物的疗效。研究发现，两种单克隆抗体 mAb114 和 REGN-EB3 较其他两种药物能够显著降低患者病死率。在接受治疗的第 28 天，分别给予 ZMapp、remdesivir、mAb114、REGN-EB3 治疗药物的 4 组患者病死率分别为 49.7%、53.1%、35.1% 和 33.5%。在感染早期阶段病毒载量低时，4 组患者病死率下降尤为明显，病死率分别为 24.5%、29.0%、9.9%和 11.2%。mAb114 是一种从埃博拉病毒病幸存者体内分离出的抗体，REGN-EB3 为 3 种全人源 IgG1 抗体组成的混合物。2020 年，美国 FDA 批准两种药物可用于治疗感染扎伊尔埃博拉病毒的儿童和成人病例。

此外，还有一些治疗药物正在开发中，包括在体外和动物实验中表现出良好的抗病毒作用的药物，需要开展进一步的临床试验进行安全性和有效性评价。另有一些治疗药物曾作为埃博拉病毒病患者的同情用药，但缺乏安全性的证据。

（四）医疗卫生机构感染预防和控制

医疗卫生机构的医护人员是感染埃博拉病毒的高风险人群，疫情暴发期间，医疗卫生机构应从加强个人防护、病例管理、医疗器械使用、废弃物管理、环境消毒及探视者管理等方面避免院内感染。具体措施包括：

（1）对医疗机构的所有医护人员进行感染预防控制培训，确保正确使用防护用品，按照标准预防原则进行操作。因埃博拉病毒感染者早期症状可能为非特异性的，因此在为所有患者提供护理时医护人员均应采取标准的防护措施。

（2）建立预检分诊制度，通过分诊制度，将疑似病例与其他未感染埃博拉病毒者进行分区以降低传播风险，需要治疗的疑似病例迅速接受治疗以提高其生存率，对未感染者提供药物居家治疗或转诊到其他医疗机构接受治疗。疑似病例和确诊病例应进行单间隔离，限制病例在隔离区内活动和其他人员自由进入。

（3）加强医疗器械和废弃物管理。医疗机构应为每个患者配备专属的医疗器械，最大限度减少有创操作。尽量限制使用针头和其他尖锐器具，不重复使用注射器、针头。使用针头等利器时，应注意：避免将使用过的针头对准身体的任何部位，或用手弯曲、折断使用过的针头；将注射器、针头、手术刀片和其他利器置于利器盒中，并确保利器盒放置于指定区域。

（4）定期进行环境消毒和处理具有传染性的废弃物。应使用标准配置的消毒剂对可能被患者血液、体液、分泌物和排泄物污染的环境和物体表面进行消毒。应遵循从"清洁区"到"污染区"的顺序进行清洁和消毒，避免清洁区被污染。患者使用过的医用亚麻布可能被污染，应对其进行消毒处理，污染严重时则应进行焚烧或高压灭菌处理，避免用手直接清洗。

（5）严格限制隔离区的工作人员和院内其他区域的工作人员在不同区域内自由移动。限制非临床医学专业人员和探视者进入病例隔离区。亲属在探视前需要进行埃博拉病毒病症状和体征检查，探视时需要穿着个人防护设备，并与患者保持一定的距离，禁止密切接触。

（6）实验室工作人员也面临感染埃博拉病毒的风险。从患者身上采集生物样本应由训练有素的专业人员进行操作，生物样本的运输、存储和实验室检测均应按照标准操作程序进行操作。在实验操作过程中工作人员应穿着防护用品，防止因喷溅引起感染。

（五）疫苗接种

rVSV-ZEBOV-GP 疫苗是全球首个获批使用的疫苗，该疫苗可用于 18 岁及以上人群（不包括孕妇和哺乳期妇女）的主动免疫，以预防由扎伊尔埃博拉病毒引起的埃博拉病毒病。布隆迪、中非共和国、刚果民主共和国、加纳、几内亚、卢旺达和乌干达等非洲国家已批准了该疫苗的使用。rVSV-ZEBOV-GP 疫苗先后于 2015 年、2018—2020 年在几内亚和刚果民主共和国埃博拉病毒病疫情应对工作中用于高风险人群的接种，累计超过 35 万人接种，疫苗具有良好的安全性和有效性。世界卫生组织免疫战略咨询专家组推荐将 rVSV-ZEBOV-GP 疫苗作为埃博拉病毒病疫情暴发期间的紧急应对工具。

2020 年 5 月，欧盟药品管理局批准由强生公司研发的 Ad26-ZEBOV 和 MVA-BN-Filo 疫苗组合方案用于 1 岁及以上人群的主动免疫，以预防由扎伊尔埃博拉病毒引起的埃博拉病毒病。MVA-BN-Filo 作为加强针，在接种 Ad26-ZEBOV 疫苗 8 周后进行接种。此款疫苗组合方案主要用于为可能暴发疫情的国家和地区的高风险人群（如医护人员、生物安全 4 级实验室工作人员、机场工作人员）以及前往高风险国家的旅行者提供预防性疫苗接种，不适用于疫情暴发期间的紧急使用。

腺病毒载体疫苗 rAd5-EBOV 疫苗是我国自主研发的疫苗，该疫苗先后在中国和塞拉利昂开展了Ⅰ、Ⅱ期临床试验，无严重副作用，且能成功诱导强烈的体液免疫和细胞免疫反应。2017年，中国国家食品药品监督管理总局批准新了 rAd5-EBOV 的新药注册。疫苗以冻干粉末的形式储存，可在 37℃ 的温度下保持稳定至少 2 周，适合应急条件下的广泛使用，我国现已具备大规模生产技术条件。

由于埃博拉病毒病疫情暴发较为罕见且无法预测，疫苗数量有限，在疫情应对过程中通常采取"环状疫苗接种"策略来保护高风险人群。疫苗接种环是由确诊病例出现症状后在居住地、工作场所和前往的地点可能接触的人组成的社交网络。疫苗接种环包括：

密切接触者：过去 21 天内与确诊病例居住在同一家庭内者；或在确诊病例出现症状后与其血液、体液、分泌物和排泄物，以及可能被污染的衣物等有过密切接触者；

密切接触者的密切接触者：主要为密切接触者的家庭成员和邻居。

世界卫生组织免疫战略咨询专家组还建议对可能与确诊病例接触的医护人员和参与疫情防控工作的一线人员接种疫苗。

（六）出入境卫生检疫

随着交通工具日益便利和人口流动日趋频繁，传染病跨境传播风险逐渐增加。历史上曾多次发生埃博拉病毒病病例输入至其他国家的事件。当疫情暴发时，需对人口跨区域流动进行监视和管控，建议采取以下措施降低跨境传播风险：

疫情流行国家和地区应对国际机场、海港和陆路口岸的检疫人员开展感染预防和控制培训。在口岸通过问卷调查和体温监测方式对所有离境人员进行健康检查，排查可疑病例。对发现的有发热和其他埃博拉病毒病相关症状的国际旅行者在未排除埃博拉病毒感染的情况下采取禁止离境处理，并采取标准的操作程序将可疑病例转至指定的医疗机构。

非流行国家和地区应加强卫生检疫工作，具体包括以下几方面：

（1）在出入境口岸制定突发公共卫生事件应急预案，确保能够迅速有效的处置可疑病例；

（2）加强对检疫人员的培训，确保具备充足的个人防护用品和消毒剂，同时还应对交通工具运营机构的工作人员进行相关知识培训；

（3）若旅行者有疫区旅行史并出现埃博拉病毒病相关症状，应采取标准的操作程序将病例转移至指定医疗机构，对可能存在污染的环境和物品进行消毒处理，确定所有密切接触者并进行追踪随访；

（4）对来自疫情流行国家和地区的交通工具、货物、邮件等实施严格的检疫和卫生处理；

（5）当疫情无法得到有效控制时，可采取指定口岸入境、禁止相关动物和产品入境，停止国际航班甚至关闭国境口岸等措施。

（七）安全且有尊严的丧葬

埃博拉病毒病死者的尸体具有很强的传染性，触摸、亲吻尸体等行为可导致病毒的传播，世界卫生组织建议为死者实施安全且有尊严的葬礼。

埃博拉病毒病死者的埋葬工作应由专业的人员进行，组建专业的埋葬团队，对所有成员进行培训，并确保所有家庭成员了解并同意整个埋葬程序。充分尊重死者家属的意愿、习俗和宗教信仰。参与尸体搬运的人员均应做好充分的个人防护，包括佩戴护目镜、口罩、防护服、手套和橡胶靴等，死者亲属和其他人员禁止直接接触尸体和可能被血液及体液等沾染的物品。尸体袋应由防渗漏的材料制作，防止液体渗漏，尸体置于尸体袋内后应密封并用含氯消毒剂进行消毒处理，同时还需要对死者生前居住的房间、使用过的物品（包括衣物、床单和其他可能被体液沾染的物品）进行消毒处理或焚毁。葬礼结束后，应对参与人员进行预防性消毒，对使用过的一次性防护用品进行集中焚烧处理，可重复使用的设备，包括运输车均应进行消毒处理。

（八）幸存者护理

研究发现，埃博拉病毒病幸存者会出现许多并发症，包括眼部疾病、精神健康问题等，因此仍需对幸存者提供必要的医疗服务和心理支持，对所有幸存者及其伴侣、家人给予尊重和同情。研究表明，埃博拉病毒可能持续存在于幸存者的某些体液和特殊部位中，包括精液、睾丸、眼部和中枢神经系统内。关于埃博拉病毒经性传播的风险仍需要更多的研究来支持，基于现有的证据，WHO建议采取以下措施降低病毒经性传播的风险：

应对所有埃博拉病毒病幸存者及其性伴侣进行培训以确保其采取安全的性行为；安全处理和销毁使用过的避孕套，避免与精液直接接触；保持个人和手部卫生，接触精液后应立即进行彻底清洗。

男性埃博拉病毒病幸存者应在发病后3个月进行精液检测，若呈埃博拉病毒核酸阳性，则每月均需要进行检测，直至连续两次精液检测核酸均呈阴性后可恢复正常性行为。

（九）健康教育

开展健康教育和社会动员能够促使人们提高防病意识，改善生活行为方式，对遏制疫情扩散起到重要作用。疫情暴发期间，有效开展健康教育和社会动员的做法包括：

（1）通过电视、广播、网络和报纸等平台与公众保持顺畅的沟通，及时发布埃博拉病毒病疫情信息。充分利用公共场所的宣传栏、板报和科普画廊等进行防病宣传。

（2）向受疫情影响地区的家庭和个人分发埃博拉病毒病防控相关信息的宣传材料，信息包括：疾病的传播途径和预防控制措施等关键信息；为患者、患者家庭成员、幸存者提供治疗和安全护理相关信息；提示密切接触者应主动报告；指导安全的丧葬；社区内应采取何种措施防止病毒传播的建议等。

（3）在社区、医院和学校等场所开展专题讲座和培训，提高公众对埃博拉病毒病的认识，掌握预防控制基本知识。同时开通电话热线和网络互动平台，及时为公众提供咨询服务。

（4）分发必要的个人防护用品和消毒器具，并提供相应的技术指导。号召公众做好自我健康监测，及时发现和报告可疑症状并尽早就医。

（5）加强对公众的心理健康疏导，消除公众恐慌心理。

（韩　辉）

参考文献

[1] Report of an International Commission. Ebola haemorrhagic fever in Zaire，1976［J］. Bulletin of the World Health Organization，1978，56（2）：271-293.

[2] Report of a WHO/International Study Team. Ebola haemorrhagic fever in Sudan，1976［J］．Bulletin of the World Health Organization，1978，56（2）：247-270.

[3] Johnson KM，Lange JV，Ebb PA，Murphy FA. Isolation and partial characterization of a new virus causing acute haemorrhagic fever in Zaire［J］．Lancet，1977，1（8011）：569-571.

[4] Cox NJ，McCormick JB，Johnson KM，et al.Evidence for two subtypes of Ebola virus based on oligonucleotide mapping of RNA［J］．Journal of Infectious Diseases，1983，147（2）：272-275.

[5] Centers for Disease Control.Ebola virus infection in imported primates-Virginia，1989［J］．Morbidity&Mortality Weekly Report，1989，38（48）：831.

[6] Jahrling PB，Johnson ED，Geisbert TW，et al. Preliminary report：isolation of Ebola virus from monkeys imported to USA［J］，Lancet，1990，335（8688）：502- 505.

[7] Le Guenno B，Formenty P，Wyers M，et al. Isolation and partial characterisation of a new strain of Ebola virus［J］．Lancet，1995，345：1271-1274.

[8] Towner JS，Sealy TK，Khristova ML，et al. Newly discovered ebola virus associated with hemorrhagic fever outbreak in Uganda［J］．Plos Pathogens，2008，4（11）：e1000212.

[9] Goldstein T，Anthony SJ，Gbakima A，et al. The discovery of Bombali virus adds further support for bats as hosts of ebolaviruses［J］．Nature Microbiolog，2018，3（10）：1084-1089.

[10] 中华人民共和国国家卫生和计划生育委员会. 埃博拉出血热防控方案（第三版）［J］．中华临床感染病杂志．2014，7（005）：385-386.

[11] Baseler L，Chertow DS，Johnson KM，et al.The pathogenesis of Ebola virus disease［J］．Annual Review of Phytopathology，2017，24（12）：387-418.

[12] International Committee on Taxonomy of Viruses. Virus Taxonomy：2019 Release.［EB/OL］．（2020-01-01）［2024-01-01］https：//talk.ictvonline.org/taxonomy/

[13] Georges-Courbot MC，et al. Isolation and phylogenetic characterization of Ebola viruses causing different outbreaks in Gabon［J］．Emerging Infectious Diseases，1997，3：59-62.

[14] Rodriguez LL，De RA，Guimard Y，et al. Persistence and genetic stability of Ebola virus during the outbreak in Kikwit，Democratic Republic of the Congo，1995［J］．Journal of Infectious Diseases，1999，（S1）：S170.

[15] Shevin T J，Ian C，William AF，et al.Ebola virus disease［J］．Nature Reviews，2020，6：13

[16] Centers for Disease Control and Prevention. Ebola Virus Disease［EB/OL］．（2020-01-01）［2024-01-01］https：//www.cdc.gov/vhf/ebola/transmission/index.html

[17] Glynn JR，Bower H，Johnson S，et al. Asymptomatic infection and unrecognised Ebola virus disease in Ebola-affected households in Sierra Leone：a cross-sectional study using a new non-invasive assay for antibodies to Ebola virus［J］．Lancet Infectious Diseases，2017，17（6）：645-653.

[18] Lado M，Walker NF，Baker P，et al. Clinical features of patients isolated for suspected Ebola virus disease at Connaught Hospital，Freetown，Sierra Leone：a retrospective cohort study［J］．Lancet Infectious Diseases，2015，15：1024-1033.

[19] WHO. Case Definition Recommendations for Ebola or Marburg Virus Diseases.［EB/OL］．（2014-08-09）［2024-01-01］https：//apps.who.int/iris/bitstream/handle/10665/146397/WHO_EVD_CaseDef_14.1_eng.pdf?sequence=1

[20] Malvy D，Mcelroy AK，Clerck HD，et al. Ebola virus disease［J］．Lancet，2019，393：936-948

[21] WHO. Ebola and Marburg Virus Disease Epidemics Preparedness，Alert，Control and Evaluation [EB/OL]. https：//www.who.int/publications/i/item/ebola-and-marburg-virus-disease-epidemics-preparedness-alert-control-and-evaluation

[22] WHO. Ebola Virus Disease（Key facts）[EB/OL]. (2014-08-09) [2024-01-01] https：//www.who.int/news-room/fact-sheets/detail/ebola-virus-disease.

[23] WHO. Interim Advice on the Sexual Transmission of the Ebola Virus Disease [EB/OL]. (2020-01-01) [2024-01-01] https：//www.who.int/reproductivehealth/topics/rtis/ebola-virus-semen/en/

[24] Geisbert TW，Daddario-Dicaprio KM，Geisbert JB，et al. Vesicular stomatitis virus-based vaccines protect nonhuman primates against aerosol challenge with Ebola and Marburg viruses [J]. Vaccine，2008，26（52）：6894-6900.

[25] Feldmann H，Geisbert TW. Ebola haemorrhagic fever [J]. Lancet，2011，377（9768）：849-862.

[26] Leroy EM，Kumulungui B，Pourrut X，et al. Fruit bats as reservoirs of Ebola virus [J]. Nature，2005，25（7068）：575-576.

[27] Pourrut X，Délicat A，Rollin PE，et al. Spatial and temporal patterns of Zaire ebolavirus antibody prevalence in the possible reservoir bat species [J]. The Journal of Infectious Diseases，2007，196（S2）：S176-S183.

[28] Hayman DT，Yu M，Crameri G，et al. Ebola virus antibodies in fruit bats，Ghana，West Africa [J]. Emerging Infectious Diseases，2012，18（7）：1207-1209.

[29] Ng S，Basta N，Cowling B.Association between temperature，humidity and ebolavirus disease outbreaks in Africa，1976 to 2014 [J]. European Communicable Disease Bulletin，2014，19（35）：20892.

[30] 李振军. 西非防控埃博拉病毒病暴发和流行的分析 [J]. 微生物与感染，2015，10（1）：8-12.

[31] Leroy EM，Epelboin A，Mondonge V，et al. Human Ebola outbreak resulting from direct exposure to fruit bats in Luebo，Democratic Republic of Congo，2007 [J]. Vector Borne & Zoonotic Diseases，2009，9（6）：723-728.

[32] Talisuna AO，Okiro EA，Yahaya AA，et al. Spatial and temporal distribution of infectious disease epidemics，disasters and other potential public health emergencies in the World Health Organisation Africa region，2016-2018 [J]. Globalization and Health，2020，16：57-60.

[33] Spengler JR，Ervin ED，Towner JS，et al. Perspectives on West Africa Ebola virus disease outbreak，2013-2016 [J]. Emerging Infectious Diseases，2016，22（6）：956-963.

[34] Bausch DG，Schwarz L. Outbreak of Ebola virus disease in Guinea：where ecology meets economy [J]. Plos Neglected Tropical Diseases. 2014，8（7）：e3056.

[35] Nielsen CF，Kidd S，Sillah A，et al. Improving burial practices and cemetery management during an Ebola virus disease epidemic-Sierra Leone，2014 [J]. Morbidity & Mortality Weekly Report，2015，64（1）：20-27.

[36] WHO. Ebola - Democratic Republic of the Congo [EB/OL]. [2024-01-01] https：//www.who.int/emergencies/disease-outbreak-news/item/2021-DON310.

[37] WHO. Ebola-Guinea [EB/OL]. [2024-01-01] https：//www.who.int/emergencies/disease-outbreak-news/item/2021-DON312

[38] Center for Disease Control. Epidemiologic Notes and Reports Update：Filovirus Infection in Animal Handlers [J]. Morbidity & Mortality Weekly Report，1990，39（13）：221-221.

[39] Marye EGM，Mark EW，Manuel MD，et al. Seroepidemiological study of filovirus related to Ebola in the Philippines [J]．Lancet，1991，337（8738）：425-426

[40] Centers for Disease Control and Prevention. 2014-2016 Ebola Outbreak in West Africa [EB/OL]．（2016-01-01）[2024-01-01] https：//www.cdc.gov/vhf/ebola/history/2014-2016-outbreak/index.html

[41] Team WHOER，Aylward B，Barboza P，et al. Ebola virus disease in West Africa--the first 9 months of the epidemic and forward projections [J]．New England Journal of Medicine，2014，371（16）：1481-1495.

[42] WHO. 埃博拉问题《国际卫生条例》突发事件委员会 2015 [EB/OL]．（2015-01-21）[2024-01-01]．https：//www.who.int/ihr/ihr_ec_ebola/zh/.

[43] WHO. 埃博拉疫情应对路线图．2014 [EB/OL]．（2014-12-21）[2024-01-01]．https：//apps.who.int/iris/bitstream/handle/10665/ 131596/ WHO_EVD_Roadmap_14.1_chi.pdf?sequence=9.

[44] WHO. WHO：Ebola Response Roadmap Situation Report 15 October 2014 [EB/OL]．（2014-10-15）[2024-01-01]．https：//apps.who.int/iris/bitstream/handle/10665/136508/roadmapsitrep15Oct2014.pdf?sequence=1.

[45] WHO.《国际卫生条例》突发事件委员会第九次会议关于西非埃博拉疫情的声明 2016 [EB/OL]．（2016-01-01）[2024-01-01]．https：//www.who.int/mediacentre/news/statements/2016/end-of-ebola-pheic/zh/.

[46] WHO. Situation report - Ebola virus disease - 10 June 2016. [EB/OL]．（2016-6-10）[2024-01-01]．https：//apps.who.int/iris/bitstream/handle/10665/208883/ebolasitrep_10Jun2016_eng.pdf?sequence=1.

[47] WHO. Ebola virus disease - Democratic Republic of the Congo [EB/OL]．（2018-08-04）[2024-01-01]．https：//www.who.int/csr/don/4-august-2018-ebola-drc/en/

[48] WHO. Ebola virus disease - Republic of Uganda [EB/OL]．（2019-6-13）[2024-01-01]．https：//www.who.int/csr/don/13-june-2019-ebola-uganda/en/

[49] WHO. Ebola virus disease - Democratic Republic of the Congo [EB/OL]．（2019-6-18）[2024-01-01]．https：//www.who.int/csr/don/18-july-2019-ebola-drc/en/

[50] WHO. Ebola virus disease - Democratic Republic of the Congo [EB/OL]．（2020-06-26）[2024-01-01]．https：//www.who.int/csr/don/26-June-2020-ebola-drc/en/

[51] Miranda ME，Miranda NL. Reston ebolavirus in humans and animals in the Philippines：a review [J]．Journal of Infectious Diseases，2011，204（S3）：S757-S760.

[52] Pan Y，Zhang W，Cui L，et al.Reston virus in domestic pigs in China [J]．Archives of Virology. 2014，159（5）：1129-1132.

[53] Smit MA，Michelow IC，Glavis-Bloom J，et al. Characteristics and outcomes of pediatric patients with Ebola virus disease admitted to treatment units in Liberia and Sierra Leone：a retrospective cohort study [J]．Clinical Infectious Diseases，2017，64（3）：243-249.

[54] Glynn JR. Age-specific incidence of Ebola virus disease [J]．Lancet，2015，386（9992）：432-432.

[55] Agua-Agum J，Ariyarajah A，Blake IM，et al. Ebola virus disease among children in West Africa [J]．New England Journal of Medicine，2015，372（13）：1274-1277.

[56] Foeller ME，Carvalho Ribeiro do Valle C，Foeller TM，et al. Pregnancy and breastfeeding in the context of Ebola：a systematic review [J]．Lancet Infectious Diseases，2020，20（7）：e149-e158.

[57] Baggi F，Taybi A，Kurth A，et al. Management of pregnant women infected with Ebola virus in a treatment centre in Guinea，June 2014 [J]．Eurosurveillance，2014，19（49）：20983.

[58] Nordenstedt H, Elhadj IB, Marc-Anteine de la V, et al. Ebola virus in breast milk in an Ebola virus-positive mother with twin babies, Guinea, 2015 [J]. Emerging Infectious Diseases, 2016, 22: 759-760.

[59] Arias A, Watson SJ, Asogun D, et al. Rapid outbreak sequencing of Ebola virus in Sierra Leone identifies transmission chains linked to sporadic cases [J]. Virus Evolution, 2016, 22, 2 (1): vew016.

[60] WHO. Ebola surveillance in countries with no reported cases of Ebola virus diseas [EB/OL]. (2019-01-01) [2024-01-01]. https://apps.who.int/iris/bitstream/handle/10665/185258/WHO_EVD_Guidance_Contact_15.1_eng.pdf?sequence=1

[61] WHO. Implementation and management of contact tracing for Ebola virus disease. [EB/OL]. (2019-06-19) [2024-01-01]. https://apps.who.int/iris/bitstream/handle/10665/185258/WHO_EVD_Guidance_Contact_15.1_eng.pdf?sequence=1

[62] WHO. Ebola Vaccine Frequently Asked Questions. [EB/OL]. (2020-01-11) [2024-01-01]. https://www.who.int/emergencies-old/diseases/ebola/frequently-asked-questions/ebola-vaccine#

[63] 高广宇, 李双双, 杜春阳, 等. 埃博拉疫苗研究进展及相关专利分析 [J]. 国际药学研究杂志, 2019, 46 (2): 103-108.

[64] Mulangu S, Dodd LE, Davey RT, et al. A Randomized, controlled trial of Ebola virus disease therapeutics [J]. New England Journal of Medicine. 2019, 381 (24): 2293-2303.

[65] Corti D, Misasi J, Mulangu S, et al. Protective monotherapy against lethal Ebola virus infection by a potently neutralizing antibody [J]. Science, 2016, 351 (6279): 1339-1342.

[66] Markham A. REGN-EB3: first approval [J]. Drugs, 2021, 81 (1): 175-178.

[67] WHO. Categorization and Prioritization of Drugs for Consideration for Testing or Use in Patients Infected with Ebola [EB/OL]. (2015-07-03) [2024-01-01]. https://www.who.int/medicines/ebola-treatment/2015_0703TablesofEbolaDrugs.pdf?ua=1

[68] Dhama K, Karthik K, Khandia R, et al. Advances in designing and developing vaccines, drugs, and therapies to counter Ebola virus [J]. Frontiers in Immunology, 2018, 9: 1803.

[69] WHO. Interim Infection Prevention and Control Guidance for Care of Patients with Suspected or Confirmed Filovirus Haemorrhagic Fever in Health-Care Settings, with Focus on Ebola [EB/OL]. (2019-01-01) [2024-01-01]. https://apps.who.int/iris/bitstream/handle/10665/130596/1/WHO_HIS_SDS_2014.4_eng.pdf?ua=1&ua=1&ua=1

[70] WHO.How to Conduct Safe and Dignified Burial of a Patient Who Has Died From Suspected or Confirmed Ebola or Marburg Virus Disease. [EB/OL]. (2014-10-30) [2024-01-01]. https://www.who.int/publications/i/item/WHO-EVD-Guidance-Burials-14.2

[71] WHO. Ebola Event Management at Points of Entry [EB/OL]. (2014-09-01) [2024-01-01]. https://apps.who.int/iris/bitstream/handle/10665/131827/WHO_EVD_Guidance_PoE_14.1_eng.pdf?sequence=1

[72] The PREVAIL III Study Group, Michael CS, Cavan R, et al. A longitudinal study of ebola sequelae in Liberia [J]. New England Journal of Medicine, 2019, 380 (10): 924-934.

[73] Clark DV, Kibuuka H, Millard M, et al. Long-term sequelae after Ebola virus disease in Bundibugyo, Uganda: a retrospective cohort study [J]. Lancet Infectious Diseases, 2015, 15: 905-912.

[74] Mattia JG, Vandy MJ, Chang JC, et al. Early clinical sequelae of Ebola virus disease in Sierra Leone: a cross-sectional study[J]. Lancet Infectious Diseases, 2016, 16: 331-338.

第十章

寨卡病毒病

寨卡病毒病（Zika virus disease）是由寨卡病毒（Zika virus，ZIKV）感染所致的虫媒传染病，主要临床特征为发热、皮疹、关节肌肉痛和结膜炎等。寨卡病毒是 1947 年在乌干达发现的一种主要由伊蚊（genus Aedes）传播的黄病毒（flavivirus）。20 世纪 60 年代至 80 年代，在非洲和亚洲发现了人类感染病例，伊蚊是主要传播媒介。除蚊媒叮咬外，寨卡病毒病的传播方式还包括血液传播、性传播、母婴传播。2015 年开始发现寨卡病毒感染与吉兰 - 巴雷综合征（Guillain-Barré syndrome，GBS）和新生儿小头畸形等并发症有关。世界卫生组织（World Health Organization，WHO）于 2016 年 2 月宣布与新生儿小头畸形和其他神经系统疾病有关的寨卡病毒感染构成国际关注的突发公共卫生事件。寨卡病毒病在中国境内目前无本土病例报道，但白纹伊蚊和埃及伊蚊分布在我国多地并长期存在，因此我国有发生病例输入和引发本地流行的风险。

第一节　发现与确定

一、病毒的发现

"寨卡"（Zika）来源于非洲大陆乌干达语，意为"杂草"。1947 年 4 月来自英国国立医学研究所（The National Institute for Medical Research）研究者哈窦（Haddow）团队在乌干达恩特比（Entebble）群岛丛林进行黄热病常规监测研究，研究者在一处名叫寨卡的森林里放置了多只恒河猴。在 1947 年 4 月 10 日至 30 日研究期间连续记录每一只恒河猴的体温。4 月 18 日发现其中一只编号为 766 的恒河猴体温上升至 39.7℃。研究者从其体内分离出一种新病毒，依照发现地和来源命名为 ZIKV 766 病毒株，后依据其发现环境命名为寨卡病毒（Zika virus）。

二、传播媒介的确定

1948 年研究者从乌干达的非洲伊蚊（Aedes africanus）中分离获得寨卡病毒。1953 年迪克（Dick）发现乌干达部分地区有症状者少见且症状轻微，当地居民血清寨卡病毒抗体检出率为 10% ～ 20%。1953 从尼日利亚的一名女童分离出病毒。1956 年布尔曼（Boorman）等发现寨卡病毒能够在伊蚊体内进行复制，并提出寨卡病毒可能通过蚊媒叮咬传播的推论。

1962—1963 年辛普森（Simpson）等从乌干达的一名患者分离寨卡病毒，为全球首个确认的人感染病例。1964 年哈窦的团队报道从乌干达丛林中的非洲伊蚊体内分离到了另外

12 株寨卡病毒，当地的猴子和人也会被病毒感染，由此认定非洲伊蚊是该病毒的主要传播媒介。

第二节　病原学和临床特征

一、病原学

1. 病毒结构与形态　寨卡病毒归属于黄病毒科（Flavivirade）黄病毒属（Flavivirus），为单股正链 RNA 病毒（+ssRNA），有包膜，其基因组长度约为 10.7kb，两端各有一个非编码区（untranslated regions，UTR），其中 5'-UTR 为 106nt，3'-UTR 为 428nt。寨卡病毒基因组的单一开放读码框（open reading frame，ORF），编码出一个包含约 3000 个氨基酸的单一的多聚蛋白。

在寨卡病毒复制过程中，该多聚蛋白会被裂解成 3 种结构蛋白和 7 种非结构蛋白。结构蛋白包括包膜蛋白（envelope protein，E）、衣壳蛋白（capsid protein，C）和膜蛋白（membrane protein，M）。包膜蛋白由大约 505 个氨基酸组成，其 N 端的前 406 位氨基酸暴露在病毒表面，称为胞外域（ectodomain）。胞外域在空间上形成 4 个不同的结构域（domain）（Ⅰ、Ⅱ、Ⅲ以及茎 - 跨膜结构域），主要参与宿主细胞受体识别，病毒进入宿主细胞和病毒组装过程，包含了主要的抗原表位，是免疫系统对抗黄病毒的主要靶蛋白。ED Ⅰ和 ED Ⅱ区域相互穿插，包含 N 端的前 297 位氨基酸（其中 ED Ⅰ包含第 1—52、132—192、280—296 位氨基酸，ED Ⅱ包含第 53—131、193—279 位氨基酸），ED Ⅲ区域相对独立，包含胞外域 C 端的最后 297—406 位氨基酸。ED Ⅰ的作用主要为连接 ED Ⅰ和 ED Ⅲ区域，ED Ⅱ除了有维持两个 E 蛋白形成的同源二聚体的作用外，还含有对病毒细胞膜融合过程至关重要的融合环（fusion loop，FL）结构。ED Ⅲ是病毒与细胞表面受体的结合区域。寨卡病毒 E 蛋白上有且仅有一个 N- 糖基化位点，其处于 ED Ⅰ中的 154 位天冬酰胺上。在病毒表面，寨卡病毒 E 蛋白的胞外域被 C'- 端的茎杆区（stem）与锚定区（anchor）连接并固定在细胞膜上。

寨卡病毒颗粒呈球状，直径约 40 ~ 70 nm，呈二十面体结构。病毒由内向外分别为 RNA 基因组与衣壳蛋白形成的复合物、病毒膜、锚定于病毒膜上且位于 E 蛋白外壳之下的 M 蛋白，与暴露在病毒表面的 E 蛋白。寨卡病毒的表面有 180 个 E 蛋白，这些蛋白分为 60 个重复单元，每个不对称单元由 3 个结构高度一致的 E 蛋白形成。来自两个不对称单元的两个 E 蛋白反向平行排列，形成同源二聚体结构。每 3 对同源 E 蛋白二聚体平行排列形成一个"筏"结构。

在完整的成熟寨卡病毒表面，共有 30 个这样的筏紧密排列于其上，形成致密光滑的外壳。衣壳蛋白 C 含有 102 个残基，与基因组 RNA 结合形成构成蛋白 - 基因组复合物，在病毒包装和 E 蛋白三聚体的形成等过程中发挥作用，通过与细胞蛋白相互作用调节细胞代谢、细胞凋亡和免疫应答。膜蛋白 M 在表达初期以膜蛋白前体（prM）的形式存在，在成熟的病毒颗粒中位于 E 蛋白的下方，被两个跨膜结构区锚定在病毒膜上。prM 的大小为 165 个左右的氨基酸，在病毒成熟阶段被切割为 pr 肽段和 M 蛋白单体（大约 75 个氨基酸）之前，其可能发挥包膜蛋白的保护者（chaperone）的作用协助其折叠和组装。膜蛋白前体/膜蛋白在未成熟病毒颗粒向成熟形态转化过程中起着主要作用，同时它具有感染性和融合原性，毒力强，能黏附在宿主细胞膜上。非结构蛋白（non-structural protein）包括NS1、NS2A、NS2B、NS3、NS4A、NS4B 和 NS5。NS1 蛋白能够分泌到细胞外，对病毒复制和逃避免疫系统应答发挥重要作用，NS2 为 NS3 提供了类似伴侣的功能，NS4 是病毒复制复合体的一个主要元件，NS5 是一个在病毒 RNA 基因组加帽中起必要作用的 N 端甲基转移酶结构域。未成熟的寨卡病毒由 60 个 prM 和 E 蛋白的三聚体峰组成，流行前和流行后的病毒峰顶上有 6 个氨基酸的差异，含有部分有序的衣壳蛋白。寨卡病毒的 RNA 非翻译区相对保守，表面糖蛋白 E 只有一个 Asn154 糖基化位点，该位点和病毒的亲神经性有关。

2．病毒基因型　寨卡病毒根据 E 基因和 NS5 基因的分子进化树分析可以分为 3 种基因型，即东非型、西非型和亚洲型。东非型、西非型与亚洲型具有 89% 的同源性，东非型、西非型寨卡病毒感染后出现的症状一般比较轻微。引起美洲地区出现成人 GBS 和新生儿小头畸形的寨卡病毒主要是亚洲型。

3．病毒复制　寨卡病毒对细胞的感染主要涉及细胞表面的入侵（entry）、病毒膜和生物膜融合（fusion），以及细胞质中的基因组翻译复制等环节。病毒进入细胞的过程依赖于 E 蛋白。在 E 第三结构域 ED Ⅲ 和靶细胞表面的受体的相互结合后，细胞将完整的病毒颗粒包裹至囊泡中并通过受体介导的内吞作用将其从细胞外侧转至内侧。

在从细胞膜附近向细胞质转移的过程中，该囊泡会逐渐转变为具有酸性环境的内吞小体（endosome）结构。病毒在低 pH 的条件下会进行一系列结构变化，完成病毒膜与内吞小体膜的融合（fusion），从而将基因组释放于细胞质中以利用其中的酶和遗传物质进行复制。此时，衣壳蛋白 - 基因组复合物将被释放到细胞质中进行解离，RNA 基因组的翻译和复制被启动。病毒颗粒的初步组装发生于内质网（endoplasmic reticulum，ER）腔内，该步骤形成的含有衣壳蛋白 - 基因组复合物、前体膜蛋白、脂膜，以及包膜蛋白的颗粒暂时无感染性。只有当 prM 在跨高尔基体网络中被弗林蛋白酶（furin）切割去 pr 形成成熟的膜蛋白 M 之后，该病毒颗粒才彻底成熟。具有感染性的全新的病毒颗粒将被释放至胞外进行下一轮的感染。

4．病毒感染机制寨卡病毒主要通过伊蚊等媒介叮咬传播进入人体。一般认为，寨卡病毒首先通过受体酪氨酸激酶 AXL、Tyro3 和 DC-SIGN 等细胞表面因子感染表皮角质形成细胞、成纤维细胞和树突状细胞等，进而扩散到淋巴结进入血液，引起病毒血症。寨卡病毒随血液循环扩散到全身各组织器官，包括脑、脾、脊髓、睾丸和眼睛等。患者的泪液、唾液、尿液和精液中均能检测到病毒或病毒核酸，提示视神经、腮腺和泌尿生殖系统也可能是其靶组织。

研究发现 NS1 蛋白特异性的表面结构可能与寨卡病毒神经嗜性有关，它可以帮助病毒穿过血脑屏障、血胎屏障、血眼屏障以及血睾屏障等。孕妇感染后病毒可突破胎儿血脑屏障侵入中枢神经系统，导致小头畸形等严重疾病；亦可侵入周围神经导致 GBS。孕妇感染寨卡病毒后，病毒能够突破血脑屏障感染胎盘巨噬细胞和滋养层细胞，导致胚胎发育异常，并能够侵入胎脑高效复制并靶向感染神经前体细胞，影响细胞分裂周期、抑制神经前体细胞增殖并引起其分化异常，导致成熟及未成熟的神经元大量死亡，最终引发胚胎发育异常或小头畸形和其他严重疾病。此外，胚胎疾病严重程度可能与病毒感染时的妊娠时间相关，具体机制尚不明确。寨卡病毒的非结构蛋白能够有效拮抗宿主的 Ⅰ 型干扰素信号通路，其基因组末端非编码区可与神经系统干细胞高表达的 RNA 结合蛋白 Musashi-1 相互作用促进病毒的复制，可能与其神经嗜性密切相关。

5. 病毒的抵抗力 寨卡病毒对酸和热敏感，60℃ 30 min 即可灭活，70% 乙醇、1% 次氯酸钠、脂溶剂、过氧乙酸等消毒剂及紫外线照射均可灭活。寨卡病毒在 pH 6.8 ~ 7.4 的条件下最稳定，在 -70℃ 或冷冻干燥状态下可长期存活。

二、临床特征

寨卡病毒病的潜伏期尚不清楚，根据有限的资料提示可能为 3 ~ 12 天。

传染期患者的确切传染期尚不清楚，有研究表明患者发病早期可产生病毒血症，具备传染性。病毒血症期多为 5 ~ 7 天，一般从发病前 2 ~ 3 天到发病后 3 ~ 5 天，部分病例可持续至发病后 11 天。患者尿液可检出病毒，检出持续时间长于血液标本。患者唾液也可检出病毒，病毒载量可高于同期血液标本。病毒在患者精液中持续检出时间长，个别病例发病后 62 天仍可检出病毒核酸。无症状感染者的传染性及期限尚不明确。寨卡病毒病能够突破对人体重要器官有保护作用的血脑屏障、血胎屏障、血眼屏障和血睾屏障等，从而引起多种临床表现。

寨卡病毒病主要临床表现包括中低度发热（< 38.5℃），一过性关节炎或关节痛，从颜面到躯体的播散性斑丘疹，结膜充血或双眼非化脓性结膜炎，以及肌肉痛、无力和头痛等，少数病例会出现严重呕吐和腹痛、心脏功能损害、血小板减少、凝血功能紊乱和肝损害等。病程持续 2 ~ 7 天。寨卡病毒病临床表现并无特异性，不易与登革热、基孔肯亚出血热等可引起发热和出疹的病毒性感染区别。感染卡病毒后，约 80% 的人为隐性感染，仅有 20% 的人出现上述流感样临床表现，一般持续 2 ~ 7 天后自愈，重症和死亡病例少见。

寨卡病毒感染可能导致少数出现神经系统和自身免疫系统并发症。研究结果提示，孕妇感染寨卡病毒可能导致新生儿小头畸形，主要表现是大脑发育迟缓、脑重量低于正常、头围小于正常。寨卡病毒还是 GBS 的诱因之一。孕妇感染卡病毒可能导致新生儿小头畸形甚至胎儿死亡。通过对病毒感染儿的胎盘及流产胎儿脑组织等研究发现，寨卡病毒感染与新生儿小头畸形存在相关性。Brasil 等研究发现孕期感染寨卡病毒的孕妇，胎儿发生小头畸形及其他胎儿疾病的风险为 46%。2013—2014 年，法属波利尼西亚暴发寨卡病毒病疫情时，神经系统综合征患者增加，部分病例诊断为 GBS。2015 年 5 月巴西发生卡病毒病疫情后，报告 GBS 病例增多。婴幼儿感染病例还可出现神经系统、脑部和听力等改变。van der Linden 等发现在先天感染幼儿中，67% 出生后有不同程度的癫痫症状。Mayor 等研究发现先天感染幼儿可能出现视觉、听力或运动异常、发育迟缓等表现。

除感染神经系统之外，寨卡病毒可以穿过血眼屏障引发眼部病变，严重者可导致失明。寨卡病毒对男性生育能力的影响值得关注。病毒也能够突破血睾屏障，感染睾丸中初级精母细胞和精原细胞，促进炎症因子和趋化因子的大量表达，导致睾丸损伤和激素分泌异常，引发急性睾丸炎和附睾炎。Juoguet 等发现急性寨卡病毒男性感染者精子数量在感染后第 11 天开始降低，感染者精子的数量和质量在感染后第 120 天才逐渐恢复到正常水平。睾丸支持细胞（Sertoli cell）通过形成血液 - 睾丸屏障负责保护精子生成，该细胞促进寨卡病毒复制，并且寨卡病毒感染可以显著改变其转录谱。寨卡病毒感染可促使精原细胞死亡，从而损害男性生殖系统。多项动物模型研究表明发现睾丸支持细胞、间质内巨噬细胞、肌上皮细胞、精原细胞均对寨卡病毒易感，从而导致雄性生殖系统损害。寨卡病毒也能感染女性阴道，并在阴道黏膜层内增殖。

第三节 流行病学特征

一、流行过程

（一）传染源

寨卡病毒病的传染源包括患者、无症状感染者和感染后携带病毒的非人灵长类动物。寨卡病毒在自然界的传播一般通过丛林循环和城市循环两种方式。丛林循环主要发生在非洲、美洲、东南亚等热带森林，宿主以非人灵长类动物为主。城市循环宿主主要是携带病毒的患者和无症状感染者。

（二）传播途径

传播途径主要有蚊媒传播、性传播、母婴传播等。伊蚊叮咬是主要传播途径，伊蚊叮咬寨卡病毒感染者而被感染，病毒在伊蚊体内繁殖富集到唾液腺，再通过叮咬的方式将病毒传染给健康人。文献报道在寨卡病毒感染症状出现后 44 天内亦可通过性行为传播，孕妇感染寨卡病毒后可通过胎盘传播给胎儿，分娩过程中也可造成传播。

1. 蚊媒传播 寨卡病毒的主要传播途径是蚊媒传播，蚊虫叮咬感染者或感染病毒的非人灵长类动物而被感染，其后再通过叮咬的方式将病毒传播给其他人。埃及伊蚊和白纹伊蚊为家栖和半家栖型蚊种，主要孳生在较为洁净的容器积水中。一般在白天叮咬人，活动高峰在日出后 2 h 和日落前 2 h，但在家居室内全天 24 h 均可叮咬人。其他地理局限分布的伊蚊也可以传播寨卡病毒，例如雅浦岛的赫斯里伊蚊或法属波利尼西亚的波利尼西亚伊蚊。

2. 人际传播

（1）性传播：目前在寨卡病毒感染者的精液、唾液、血液、尿液、阴道和宫颈分泌物中检出寨卡病毒 RNA。寨卡病毒性传播方式分为男传女、女传男和男传男 3 种方式。2008 年一名从流行地区返回的旅行者感染了他的伴侣，在男性感染者的精液中分离出寨卡病毒，其伴侣所在的地区没有蚊媒，从而推论寨卡病毒能够通过性传播。

在男性中，发病后 30 天内测试的精液样本中有 2/3 显示有寨卡病毒 RNA，而在 1 个月之内则大幅下降。有报道患者发病 62 天后仍可在精液中检出病毒核酸。精液中的寨卡病毒 RNA 的最长持续时间为 281 天，感染性病毒颗粒能够持续长达 69 天。因此寨卡病毒 RNA 不能作为判定感染寨卡病毒病的可靠指标。阴道分泌物中寨卡病毒 RNA 少见存在（约 2%），难以评估其持久性。美国疾病预防与控制中心（CDC）关于孕前咨询的建议是，男性从流行地区返回后（或最后一次寨卡病毒暴露之后）应使用安全套 3 个月，女性应再等待 2 个月后方可尝试受孕。从感染到男传女的性传播之间的最长间隔是 44 天，感染力在 2 周时达到峰值。

（2）母婴传播：研究发现感染寨卡病毒孕妇中的 20%～30% 会发生母婴传播，在孕期前 3 个月感染造成先天性寨卡综合征（CZS）的风险更高。在巴西寨卡病毒病暴发期间，有研究确认寨卡病毒可通过胎盘屏障由母亲传染给胎儿，干扰胎儿的正常发育过程，并可在母亲的羊水和小头畸形的胎儿血液和脑组织中检出寨卡病毒。此外，孕妇可能在分娩过程中将寨卡病毒传播给新生儿。在母乳中曾检测到寨卡病毒 RNA，但目前尚无寨卡病毒通过母乳喂养感染新生儿的病例报道。因此，WHO 建议感染寨卡病毒的母亲仍能够正常进行母乳喂养。

（3）血液传播：寨卡病毒可通过输血传播，目前已有可能经输血传播的病例报告，主要是由无症状感染者献血引起，因此寨卡病毒病应被归类为潜在的输血传播疾病。研究发现 2013 年 11 月至 2014 年 2 月在法属波利尼西亚寨卡病毒疫情流行期间，1505 位献血者中有 42 位（2.8%）献血者的血液样本检出了寨卡病毒 RNA。目前，美国也对所有血液进行寨卡病毒 RNA 检测，以排除寨卡病毒阳性血液。另一个应对方式是有流行地区旅行史者推迟献血。

（4）器官移植：尽管尚未证实寨卡病毒能够通过器官移植传播。CDC 指南建议，如果怀疑器官捐赠者寨卡病毒阳性，则应推迟移植。对于需要植入器官的受者而言，则应将重点放在评估移植的益处与感染寨卡病毒的风险上。

（5）体液传播：尿液和唾液中可以检测到寨卡病毒，但是目前没有寨卡病毒通过体液传播的报道。常规诊断方法是 RT-PCR 检测血液，在血液采样有难度时，可以通过检测体液进行诊断。

（三）传播媒介

寨卡病毒属于虫媒病毒（arbovirus）的一种。寨卡病毒传播给人类的虫媒宿主主要为伊蚊属（Aedes genus），归属于蚊科库蚊亚科，广泛分布于全世界。能够传播寨卡病毒的伊蚊主要是埃及伊蚊（Aedes aegypti）和白纹伊蚊（Aedes albopictus）。除此之外，赫斯里伊蚊（Aedes hensilli）、非洲伊蚊（Aedes africanus）、黄头伊蚊（Aedes luteocephalus）、具叉伊蚊（Aedes furcifer）、白点伊蚊（Aedes vittatus）等其他伊蚊中也检出过寨卡病毒。丛林循环的传播媒介包括非洲伊蚊、白雪伊蚊（Aedes niveus）等。城市循环的传播媒介主要是埃及伊蚊和白纹伊蚊。动物之间传播的主要媒介是黄头伊蚊。在非洲地区能够传播寨卡病毒的伊蚊有 10 余种。在南美洲、东南亚、太平洋地区，埃及伊蚊是主要的传播媒介。在亚洲、欧洲、北美洲分布广泛的白纹伊蚊同样具备传播寨卡病毒的潜力。

（四）易感人群

包括孕妇在内的不同年龄段各类人群对寨卡病毒普遍易感，目前未见报道有明确的性别差异。曾感染过寨卡病毒的人可能对再次感染具有免疫力。虽然和其他黄病毒具有较强的血清学交叉反应，但尚不能确定感染过黄病毒属的登革病毒、黄热病毒以及西尼罗病毒的患者是否对该病毒具有交叉保护。

寨卡病毒病是一种自限性疾病，感染后只有约 20% 的人发病。感染者大多症状轻微，主要的高危人群是孕妇，尤其是孕早期（孕第 1 ~ 3 个月）的孕妇。

二、流行概况

（一）全球流行情况

1947 年在乌干达恒河猴中发现寨卡病毒。1948 年在乌干达发现寨卡病毒地点捕获的埃及伊蚊中检出寨卡病毒。1952 年全球首次在人血清中发现寨卡病毒中和抗体。1962 年首次从乌干达的病例中分离出寨卡病毒。20 世纪 60 至 80 年代，病例集中分布于非洲与亚洲的赤道地区。在非洲出现过多起寨卡病毒病散发病例，症状轻微，无死亡或住院病例。1966 年首次非洲地区之外发现寨卡病毒，是从马来西亚采集的埃及伊蚊中分离出寨卡病毒。1976 年在印度尼西亚检出亚洲首例人感染寨卡病毒病例。

2007 年前寨卡病毒传播能力弱，病例为散发，全球仅报告 14 例人感染寨卡病毒病例，多数症状轻微。2007 年在位于西太平洋的密克罗尼西亚雅普出现全球首次暴发流行，血清学研究发现感染病例数占到当地 3 岁以上总人口的 3/4，其中大约 18% 的个体出现于寨卡病毒感染有关的症状，如发热、瘙痒和关节疼痛。除非洲地区外，2000—2010 年期间，全球仅东南亚地区有散发病例报道。

2013—2014 年在法属波利尼西亚出现暴发疫情，病毒株与 2007 年雅普的类似，均为亚洲基因型，感染病例约为 28 000 人，占当地人口 11%，部分病例出现 GBS。回顾性研究发现，2013—2014 年当地新生儿小头畸形和出生缺陷大幅度增加。疫情快速扩展到南太平洋的多个地区，包括新喀里多尼亚岛、库克岛、复活节岛等地。

2015 年 3 月巴西报道了首例本土寨卡病例，截至 2015 年底巴西共报告约 150 万疑似寨卡病例。疫情暴发期间，巴西的新生儿小头畸形病例发病率从 5/10 万上升到约 50/10万。哥伦比亚、委内瑞拉等美洲国家在巴西之后随即出现疫情暴发。2016 年 2 月 1 日WHO 宣布寨卡病毒病疫情构成国际关注的突发公共卫生事件，11 月 18 日 WHO 将策略调整为长期机制应对，墨西哥、美国、加拿大等 48 个美洲国家有本土传播病例，澳大利亚、中国、法国、意大利等国出现输入性病例。

2015 年 9 月，非洲佛得角出现首例寨卡病毒感染疑似病例，截至 2016 年 3 月共计发现 7490 个疑似病例，病毒为 2014—2015 的巴西株，归属于亚洲型。之后非洲安哥拉、加蓬也出现输入病例引发的暴发疫情。

东南亚的新加坡、马来西亚、泰国、越南、印度等国家均曾出现过由美洲地区输入性病例引发的暴发疫情。欧洲地区除输入性病例外，法国曾在 2019 年发现过本土病例。依据 WHO 的统计数据，截至 2019 年 7 月，全球共计有 87 个国家和地区报告寨卡病毒感染病例，除美洲地区外，安哥拉、佛得角、几内亚比绍发现可能与寨卡病毒感染有关的胎儿小头畸形病例。

（二）我国流行情况

1. 本土病例　我国目前尚未发现寨卡病毒病本土病例。

2. 输入病例

（1）首例输入病例：2016 年 2 月 9 日国家卫生部门通报在江西省确诊了中国大陆首例境外输入性寨卡病毒感染病例。患者为 34 岁男性，发病前有委内瑞拉旅行史。1 月 28 日出现无诱因发热（38℃），伴有头晕、头痛症状，2 月 2 日入境，当日全身皮肤出现散在细小红色皮疹，伴有结膜炎、眼眶痛、畏寒、轻度腹泻、纳差。经对症治疗，2月14日该患者发热、腹泻、眼痛、皮疹、结膜炎等临床症状全部消失。

（2）发现方式：自发现首例输入性病例开始，截至2021年3月全国共计有31例输入性病例。以最先发现可疑患者、密切接触者的专业人员身份归属，可将"发现方式"分为卫生检疫工作发现、疾控部门健康随访发现和医疗机构诊察发现3种。

卫生检疫工作发现指卫生检疫人员在口岸对入境人员实施卫生检疫发现可疑病例或密切接触者，或病例入境后在国际旅行卫生保健中心接受健康服务发现，具体方式包括口岸体温监测、医学巡查、入境旅客或第三方主动申报、实验室检测，并最终由地方卫生部门确诊。疾控部门健康随访发现指地方疾控部门通过对入境人员健康随访首先发现可疑患者或密切接触者。医疗机构诊察发现指地方医疗机构在医疗诊察活动中首先发现病例。

3. 疫情现状　病例报告地以广东、浙江、北京、江西、河南、江苏等对外经贸和人员往来频繁地区为主。2016—2017年输入性病例主要来自南美洲和大洋洲，随着国际疫情态势的变化，2018年后的输入性病例则主要来自东南亚地区。病例以青壮年为主，始发症状包括发热、皮疹等，临床均为轻型，以散发病例为主，值得注意的是有4起聚集性疫情，均由境外共同暴露引起，3起为家庭聚集性疫情（父女2例、父子女3例、姐妹2例），1起为同团旅客3例（其中父子2例）。

我国已发现输入性隐性感染病例以及混合感染病例。2016年广东省恩平市报告输入性病例13例，另外通过对归国人员进行大规模追踪随访，发现3名隐性感染者。2019年我国发现首例寨卡病毒与基孔肯亚病毒混合感染病例。该病例1月5日从菲律宾马尼拉出发至广州，在广州白云机场口岸入境时因发热被发现。

国内仅出现过一起报道疑似寨卡病毒感染造成胎儿小头畸形报道。该病例为39岁女性，此前有正常孕产史，在泰国旅行期间出现低热，体温37.5℃，无皮疹、关节痛等典型症状。归国6天后确认怀孕，在孕18周超声检查发现胎头及脑区组织存在一定程度的非正常表现，孕19周超声复检确认胎儿小头畸形。在入境180天后采集病例血清样本检测发现寨卡病毒IgG为阳性，判定为寨卡病毒病并发胎儿小头畸形疑似病例。

（三）我国寨卡病毒病流行风险因素

中国属于WHO发布的寨卡病毒病疫情第4类地区，即有传播媒介但迄今尚无传播流行报告的地区。埃及伊蚊分布于我国南部沿海地区，包括海南省、广东省雷州半岛，云南省南部的德宏州、普洱市和西双版纳州等地区。白纹伊蚊的分布区域广泛，北至沈阳、大连，西至陇县和宝鸡，西南至西藏墨脱一线及其东南侧大部分地区。在我国贵州、云南自然界捕获的蚊媒中分离到寨卡病毒。

蚊媒耐药性的出现也对我国寨卡病毒病防制构成威胁。埃及伊蚊、白纹伊蚊对氨基甲酸盐（carbamate）、有机氯（organochlorine）、有机磷（organophosphate）和拟除虫菊酯（pyrethroid）耐药性广泛存在于全球各地。在海南的研究发现白纹伊蚊中击倒抗性基因 *Kdr* 基因突变广泛存在，部分地区比例高达89.3%，幼虫对拟除虫菊酯，成虫对溴氰菊酯（deltamethrin）、卡氯菊酯（permethrin）、氟氯氰菊酯（cyfluthrin）、甲基邻异丙氧基甲酸苯酯（propoxur）、马拉硫磷（malathion）、二氯二苯三氯乙烷（DDT）存在着广泛的耐药性。

寨卡病毒感染者的80%为无症状携带者，且寨卡病毒感染者潜伏期约2～12天，导致在入境时难以发现寨卡病毒感染者。尽管我国没有报告本土临床病例报道，由于存在大量免疫空白人群，隐性感染者或潜伏期患者入境后，如当地存在伊蚊的栖息孳生地，输入病例可能引发本土传播。2019 年在广西南宁 273 例无寨卡病毒病相关临床症状及境外旅行史人员中，血液检测发现 9.5%IgG 阳性，1.8%IgM 阳性，说明我国可能已经出现本土感染。寨卡病毒病症状无特异性，我国医务人员接触寨卡病毒病病例机会较少，如流行病学敏感性不强，未考虑旅行史，极有可能出现误诊、漏诊，出现将皮疹当普通皮炎处理情形。另外由于成人寨卡病毒病患者症状轻微，患者依从度不高，给后续处置带来难度。

另外，随着"一带一路"倡议和中国 - 东盟自由贸易区发展，我国与多个寨卡病毒病高风险国家（地区）经贸活动与人员往来逐年增加。美洲及中国的周边国家如越南、泰国、缅甸、老挝等均报道有寨卡病毒病本土病例，使得我国疫情输入风险持续存在。

第四节　预防与控制措施

为更好地描述特定区域寨卡病毒传播流行病学特征，从而有效评估不同人群寨卡病毒感染可能性，并为居民和旅者制定公共卫生健康建议提供依据，WHO 于 2017 年 3 月发布寨卡病毒地区分类方案，将发现寨卡病毒的地区分为 4 类。第 1 类为新输入或再次输入寨卡病毒形成本地传播的区域；第 2 类为 2015 年之前有病毒传播证据的区域，或有持续传播但不属于新输入或再次输入的区域，并且没有中断传播迹象的区域；第 3 类为已经阻断传播但在未来有再次引起传播可能的区域；第 4 类为存在稳定的传播媒介但既往或目前未发生寨卡病毒本地传播的区域。中国属于 WHO 发布的寨卡病毒病疫情第 4 类地区，即有传播媒介但迄今尚无传播流行报告的地区。

一、监测

我国寨卡病毒尚未出现流行传播，因此做好输入性病例的监测处置不可或缺。海关卫生检疫部门做好疫情发生国家和地区归国人员在口岸环节体温筛查等工作，及时发现可疑病例，防止疫情输入，并通报卫生部门，共同做好疫情调查和处置。各级各类医疗机构发现发热、皮疹、肌肉关节痛的患者，应注意了解患者的流行病学史，考虑本病的可能，按照《寨卡病毒病诊疗方案》做好相关病例的诊断工作，并及时采样送检。对于新生儿出现小头畸形的产妇，如有可疑流行病学史，也需考虑本病的可能。发现本病疑似病例、临床诊断病例或确诊病例时，应于 24 h 内通过国家疾病监测信息报告管理系统进行网络直报。

寨卡病毒病为蚊媒传染病蚊，开展寨卡病毒病传播媒介伊蚊的监测与控制，提高家庭和社区保护能力，是预防和控制寨卡病毒病疫情的发生和蔓延的最主要措施。

要开展以社区为基础的伊蚊密度监测，包括伊蚊种类、密度、季节消长等。当发现媒介伊蚊布雷图指数及诱蚊诱卵器指数超过 20 时，应及时组织开展清除室内外各种媒介伊蚊的孳生地，开展预防性灭蚊运动，降低伊蚊密度，以降低或消除蚊传疾病的暴发风险。

在伊蚊活动季节发现输入或本地性寨卡病毒病病例时，应启动应急监测。媒介伊蚊应急监测区域、方法及频次要求同登革热。媒介伊蚊应急控制要点包括做好社区动员、开展爱国卫生运动、做好蚊虫孳生地清理工作；教育群众做好个人防护；采取精确的疫点应急成蚊杀灭等，通过综合性的媒介伊蚊防控措施，尽快将布雷图指数或诱蚊诱卵器指数控制在 5 以下。

（一）病例监测

各级各类医疗机构发现发热、皮疹、肌肉关节痛的患者，应注意了解患者的流行病学史，考虑本病的可能，按照《寨卡病毒病诊疗方案》做好相关病例的诊断工作，并及时采样送检。对于新生儿出现小头畸形的产妇，如有可疑流行病学史，也需考虑本病的可能。发现本病疑似病例、临床诊断病例或确诊病例时，应于 24 h 内通过国家疾病监测信息报告管理系统进行网络直报。

对相关病例进行个案调查，重点调查患者发病前 2 周的活动史，查明可疑感染地点，寻找感染来源；同时调查发病后 1 周的活动史，开展病例搜索，评估发生感染和流行的风险。

对于输入病例，应详细追查旅行史，重点在与其共同出行的人员中搜索。如病例从入境至发病后 1 周曾在本县（区）活动，还应在其生活、工作区域搜索可疑病例。

在出现本地感染散发病例时，以病例住所或与其相邻的若干户、病例的工作地点等活动场所为中心，参考伊蚊活动范围划定半径 200 m 之内空间范围为核心区，1 例感染者可划定多个核心区，在核心区内搜索病例。可根据城区或乡村不同建筑类型，推测伊蚊活动范围，适当扩大或缩小搜索半径。

病例管理主要包括急性期采取防蚊隔离措施、患者发病后 2 ~ 3 个月内应尽量避免性行为或采取安全性行为。

防蚊隔离期限为从发病之日起至患者血液标本中连续两次病毒核酸检测阴性，两次实验室检测间隔不少于 24 h；如果缺乏实验室检测条件则防蚊隔离至发病后 10 天。防蚊措施包括病房 / 家庭安装纱门、纱窗，清除蚊虫孳生环境；患者采取个人防蚊措施，如使用蚊帐、穿长袖衣裤、涂抹驱避剂等。

应向男性患者提供病毒传播、疾病危害和个人防护等基本信息。男性患者发病后 2 ~ 3 个月内应尽量避免性行为或每次性行为中全程使用安全套。如果其配偶处于孕期，则整个孕期应尽量避免性行为或每次性行为中全程使用安全套。

如果经检测发现无症状感染者，应采取居家防蚊隔离措施，防蚊隔离期限为自检测之日起 10 天；自检测之日起 2 ~ 3 个月内尽量避免性行为或采取安全性行为。

医疗卫生人员在开展诊疗及流行病学调查时，应采取标准防护措施。在做好病例管理和一般院内感染控制措施的基础上，医疗机构，特别是收治病例的病区，应严格落实防蚊灭蚊措施，防止院内传播。病例的尿液、唾液及其污染物的处理按照《医院感染管理办法》和《医疗废物管理条例》等相关规定执行。

（二）媒介监测

有媒介分布地区，除做好上述工作外，还需做好媒介监测与控制工作。各级卫生行政部门负责领导并组织当地疾病预防控制机构开展以社区为基础的伊蚊密度监测，包括伊蚊种类、密度、季节消长等。日常监测范围、方法及频次要求同登革热，可参照《登革热媒介伊蚊监测指南》中的常规监测进行。

当发现媒介伊蚊布雷图指数及诱蚊诱卵器指数超过 20 时，应及时提请当地政府组织开展爱国卫生运动，清除室内外各种媒介伊蚊的孳生地及开展预防性灭蚊运动，降低伊蚊密度，以降低或消除寨卡病毒病等蚊传疾病的暴发风险。

当有寨卡病毒病病例出现且以疫点为圆心 200 m 半径范围内布雷图指数或诱蚊诱卵指数 ≥ 5、警戒区（核心区外展 200 m 半径范围）≥ 10，其他区域布雷图指数或诱蚊诱卵器指数大于 20 时，应启动应急媒介伊蚊控制。

媒介伊蚊应急控制要点包括：做好社区动员，开展爱国卫生运动，做好蚊虫孳生地清理工作；教育群众做好个人防护；做好病例和医院防蚊隔离；采取精确的疫点应急成蚊杀灭；根据媒介伊蚊抗药性监测结果指导用药，加强科学防控等。通过综合性的媒介伊蚊防控措施，尽快将布雷图指数或诱蚊诱卵器指数控制在 5 以下。

二、患者治疗

至今尚无寨卡病毒病的特效治疗方法，成人患者一般症状较轻，主要采用综合对症治疗措施[132]。

急性期强调尽早卧床休息。注意对神志、体温、脉搏、呼吸、血压等生命体征的观察。饮食以流质或半流质为宜，食物应富于营养并容易消化。保持皮肤和口腔清洁，以免继发细菌 / 真菌感染。注意维持水电解质平衡，对高热、腹泻者尽可能先口服补液；一般不用抗菌药物。

高热应以物理降温为主，在急性发热期，对高热患者可以应用退热药，如对乙酰氨基酚口服，成人用法为每次 250 ~ 500 mg，每日 3 ~ 4 次；儿童用法为每次 10 ~ 15 mg/kg，可间隔 4 ~ 6 h 1 次，24 h 内不超过 4 次。伴有关节痛患者可使用布洛芬口服，成人用法为每次 200 ~ 400 mg，4 ~ 6 h 1 次，儿童每次 5 ~ 10 mg/kg，每日 3 次。伴有结膜炎时可使用重组人干扰素 -α 滴眼液，1 ~ 2 滴 / 次，每日 4 次。

目前尚无特效抗病毒治疗药物。动物实验证明利巴韦林、干扰素等药物可以抑制黄病毒属病毒，能否抑制寨卡病毒尚需进行研究。

寨卡病毒病患者恢复期血清中含有大量的中和抗体。实验研究显示将患者恢复期血清注射至孕期小鼠，可抑制寨卡病毒在小鼠体内的复制及鼠胎神经细胞死亡，结果提示特异性中和抗体有治疗寨卡病毒病的前景。

对于出现脑炎的病例，要注意降温、吸氧、控制静脉补液量和补液速度。人工亚冬眠疗法可防止脑水肿患者发生脑疝。甘露醇、利尿剂静脉滴注可减轻脑水肿。抽搐者可用安定缓慢静脉注射。对呼吸中枢受抑制者应及时使用人工呼吸机。糖皮质激素可抑制炎症反应并减轻血管通透性，使脑组织炎症、水肿和出血减轻。脑水肿的治疗目标是降低颅内压，保持充分的脑灌注以避免进一步缺血缺氧，预防脑疝发生。

对 GBS 病例的治疗，在病程早期可用糖皮质激素、大剂量丙种球蛋白及神经营养药物等对症、支持治疗。有呼吸功能障碍的要保持呼吸道通畅，促进排痰，防止继发感染，发生呼吸衰竭时立即给予呼吸机辅助通气，必要时给予血浆置换治疗。肢体关节保持功能位，防止关节挛缩变形等。后期对患肢及腰背部肌肉进行推拿按摩及肌力训练，还可以给予电刺激及高压氧治疗等。

病例出现明显心律失常或心力衰竭时，应卧床休息，持续低中流量吸氧，保持大便通畅，限制静脉输液的量及速度。存在房性或室性早搏时，根据情况给予抗心律失常药物治疗；发生心力衰竭时首先予利尿处理，保持每日液体负平衡在 500 ~ 800 ml。

三、健康教育

寨卡病毒病防控重点在于提高旅行者健康意识，孕妇及婴幼儿避免前往高风险地区。要做好前往流行区旅行者或居住的中国公民及从流行地区归国人员的宣传教育和健康提示，必要时发布旅行警示。对重点人群开展健康教育工作，商务、旅游、学习交流等人员前往寨卡病毒病流行区，要加强蚊媒防护措施，使用防蚊液、蚊帐及穿着浅色长袖服装等，尽可能防止蚊虫叮咬。清理周边环境中积水，将排水沟、废旧轮胎、盆、桶等加以遮盖、清空和清理。对容易出现蚊媒孳生的场所可喷洒灭蚊剂。

孕妇及准备怀孕的女性应尽量避免前往寨卡病毒病流行区，如确需赴这些国家或地区时，应严格做好个人防护措施，防止蚊虫叮咬。从疫情活跃地区归国的男性和女性应当分别在6个月和2个月内采取安全性行为。若怀疑可能感染寨卡病毒时，应及时就医，主动报告旅行史，并接受医学随访。

四、疫苗研究进展

研究人员在建立寨卡病毒感染动物模型的同时，利用多种生物技术开展了寨卡病毒候选疫苗的研发，其中包括减毒或嵌合病毒疫苗、全灭活病毒疫苗、核酸疫苗、腺病毒载体和其他亚单位疫苗，以及纳米免疫佐剂疫苗等。目前已有多个候选疫苗进入了临床前研究阶段，并在小鼠体内诱导产生了中和抗体，在小鼠抗寨卡病毒攻击中提供了短期保护。研究发现DNA疫苗、mRNA疫苗、寨卡病毒纯化灭活疫苗（ZIKV-purified inactivated virus vaccine，ZPIV）和基于载体的疫苗能为灵长类动物提供一定的保护。此外还有多种候选疫苗已进入了Ⅰ、Ⅱ期临床研究。

但目前的疫苗研究面临以下问题，一是寨卡病毒疫苗对儿童和孕妇接种的安全性问题，也是临床开展和临床终点确定的一个难点；二是寨卡病毒疫苗Ⅲ期临床试验的有效性，即寨卡病毒传播率的下降，是该疫苗获得生产许可面临的一个重大挑战；三是如果在黄病毒疫情地区开展寨卡病毒疫苗的研制和临床试验，早期其他黄病毒的免疫是否对寨卡病毒疫苗的效果有帮助，还是对其有不利影响，尚未得到确切的评估。寨卡病毒疫苗的引入还将需要均衡登革病毒感染或GBS出现的风险。

（韩　辉）

参考文献

[1] Dick GW，Kitchen SF，Haddow AJ. Zika virus. I isolations and serological specificity [J]. Trans R Soc Trop Med Hyg，1952，46（5）：509-520.

[2] Yu SI，Lee YM. Zika virus：an emerging flavivirus [J]. J Microbiol，2017，55（3）：204-219.

[3] MacNamara FN. Zika virus：a report on three cases of human infection during an epidemic of jaundice in Nigeria [J]. Trans R Soc Trop Med Hyg，1954，48（2）：139-145.

[4] Boorman JP，Porterfield JS. A simple technique for infection of mosquitoes with viruses；transmission of Zika virus [J]. Trans R Soc Trop Med Hyg，1956，50（3）：234-242.

［5］ Haddow AJ，Williams M，Woodall JP，et al. Twelve isolations of Zika virus from aedes（stegomyia）africanus（theobald）taken in and above a uganda forest ［J］. Bull World Health Organ，1964，31：57-69.

［6］ WHO. Zika virus，microcephaly and Guillain-Barre syndrome situation report ［EB/OL］.（2017-01-20）［2021-04-18］. https://apps.who.int/iris/bitstream/handle/10665/253604/zikasitrep20Jan17-eng.pdf?sequence=1&isAllowed=y.

［7］ Parra B，Lizarazo J，Jiménez-Arango JA，et al. Guillain-Barré syndrome associated with zika virus infection in Colombia ［J］. N Engl J Med，2016，375（16）：1513-1523.

［8］ Orioli IM，Dolk H，Lopez-camelo JS，et al. Prevalence and clinical prole of microcephaly in South America pre-Zika，2005-14：prevalence and case-control study ［J］. BMJ，2017，359：j5018.

［9］ WHO. Zika epidemiology update - July 2019 ［EB/OL］.（2019-06-30）［20201-04-24］. https://www.who.int/emergencies/diseases/zika/zika-epidemiology-update-july-2019.pdf.

［10］ 刘晓青，谢春燕，杨富强，等. 中国大陆首例输入性寨卡病毒感染病例风险评估 ［J］. 中华疾病控制杂志，2016，20（5）：527-529.

［11］ 王亚丽，张晓怡，任瑞琦，等 中国内地25例输入性寨卡病毒病病例流行病学与临床特征分析 ［J］. 中国媒介生物学及控制杂志，2017，28（6）：535-537.

［12］ 涂文校，马涛，李昱，等. 2016年我国内地寨卡病毒的输入和传播风险评估 ［J］. 科学通报，2016，61（12）：1344-1353.

［13］ 国家卫生健康委员会. 国家卫生计生委办公厅关于印发寨卡病毒病防控方案（第二版）的通知 ［EB/OL］.（2016-04-01）［2021-04-18］. http://www.nhc.gov.cn/cms-search/xxgk/getManuscriptXxgk.htm?id=7c8238cae33947c396f238fd3cd415e4.

新型冠状病毒感染

2020 年 2 月 11 日，WHO 将新型冠状病毒引发的呼吸道传染病正式命名为新型冠状病毒肺炎（coronavirus disease 2019，COVID-19）。2020 年 3 月 2 日，国际病毒分类委员会（The International Committee on Taxonomy of Viruses，ICTV）正式将该病毒命名为严重急性呼吸综合征冠状病毒 2（severe acute respiratory syndrome coronavirus 2，SARS-CoV-2）。2020 年 3 月 11 日，WHO 宣布新型冠状病毒感染全球大流行。疫情已波及全球，威胁着人类健康。本章节将从新型冠状病毒感染的病原学和临床特征、流行病学特征、预防与控制措施 3 个部分展开介绍。

第一节　病原学和临床特征

一、病原学

1. 新型冠状病毒（SARS-CoV-2） 新型冠状病毒（SARS-CoV-2）属于 β 属冠状病毒，为带有包膜的圆形或椭圆形颗粒，直径约 60 ~ 140 nm。该病毒针对核蛋白、病毒包膜、基质蛋白和刺突蛋白 4 种结构蛋白及 RNA 依赖性的 RNA 聚合酶共有 5 个必需基因。病毒核衣壳由核蛋白包裹 RNA 基因组组成，病毒包膜继而围绕在外面。病毒包膜包埋有基质蛋白和刺突蛋白等蛋白。刺突蛋白可通过结合血管紧张素转化酶 2（angiotensin-converting enzyme，ACE2）进入细胞，是病毒侵入细胞至关重要的结构蛋白。

体外分离培养时，SARS-CoV-2 96 h 左右即可在人呼吸道上皮细胞内发现，而在非洲绿猴肾细胞（Vero E6）和人肝癌细胞（Huh-7 细胞系）中分离培养约需 4 ~ 6 d。冠状病毒对紫外线和热敏感，56℃ 30 min、乙醚、75% 乙醇、含氯消毒剂、过氧乙酸和氯仿等脂溶剂均可有效灭活病毒，氯己定不能有效灭活病毒。

2. SARS-CoV-2 变异 SARS-CoV-2 在其生命周期中可发生自然变异，常见的变异包括同义 3037C > T、开放阅读框 1ab 中的 P4715L 和 刺突蛋白中的 D614G。2020 年 1 月，SARS-CoV-2 首次出现刺突蛋白 D614G 突变，该突变进一步增强了病毒与宿主受体 ACE2 的结合，提高了病毒的复制与传播能力。2020 年上半年 SARS-CoV-2 的刺突蛋白氨基酸突变除 D614G 突变外一直处于较低水平。根据全球共享流感数据倡议组织（Global Initiative on Sharing all Influenza Data，GISAID）上传的序列分析结果显示，2020 年下半年新型冠状病毒刺突蛋白携带关键氨基酸突变的变异株逐渐增多。2020 年 9 月，B.1.1.7 变异株在英国出现。2020 年 11 月 5 日，丹麦报告了水貂相关变异株（B.1.1.298 进化分支）的 COVID-19 病例，该变异株的刺突蛋白存在 5 个氨基酸突变，涉及"人 - 动物 - 人"互传途径，继 D614G 之后成为引起全球关注的变异株。丹麦等国实行严格的防控措施已阻断该变异株的传播。

WHO 于 2021 年 2 月 25 日发布了"关切变异株"（variant of concern，VOC）和"关注变异株"（variant of interest，VOI）的定义和工作建议。VOC 满足以下特点：流行病学上传播力增强或流行特点出现有害变化；致病力增强或临床表现趋重，或公共卫生、社会措施或现有诊断、疫苗、治疗方法的有效性降低。VOI 相比早期参考株，应当具有以下特点：病毒表型发生变化、或氨基酸变异引起或潜在引起病毒表型发生变化；病毒变异株引起社区传播、或在多个地区或国家传播。截至 2022 年 10 月 21 日，世界卫生组织（WHO）提出 5 个"关切的变异株"（variant of concern，VOC）包括阿尔法（Alpha）、贝塔（Beta）、伽玛（Gamma）、德尔塔（Delta）和奥密克戎（Omicron）。奥密克戎变异株已成为 2022 年全球流行的主要优势株。现有研究提示，奥密克戎变异株平均潜伏期缩短，多为 2 ~ 4 天，传播能力更强，传播速度更快，感染剂量更低，致病力减弱，具有更强的免疫逃逸能力，现有疫苗对预防该变异株所致的重症和死亡仍有效。

二、临床表现

新型冠状病毒感染潜伏期为 1 ~ 14 天，多为 3 ~ 7 天，临床症状以发热、干咳、乏力为主要表现。部分患者可能出现嗅觉、味觉减退或丧失等首发症状，少数患者伴有鼻塞、流涕、咽痛、结膜炎、肌痛和腹泻等症状。

呼吸困难和（或）低氧血症等多出现在重症患者发病 1 周后。严重者可快速进展为急性呼吸窘迫综合征、脓毒症休克、难以纠正的代谢性酸中毒、凝血功能障碍及多器官功能衰竭等。极少数患者还可有中枢神经系统受累及肢端缺血性坏死等表现。

需要注意的是重型、危重型患者病程中可为中低热，甚至无明显发热。轻型患者可表现为低热、轻微乏力、嗅觉及味觉障碍等，无肺炎表现。少数患者在感染新型冠状病毒后可无明显临床症状。

儿童病例症状相对较轻，部分儿童及新生儿病例症状可不典型，表现为呕吐、腹泻等消化道症状或仅表现为反应差、呼吸急促。在恢复期的极少数儿童可有多系统炎症综合征，出现类似川崎病或不典型川崎病表现、中毒性休克综合征或巨噬细胞活化综合征等。主要表现为发热伴皮疹、非化脓性结膜炎、黏膜炎症、低血压或休克、凝血功能障碍、急性消化道症状等。一旦发生，病情可在短期内急剧恶化，需要警惕此类病情进展。

1. 临床分型 新型冠状病毒感染临床类型可分为轻型、普通型、重型以及危重型。

轻型患者的临床症状通常轻微，影像学未见肺炎表现。普通型具有发热、呼吸道症状等，影像学可见肺炎表现。重型成人与儿童具有不同判定指标。

成人符合以下任何一条：出现气促，呼吸频率（respiration rate，RR）≥ 30 次 / 分；静息状态下，吸空气时指血氧饱和度 ≤ 93%；动脉血氧分压（partial pressure of oxygen，PaO_2）/ 吸氧分数（fraction of inspiration O_2，FiO_2）≤ 300 mmHg（1 mmHg = 0.133 kPa），高海拔（海拔超过 1000 m）地区应根据应对 PaO_2/FiO_2 进行校正，$PaO_2/FiO_2 \times$ [760/ 大气压（mmHg）]；临床症状进行性加重，肺部影像学显示 24 ~ 48 h 内病灶明显进展 > 50% 者。

儿童符合以下任何一条：持续高热超过 3 天；出现气促（< 2 月龄，RR ≥ 60 次 / 分；2 ~ 12 月龄，RR ≥ 50 次 / 分；1 ~ 5 岁，RR ≥ 40 次 / 分；> 5 岁，RR ≥ 30 次 / 分），

除外发热和哭闹的影响；静息状态下，吸空气时指血氧饱和度≤93%；辅助呼吸（鼻翼扇动、三凹征）；出现嗜睡、惊厥；拒食或喂养困难，有脱水征。

危重型为符合以下情况之一者：出现呼吸衰竭，且需要机械通气；出现休克；合并其他器官功能衰竭需 ICU 监护治疗。

2．病情恶化预警指标　当成人有以下指标变化时应警惕其病情恶化：低氧血症或呼吸窘迫进行性加重；组织氧合指标恶化或乳酸进行性升高；外周血淋巴细胞计数进行性降低或外周血炎症标志物如白细胞介素 -6、C 反应蛋白、铁蛋白等进行性上升；D- 二聚体等凝血功能相关指标明显升高；胸部影像学显示肺部病变明显进展。

当儿童有以下指标变化应警惕病情恶化：呼吸频率增快；精神反应差、嗜睡；乳酸进行性升高，C 反应蛋白、降钙素原、铁蛋白等炎症标志物的水平明显升高；影像学显示双侧或多肺叶浸润、胸腔积液或短期内病变快速进展；有基础疾病（先天性心脏病、支气管肺发育不良、呼吸道畸形、异常血红蛋白、重度营养不良等）、有免疫缺陷或低下（长期使用免疫抑制剂）和新生儿。

3．重型和危重型的高危人群　具有以下特征的感染者为重型或危重型高危人群：①年龄大于 65 岁老年人；②有心脑血管疾病（含高血压）、慢性肺部疾病（慢性阻塞性肺疾病、中度至重度哮喘）、糖尿病、慢性肝疾病、慢性肾疾病、肿瘤等基础疾病者；③免疫功能缺陷者（如艾滋病患者、长期使用皮质类固醇或其他免疫抑制药物导致免疫功能减退状态者）；④肥胖人群（体重指数≥30）；⑤孕晚期和围产期女性；⑥重度吸烟者。

三、实验室及其他检查

1．一般实验室检查　发病早期外周血白细胞总数正常或减少，淋巴细胞计数减少，部分患者可出现肝酶、乳酸脱氢酶、肌酶、肌红蛋白、肌钙蛋白和铁蛋白增高。多数患者C 反应蛋白和血沉升高，降钙素原正常。重型、危重型患者可见 D- 二聚体升高、外周血淋巴细胞进行性减少，炎症因子升高。

2．病原学及血清学检查

（1）病原学检查：采用反转录 - 聚合酶链式反应（reverse transcription-polymerase chain reaction，RT-PCR）和二代测序（next generation sequencing，NGS）等方法在鼻、口咽拭子、痰和其他下呼吸道分泌物、血液、粪便、尿液等标本中可检测出新型冠状病毒核酸，其中下呼吸道标本（痰或气道抽取物）检测更加准确。由于核酸检测阳性率会受到病程、标本采集及检测过程、检测试剂等因素的影响，应按照国家卫健委发布《新型冠状病毒肺炎防控方案》最新版中关于新冠病毒样本采集和检测技术指南部分规范采集、送检以及检测标本。

（2）血清学检查：新型冠状病毒特异性 IgM 和 IgG 抗体阳性，发病 1 周内阳性率均较低，并且由于试剂本身阳性判断值原因、体内的干扰物质（类风湿因子、嗜异性抗体、补体、溶菌酶等）以及标本原因（标本溶血、标本被细菌污染、标本贮存时间过长、标本凝固不全等）等，抗体检测可能会出现假阳性。因此一般不单独以血清学检测作为诊断依据，需结合流行病学史、临床表现和基础疾病等情况进行综合判断。

3．胸部影像学检查　肺早期呈现多发小斑片影及间质改变，以肺外带明显，进而发展为双肺多发磨玻璃影和浸润影，严重者可出现肺实变，胸腔积液少见。心功能不全患者可见心影增大和肺水肿。

四、诊断与报告

关于新型冠状病毒感染患者，应当根据流行病学史、临床表现、实验室检查等进行综合分析，做出诊断。新型冠状病毒核酸检测阳性为确诊的首要标准。未接种新型冠状病毒疫苗者，新型冠状病毒特异性抗体检测可作为诊断的参考依据。接种新型冠状病毒疫苗者和既往感染新型冠状病毒者，原则上抗体不作为诊断依据。具体诊断标准如下：

1. 疑似病例　有下述流行病学史中的任何 1 条，且符合临床表现中任意 2 条的病例可诊断为疑似病例。无明确流行病学史的，符合临床表现中的 3 条；或符合临床表现中任意 2 条，同时新型冠状病毒特异性 IgM 抗体阳性（近期接种过新型冠状病毒疫苗者不作为参考指标）的可诊断为疑似病例。

（1）流行病学史

1）发病前 14 天内有病例报告社区的旅行史或居住史；

2）发病前 14 天内与新型冠状病毒感染的患者和无症状感染者有接触史；

3）发病前 14 天内曾接触过来自有病例报告社区的发热或有呼吸道症状的患者；

4）聚集性发病［14 天内在小范围如家庭、办公室、学校班级等场所，出现 2 例及以上发热和（或）呼吸道症状的病例］。

（2）临床表现

1）发热和（或）呼吸道症状等新型冠状病毒感染相关临床表现；

2）具有上述新型冠状病毒感染影像学特征；

3）发病早期白细胞总数正常或降低，淋巴细胞计数正常或减少。

2. 确诊病例　疑似病例具备以下病原学或血清学证据之一者：新型冠状病毒核酸检测阳性，未接种新型冠状病毒疫苗者新型冠状病毒特异性 IgM 抗体和 IgG 抗体均为阳性。

3. 无症状感染者　指新型冠状病毒病原学检测呈阳性但无相关临床表现者。主要通过对密切接触者和密切接触者的密切接触者（以下简称为密接的密接）、入境人员、高风险职业人群等重点人群核酸检测、传染源追踪、流行病学调查、人群筛查等途径发现。无症状感染者包括隐性感染者和处于潜伏期的感染者。

4. 病例的发现与报告　各级各类医疗机构的医务人员发现符合病例定义的疑似病例后，应当立即进行单间隔离治疗，院内专家会诊或主诊医生会诊，仍考虑疑似病例，在 2 h 内进行网络直报，并采集标本进行新型冠状病毒核酸检测，同时在确保转运安全前提下立即将疑似病例转运至定点医院。与新型冠状病毒感染者有密切接触者，即便常见呼吸道病原检测阳性，也应及时进行新型冠状病毒病原学检测。疑似病例连续两次新型冠状病毒核酸检测阴性（采样时间至少间隔 24 h）且发病 7 天后新型冠状病毒特异性 IgM 抗体和 IgG 抗体仍为阴性可排除疑似病例诊断。对于确诊病例应在发现后 2 h 内进行网络直报。

第二节　流行病学特征

一、传染源

传染源主要是新型冠状病毒感染者，包括确诊病例和无症状感染者。新型冠状病毒感染者在潜伏期即有传染性，发病后 5 天内传染性较强。

二、传播途径

经呼吸道飞沫和密切接触传播是新型冠状病毒主要的传播途径，在相对封闭的环境中可经气溶胶传播，接触被病毒污染的物品后也可感染。

三、人群易感性

人群普遍易感。感染后或接种新型冠状病毒疫苗后可获得一定的免疫力。

四、流行情况

2020 年 3 月 11 日，WHO 宣布新型冠状病毒感染全球大流行。截至 2022 年 10 月 20 日，根据 WHO 报道，全球累计报告新型冠状病毒感染确诊病例共 623 470 447 例和死亡病例共 6 551 678 例。各区域累计确诊病例占比顺序依次为欧洲（41.56%）、美洲（28.76%）、西太平洋（14.78%）、东南亚（9.69%）、东地中海（3.71%）及非洲（1.50%）。各区域累计死亡病例占比顺序依次为美洲（43.47%）、欧洲（32.17%）、东南亚（12.19%）、东地中海（5.32%）、西太平洋（4.19%）及非洲（2.67%）。

1. 时间分布　据世界卫生组织 2022 年 10 月 16 日发布的报告显示，10 月 10 日至 16 日新增确诊病例数超过 290 万，相比上周的新增病例数下降 6%，各洲新增报告病例数呈现下降或稳定趋势。东地中海（17%）、非洲（15%）、美洲（12%）、欧洲（11%）和东南亚（3%）区域报告的新增病例数相比上一周分别下降 17%、15%、12%、11% 和 3%，而西太平洋地区报告的新增病例数上升 11%。

全球报告的新增死亡病例数约 8300 人，相比上一周降低 17%，各洲新增死亡病例数呈现下降或稳定趋势。东地中海、美洲、欧洲和西太平洋区域报告的新增死亡病例数相比上周分别下降了 35%、20%、18% 和 14%。东南亚区域保持稳定，而非洲地区该比例有所增加。

2. 人群分布　关于全球 COVID-19 确诊病例及死亡病例的年龄及性别分布情况的报告来自 WHO 新型冠状病毒感染 2020 年 11 月 1 日报告。此份报告中包含了 2019 年 12 月 31 日至 2021 年 10 月 18 日共 18 156 074 名确诊病例，其中包含 459 943 名死亡病例。从全球流行来看，青壮年患者的比例占确诊病例比例较大，且持续增加。15 ~ 24 岁组占病例总数的比例从最初的 4%（第 9 ~ 10 周）增至 14%（第 42 周），25 ~ 64 岁者同一时间从 50% 增至 65%。0～4 岁和 5～14 岁也有小幅增加，≥65 岁者比例从 40% 显著下降至 15%。报告提出年龄分布趋势的变化可能与几个因素有关，包括加强监测和获得检测的机会。在大流行早期，有限的监测和检测能力往往集中在患有严重疾病的患者身上，这些患者更有可能是老年住院患者。当逐渐增强监测和检测能力，使症状轻微或无症状的病例更容易获得监测和检测时，青壮年比例上升，老年比例下降。此外，老年病例比例的下降也可能与在长期护理设施中实施感染预防和控制措施以及在青壮年年龄组中传播增加有关。

性别差异上，男性和女性累计确诊病例各占一半，但是该比例在各国之间差别很大，例如在一些国家由于经济因素，男性经常暴露在家庭之外，或获得检测和保健的机会不同，男中往往会观察到较高比例的病例，而在妇女参与医疗和社会事业的国家，女性新型冠状病毒肺炎确诊病例的比例更高。此外，性别差异也可能因年龄而异。男性死亡比例更高，约占死亡总数的 59%。暴露风险、行为和风险感知（如吸烟和就医行为）的差异，以及共病状况的差异，可能影响 COVID-19 感染，并导致男女在疾病严重程度上的差异。

第三节　预防与控制措施

为预防和控制新型冠状病毒肺炎疫情，全球采取许多措施阻止疫情蔓延。中国在此次疫情处理中，快速有效地遏制了疫情蔓延。"预防为主、防治结合、依法科学、分级分类"的原则、"及时发现、快速处置、精准管控、有效救治"的工作要求、"早预防、早发现、早报告、早隔离、早治疗"的措施及"人物同防"的理念为预防和控制疫情，维护人民群众生命安全和身体健康提供重大保障。为有效控制疫情，中国国家卫生健康委员会发布了《新型冠状病毒肺炎防控方案（第九版）》（下文简称《防控方案》）从疫情监测、疫情处置、疫情信息发布、实验室监测以及境外疫情防控输入等多方面均做出要求。

一、疫情监测

1. 疫情发现报告对于病例，各级各类医疗机构要加强流行病学史采集和发热、干咳、乏力、咽痛、嗅（味）觉减退、腹泻等症状监测，一旦发现可疑患者及时开展实验室检测，发现初筛阳性人员要遵从"逢阳必报、逢阳即报"原则，在出具检测结果后 2 h 内进行初筛阳性报告，经确诊后应在 2 h 内通过中国疾病预防控制信息系统进行网络直报，并转运至定点医疗机构或方舱医院治疗，根据病程进展及时订正临床严重程度。社区卫生服务站、村卫生室和个体诊所发现可疑患者后，要在 2 h 内报告社区卫生服务中心或乡镇卫生院，落实"村报告、乡采样、县检测"核酸检测策略，也可同步进行抗原检测，尽早发现疫情。加强对密切接触者、密切接触者的密切接触者（以下简称密接的密接）、入境人员、风险职业人群、重点机构和场所人员、纳入社区管理人群的健康监测和核酸检测，做到早发现。

无症状感染者应在 2 h 内通过中国疾病预防控制信息系统进行网络直报，并转运至方舱医院进行隔离医学观察。隔离医学观察期间严格做好健康监测，如后续出现相关症状或体征需在 24 h 内订正为确诊病例。

聚集性疫情是指 1 周内在同一学校、居民小区、工厂、自然村、医疗机构等范围内发现 2 例及以上病例和无症状感染者。聚集性疫情主要通过常规诊疗活动、传染病网络直报数据审核分析、病例或无症状感染者流行病学调查、重点机构和场所人员以及重点人群的健康监测和核酸检测等途径发现。聚集性疫情也应在 2 h 内通过突发公共卫生事件报告管理信息系统网络报告。

2. 多渠道监测预警疫情发现报告 在疫情期间，应按照点与面结合、症状监测与核酸检测结合、传染病监测系统与其他部门监测系统结合的原则，开展人、物、环境等多渠道监测。地方联防联控机制加强部门间信息共享，汇总多渠道监测信息，开展综合分析和风险研判，提出风险评估结果和预警响应建议，及时向社会发布疫情信息和健康风险提示。具体监测要求如下：

（1）医疗机构就诊人员监测。各级各类医疗机构，特别是基层医疗卫生机构医务人员应当提高对新型冠状病毒肺炎病例的发现和报告意识，对所有发热患者和其他无发热的可疑患者、不明原因肺炎和住院患者中严重急性呼吸道感染病例、所有新入院患者及其陪护人员开展新型冠状病毒核酸检测。不具备核酸检测能力的基层医疗卫生机构，可对上述人员进行抗原检测。

（2）风险职业人群监测。对与入境人员、物品、环境直接接触的人员（如跨境交通工具司乘、保洁、维修等人员，口岸进口物品搬运人员，海关、移民管理部门直接接触入境人员和物品的一线人员等）、集中隔离场所工作人员，定点医疗机构和普通医疗机构发热门诊医务人员等每天开展一次核酸检测。

对从业环境人员密集、接触人员频繁、流动性强的从业人员（如快递、外卖、酒店服务、装修装卸服务、交通运输服务、商场超市和农集贸市场工作人员等）、口岸管理服务人员以及普通医疗机构除发热门诊外的其他科室工作人员等每周开展两次核酸检测。如出现本土疫情后，根据疫情扩散风险增加核酸检测频次。

（3）重点机构和场所人员监测。学校和托幼机构、养老机构、儿童福利领域服务机构、精神专科医院、培训机构等重点机构人员，监管场所、生产车间、建筑工地等人员密集场所，常态化下应做好相关人员症状监测。辖区内出现 1 例及以上本土感染者后，应及时组织完成一次全员核酸检测，后续可根据检测结果及疫情扩散风险按照每天至少 20% 的抽样比例或按照辖区检测要求开展核酸检测。

（4）社区管理人群监测。纳入社区管理的新型冠状病毒肺炎出院（舱）感染者及其同住人员在出院（舱）后第 3、7 天各开展一次核酸检测；解除集中隔离医学观察的入境人员和密切接触者等风险人员、区域协查人员、涉疫场所暴露人员、解除闭环管理的高风险岗位从业人员等，按照防控要求开展核酸检测和健康监测。

（5）集中隔离场所和医疗机构监测。对启用的集中隔离场所定期开展环境核酸检测。在集中隔离医学观察人员解除集中隔离前采集隔离房间内物品、环境（包括手机表面、行李物品、枕头表面、卫生间门把手等）标本进行核酸检测。对普通医疗机构的发热门诊定期开展环境核酸检测。

（6）进口物品及环境监测。对进口冷链食品及其加工、运输、存储等场所环境适当开展抽样核酸检测；对口岸中来自高风险国家和低温运输环境的进口货物及其货舱、货柜、车厢、集装箱和货物存放场所开展抽样核酸检测，冬季低温条件下可增加检测频次和抽样数量。对城市中有冷链食品批发销售的大型农贸（集贸）市场的环境定期开展核酸检测。对大型海运进口冷冻物品加工处理场所可定期开展污水监测。

（7）药品监测。出现本土疫情后，辖区药店应对购买退热、止咳、抗病毒、抗生素、感冒等药物的人员进行实名登记并将信息推送辖区街道（社区）管理，及时督促用药者开展核酸检测，必要时可先开展一次抗原检测。

（8）病毒基因变异监测。对本土疫情中的首发或早期病例、与早期病例有流行病学关联的关键病例、感染来源不明的本土病例、境外输入病例、入境物品及相关环境阳性标本开展病毒基因序列测定、分析及病毒分离，动态了解病毒基因变异情况，及时发现感染来源。

二、疫情处置

疫情发生后，应急指挥体系的启动十分关键。第九版《防控方案》指出疫情发生后，应立即激活指挥体系，迅速完成常态和应急机制转换，以地（市）为单位成立前线指挥中心，省、市、县联防联控机制协同联动，扁平化运行，统筹调度资源，果断采取应对处置措施。

1. 控制传染源 传染源主要是新型冠状病毒肺炎确诊病例和无症状感染者。病例确诊后应在 2 h 内转运至定点医疗机构或方舱医院，治愈出院后进行 7 天居家健康监测。

无症状感染者，参照轻型病例进行管理，在方舱医院进行 7 天集中隔离医学观察，期间第 6 天和第 7 天采集鼻咽拭子各开展一次核酸检测（采样时间至少间隔 24 h），如两次核酸检测 N 基因和 ORF 基因 Ct 值均 ≥ 35（荧光定量 PCR 检测方法，界限值为 40，下同），或检测阴性（荧光定量 PCR 检测方法，界限值低于 35，下同），可解除在方舱医院的集中隔离医学观察；如不符合上述条件，则继续在方舱医院集中隔离至满足出舱标准。集中隔离医学观察期间，做好病情监测，符合确诊病例诊断标准后，及时订正为确诊病例。解除集中隔离医学观察后，应继续进行 7 天居家健康监测。

尽管疑似病例、并非传染源，但为有效控制疫情发展，也应当对其采取控制措施。发现疑似病例，应立即采集标本进行核酸检测复核，期间单人单间隔离，连续两次新型冠状病毒核酸检测阴性（采样时间至少间隔 24 h），可排除疑似病例诊断。

此外，既往感染者出院（舱）后，呼吸道标本核酸检测阳性，如未出现任何症状体征且核酸检测 Ct 值 ≥ 35，不再进行管理和判定密切接触者（密接）；如核酸检测 Ct 值 < 35，结合病程、Ct 值动态变化等快速评估其传播风险，如有传播风险按感染者管理，判定和管控与其共同居住、共同工作等接触频繁的密切接触者，无需判定密接的密接；如无传播风险，不再进行管理和判定密切接触者。如出现发热、咳嗽等临床表现，或 CT 影像学显示肺部病变加重，应立即转运至定点医疗机构，根据病情进行分类管理治疗。如核酸检测 Ct 值 ≥ 35，无需对其密切接触者进行追踪和管控；如核酸检测 Ct 值 < 35，应判定和管控与其共同居住、共同工作等接触频繁的密切接触者，无需判定密接的密接。

2. 流调与风险区域（人员）划定管控

（1）流行病学调查：疫情发生后，按照属地化管理原则，由报告病例的医疗卫生机构所在地市联防联控机制组建的现场流调溯源专班（工作组）开展流行病学调查。由卫生健康、疾控、公安等部门组成的现场流调小组根据工作分工开展工作，采取现场流调和电话流调相结合的方式，阳性人员复核确认后 2 h 内到达现场，4 h 内完成个案核心信息调查，24 h 内完成初步流行病学调查报告，并根据疫情进展动态更新流调报告。流行病学调查的内容和重点需根据疫情进展和规模动态调整。对于发现早、病例数少、未发生社区持续传播的疫情，需快速开展精准流调，对病例既往接触史和活动轨迹进行详细调查，明确病例的感染来源，判定密切接触者、密接的密接、涉疫场所暴露人员等风险人员，划定风险区域等。当疫情进一步发展，病例数明显增多，出现社区持续传播，传播链难以理清，且社区已划定为中高风险区实行封管控措施管理，流调重点调整为掌握病例的基本信息、发病时间、首次核酸检测阳性时间等，用于密切接触者追踪和疫情发展态势分析。对于重点个案，如物资保障人员、快递人员、志愿者、社区服务人员等封管控之外人员中出现的感染者，以及当疫情得到有效控制、处于收尾阶段的新发感染者，应进行详细精准流调。

（2）密切接触者（密接）及其他风险人员判定与管理：根据病例行动轨迹和流调信息，利用"三公（工）"*协同多部门技术手段和大数据信息支撑，由公共卫生专业技术人员快速精准判定密切接触者、密接的密接及涉疫场所暴露人员等风险人员。优先判定和管理与病例接触频繁、持续时间长等感染风险较高的密切接触者。对于人员较为密集复杂的病例活动场所（如餐厅、娱乐场所、超市等密闭空间场所），可适度扩大密切接触者判定范围。密切接触者采取"7天集中隔离医学观察+3天居家健康监测"管理措施（以下简称"7+3"管理措施），居家健康监测期间不外出，如就医等特殊情况必须外出时做好个人防护，尽量避免乘坐公共交通工具。集中隔离医学观察的第1、2、3、5、7天各开展一次核酸检测，居家健康监测第3天开展一次核酸检测。发生较大规模疫情时，为缓解集中隔离点资源严重不足，对密切接触者可采取"5天集中隔离医学观察+5天居家隔离医学观察"措施，集中隔离医学观察的第1、2、3、5天各开展一次核酸检测，居家隔离医学观察第2、5天各开展一次核酸检测。隔离管理期限自末次暴露后算起，解除集中隔离后应"点对点"闭环返回至居住地。对与感染风险较高的密切接触者同住、同餐、同工作（学习）、同娱乐（如棋牌、卡拉OK）等长时间密切接触人员判定为密接的密接。密接的密接采取7天居家隔离医学观察，每日应做好体温和症状监测，在第1、4、7天各开展一次核酸检测。如密接的密接居家隔离医学观察期间核酸检测均为阴性，且对应的密切接触者在隔离医学观察期间前两次核酸检测均为阴性，可于第7天解除居家隔离医学观察；如密切接触者前两次核酸检测有阳性结果，将密接的密接调整为密切接触者，按照密切接触者管理。与疑似病例、确诊病例和无症状感染者共同暴露于婚（丧）宴、餐馆、超市、商场、农贸（集贸）市场等人员密集和密闭场所，但不符合密切接触者、密接的密接判定原则的涉疫场所暴露人员，经风险评估对感染风险较高的人员采取相应的核酸检测措施。

（3）风险区域划定及防控：发生本土疫情后，根据病例和无症状感染者的活动轨迹和疫情传播风险大小划定高、中、低风险区域。将病例和无症状感染者居住地，以及活动频繁且疫情传播风险较高的工作地和活动地等区域，划为高风险区。高风险区原则上以居住小区（村）为单位划定，可根据流调研判结果调整风险区域范围，采取"足不出户、上门服务"等封控措施。高风险区连续7天无新增感染者降为中风险区，中风险区连续3天无新增感染者降为低风险区。将病例和无症状感染者停留和活动一定时间，且可能具有疫情传播风险的工作地和活动地等区域，划为中风险区，风险区域范围根据流调研判结果划定。中风险区采取"人不出区、错峰取物"等管控措施，连续7天无新增感染者降为低风险区。中高风险区所在县（市、区、旗）的其他地区为低风险区，采取"个人防护、避免聚集"等防范措施，低风险区人员离开所在城市应持48 h核酸检测阴性证明。所有中高风

---

*"三公（工）"为公安、公共卫生、工信。

险区解除后，县（市、区、旗）全域实施常态化防控措施。

疫情处置过程中，如个别病例和无症状感染者对居住地、工作地、活动区域传播风险较低，密切接触者已及时管控，经研判无社区传播风险，可不划定风险区。

（4）风险人员协查管控。疫情发生地发现感染者、密切接触者、密接的密接、涉疫场所暴露人员、中高风险区域人员流出本地后，当地联防联控机制应于 2 h 内通过国家疫情防控管理平台或函件向流入地发出协查单（包括身份信息、联系电话、接触方式、末次暴露时间等排查管控所需信息），也可通过建立的地市到地市之间"点对点"跨地区协查机制及时发送跨地区协查信息。协查方收到协查信息后，快速对有关人员进行排查，并按照风险等级分类采取发送短信、核酸检测、健康监测、隔离等管控措施，确保每名风险人员管控措施落实到位，并于接到协查信息后 24 h 内向疫情发生地反馈初步排查管控结果，形成信息闭环。非疫情发生地，也应主动排查中高风险区域流入人员，防止疫情蔓延扩散。

对有高风险区 7 天旅居史的人员，采取 7 天集中隔离医学观察，在集中隔离第 1、2、3、5、7 天各开展一次核酸检测；对有中风险区 7 天旅居史的人员，采取 7 天居家隔离医学观察，在居家隔离医学观察第 1、4、7 天各开展一次核酸检测；如不具备居家隔离医学观察条件，采取集中隔离医学观察；管理期限自离开风险区域算起。对有低风险地区 7 天旅居史的人员，3 天内应完成两次核酸检测，并做好健康监测。各省（自治区、直辖市）辖区内中高风险区外溢人员管理措施由各地制定并对外发布。

3. 区域核酸检测 在流行病学调查基础上，根据疫情发生地区人口规模大小、感染来源是否明确、是否存在社区传播风险及传播链是否清晰等因素综合研判，根据风险大小，按照分级分类的原则，确定检测人群的范围、频次和先后顺序，制定可操作的核酸检测方案，迅速组织调度核酸检测力量（包括第三方检测机构）和物资，确保"采、送、检、报"各环节衔接顺畅，避免检测不及时，造成阳性感染者发现延迟引起疫情传播。合理设置采样点，有序组织核酸采样，防止交叉感染。基于风险评估结果，动态调整核酸检测的范围和频次，防止疫情扩散。在区域核酸检测能力不足时，可采用抗原检测作为补充，迅速统筹协调核酸检测力量支援。

4. 人员转运 发生本土疫情后，做好转运车辆的调用。确诊病例和无症状感染者发现后应立即转运至定点医疗机构或方舱医院进行治疗或隔离观察，转运时尽可能使用负压救护车。密切接触者应安排专用车辆在 8 h 内转运至集中隔离场所，做到应隔尽隔、应隔快隔。转运前要做好人员的组织管理，按照就近原则，合理分配集中隔离点和调度安排车辆，及时掌握转运进展，坚决杜绝将感染者与密切接触者共同转运。转运过程中做到有序就座，控制同车人员数量，尽量保持间隔，严格落实个人防护及车辆消毒措施，避免交叉感染。到达隔离点后，做好转运人员交接。

5. 隔离管理 合理选择集中隔离场所，按照"三区两通道"，即隔离区、工作准备区（生活区与物资保障区）、缓冲区，工作人员通道、隔离人员通道的标准设置并规范管理，组织院感防控等领域专家评估合格后方可启用。以地市为单位按照当地常住人口 60 间 / 万人口的比例储备足够的集中隔离房间，协同周边城市统筹用好隔离资源。发生本土疫情后，省级联防联控机制应立即启动集中隔离点调度和梯次启用机制。隔离场所工作人员应规范培训后上岗，落实疫苗接种、健康监测、核酸检测、个人防护和闭环管理措施。严格按照标准做好隔离场所医疗废物的处置和垃圾清运等工作。严格做到单人单间，防范交叉感染。解除隔离时，对"人、物、环境"同时采样进行核酸检测，如结果均为阴性可解除集中隔离；如物品或环境核酸检测阳性，在排除隔离人员感染的可能后，方可解除集中隔离。原则上由隔离点医务人员负责隔离人员采样工作。集中隔离点检出阳性时，及时排查隔离点交叉感染风险。居家隔离医学观察应在社区医务人员指导下进行，单独居住或单间居住，尽量使用单独卫生间，做好个人防护，尽量减少与其他家庭成员接触，居家隔离医学观察期间本人及共同居住人不得外出。居家健康监测期间不外出，如就医等特殊情况必需外出时做好个人防护，尽量避免乘坐公共交通工具。

6. 溯源调查　针对感染来源不明的病例，迅速开展溯源调查，坚持人、物、环境同查，优先排查"人传"的来源。通过流行病学调查、病毒全基因组测序、核酸筛查、血清抗体动态检测和大数据等技术手段，从人、物品和环境等方面逐一分析论证，综合研判病毒来源、传播途径和传播链关系，并密切关注病毒基因变异情况。对有证据提示物品、环境是传染源的，应采用先封控、再采样、后消毒的方式，避免证据丢失。

7. 消毒　病例或无症状感染者转运期间，应对其可能污染的环境和物品进行随时消毒；转移后，应对其居住地、活动地及其他可能被污染场所进行终末消毒；治愈出院（舱）时，应对其个人物品消毒后方可带出院（舱）。中高风险区等实施封管控措施区域内，重点对小区楼栋、防疫物资保障场所（点）、垃圾储存点、快递集散点等区域环境开展预防性消毒。农村地区和城中村消毒前，应针对当地环境和居住条件等实际情况，制定消毒方案。疫源地终末消毒应开展现场消毒过程评价，确保消毒过程有效；消毒效果评价可结合现场需求按比例抽查。方舱医院关舱、隔离点结束时的最后一次消毒，需要开展消毒效果评价。

8. 心理健康服务　各地要制定受疫情影响人群心理干预方案，梳理当地线上线下各类心理服务资源，建立健全疫情防控心理干预队伍。建立完善由市级设立心理专班、县级综合医院或专科医院设立心理专员、社区卫生服务中心（乡镇卫生院）设立心理专干的心理干预"三专"服务网络，建立健全心理热线服务，加强对各类人群的心理健康知识科普宣教。出现聚集性疫情时，加大心理健康科普宣教力度，组织精神卫生和心理健康专业人员对患者及家属、隔离人员、疫情防控一线工作人员等开展针对性心理干预。

9. 疫情信息发布　发生疫情后，当地联防联控机制应于 5 h 内发布疫情、风险区域等相关信息，疫情信息应以网络直报数据为准，不得晚于次日召开新闻发布会，并建立每日例行新闻发布会机制。组织相关领域专家，通过接受媒体采访等形式解疑释惑、普及防护知识、及时回应热点问题。

三、实验室检测

检测机构应选用针对开放读码框 lab（ORF1ab）和核衣壳蛋白（N）基因的新型冠状病毒核酸检测试剂，人体标本检测原则上选用含内源性内参的检测试剂。标本采集、运送、存储和检测应严格按照规定执行。

确诊病例、无症状感染者、入境人员、密切接触者和密接的密接在住院、隔离医学观察或健康监测期间应"单采单检"，即单独采集个体的标本，单管进行核酸检测，不得进行"混采混检"。医疗卫生机构、第三方检测机构等应当在 12 h 内反馈实验室检测结果。

各省疫情防控指挥部应协调省级疾控机构、定点医院等，对输入病例、入境物品及相关环境核酸检测阳性标本，及本土疫情中的首发或早期病例、与早期病例有流行病学关联的关键病例、感染来源不明的本土病例、疫苗接种后核酸检测阳性者的标本，在 Ct 值 ≤ 32 时开展病毒基因组序列测定，测序完成后需及时将数据报送中国疾控中心病毒病预防控制所（简称病毒病所）开展序列比对。不具备基因测序条件的省份，应将标本送至病毒病所开展测序工作。Ct 值 ≤ 30 时开展病毒分离培养工作，获得的病毒毒株应及时报送病毒病所，不具备病毒分离条件的省份需将标本送至病毒病所开展病毒分离工作。

四、境外输入疫情防控

1．入境人员管控 加强各方信息沟通与共享，落实入境人员口岸检疫、闭环转运、隔离管理、核酸检测等防控措施。强化远端防控措施，加强拟入境人员的健康证明审核，进行健康告知；提醒旅客遵守健康管理措施和个人防护要求。对入境人员实施"7 天集中隔离医学观察 +3 天居家健康监测"管理措施，在集中隔离医学观察的第 1、2、3、5、7 天各开展一次核酸检测，在居家健康监测的第 3 天开展一次核酸检测。居家健康监测期间不外出，如就医等特殊情况必需外出时做好个人防护，尽量避免乘坐公共交通工具。解除集中隔离前，第一入境地省级联防联控机制应及时将入境人员相关信息推送至目的地省级联防联控机制，做好信息共享。

2．入境物品管控 对进口冷链食品及其加工、运输、存储、销售场所环境及来自疫情严重国家非冷链物品适当进行抽样检测和预防性消毒。进口冷链食品入境量较大的口岸城市要建设集中监管仓，对进口冷链食品入库统一消毒、统一检测。严格进口冷链食品境内生产、流通、销售全程防控和追溯管理。对入境航班乘客托运和手提行李做好消毒工作。根据进口非冷链物品来源国家（地区）疫情、物品类别和特征、运输方式和时长、装卸方式等，研判进口非冷链物品被污染的风险等级，分级分类采取预防性消毒或放行措施。加强部门协同配合，避免重复消毒和增加不必要作业环节。

在进口冷链食品的流通、销售等环节发现核酸检测阳性物品后，对相关物品临时封存、消毒处理，对工作区域进行消毒处理，同时向阳性物品的来源地与同批次物品的流向地通报信息。对于检出新型冠状病毒核酸阳性的冷链食品，按照新型冠状病毒肺炎疫情防控冷链食品分级分类处置有关要求进行处置。对接触阳性物品及其同批次物品的从业人员进行连续两次核酸检测（采样时间至少间隔 24 h），其中接触频次较高的从业人员采取 7 天居家健康监测，在第 1、4、7 天各开展一次核酸检测。

3．高风险岗位从业人员疫情防控 加强对与入境人员、进口冷链等货物及环境直接接触的高风险岗位从业人员登记与管理，强化单位主体责任，完善相关人员管理制度，固定岗位，避免交叉作业，配备必要防护物资，落实集中居住闭环管理、核酸检测、健康监测、健康教育等防控措施。脱离工作岗位后，需 7 天集中或居家隔离医学观察，期间第 1、4、7 天各开展一次核酸检测。

4．口岸城市疫情防控 完善口岸城市疫情防控机制，建立口岸防控专班，落实属地责任，明确各环节职责分工和责任人，统筹各方力量做好疫情防控工作。口岸城市要健全疫情监测预警体系，坚持人物同查、人物共防，有效防范境外疫情通过入境人员和进口货物输入传播的风险。陆地边境口岸城市要督促跨境运输企业落实"人货分离、分段运输"的要求，实行甩挂、接驳、吊装等非接触式货物交接模式。离开陆地边境口岸城市需持48 h 核酸检测阴性证明。

五、重点人群、重点机构和重点场所管理

（一）重点人群

高暴露风险的志愿者、社区工作人员、警察、保安等职业人群，结合自身的工作岗位性质、风险等级或所处场所类型做好个人防护。高风险岗位从业人员要严格落实闭环管理、核酸检测和闭环作业后的管控措施。本县（区）发生本土疫情后，尽量避免参加聚会、聚餐、婚丧嫁娶等聚集性活动。患有基础性疾病的老年人、孕妇、儿童等要尽可能减少外出，避免前往人员密集尤其是通风不良的密闭空间场所。

（二）重点机构和重点场所

对维持社会正常运转或易发生聚集性疫情的重点机构，加强内部管控、清洁消毒、通风换气和个人防护等防控措施。辖区内发生本土疫情后，配合执行当地疫情应急处置要求，同时根据防控需要，养老院、儿童福利领域服务机构、护理院、精神卫生医疗机构和监管场所可实行封闭管理、视频探访等措施；高等学校可采取封闭管理以减少聚集，中小学校和托幼机构等可停止线下授课；大型企业和机关事业单位等可采取弹性工作制；重大建设项目施工企业可采取封闭管理，减少非关键岗位工作人员数量等措施。

对于人员密集、空间密闭等容易发生聚集性疫情的场所，如车站、公共交通工具、物流园区，农贸（集贸）市场、健身娱乐场所、理发洗浴场所、月子中心等，要落实通风换气、清洁消毒、体温检测等常态化防控措施。辖区内发生本土疫情后，配合执行当地疫情应急处置要求，同时根据防控需要可采取缩短营业时间，控制场所客流密度，避免举办聚集性活动、大型会议和培训，降低客运场站和公共交通工具的客载率等措施。

六、疫苗接种

世界各个国家均在抓紧研究新型冠状病毒疫苗，据 WHO 统计，截至 2020 年 11 月 3 日，共有 47 款疫苗进入了临床评估阶段。全球进入Ⅲ期临床试验阶段的疫苗主要分为腺病毒载体疫苗、灭活疫苗、核酸疫苗、重组亚单位疫苗。自 2021 年 5 月，我国共实现 3 类疫苗人群接种，包括腺病毒载体疫苗、灭活疫苗及重组亚单位疫苗。Ad5（人 5 型腺病毒）是应用比较广泛的一种腺病毒载体，军事科学院军事医学研究院陈薇院士团队和康希诺生物共同研发的 Ad5-nCoV 正是基于此病毒。灭活疫苗是一种由病毒颗粒、细菌或其他病原体组成的疫苗，病原体在受控条件下生长，培养过程中被杀死而失去致病能力。灭活病毒往往比活病毒产生的免疫系统反应弱，需要多次"增强"注射来提供对灭活病原体的有效免疫反应。我国由武汉生物制品研究所与中国科学院武汉病毒研究所共同研发全球首款新型冠状病毒灭活疫苗。重组亚单位疫苗则由中科院微生物所高福院士和严景华研究员团队研发。

据国家卫生健康委员会报告，截至 2022 年 10 月 20 日，我国 31 个省（自治区、直辖市）和新疆生产建设兵团累计报告接种新型冠状病毒疫苗 343 869.7 万剂次。世界卫生组织统计截至 2022 年 10 月 18 日，全球共累积报告接种新型冠状病毒疫苗 12 814 704 622 剂次接种新型冠状病毒疫苗是预防新型冠状病毒感染、降低发病率和重症率的有效手段，符

合接种条件者均可接种。符合加强免疫条件的接种对象，应及时进行加强免疫接种。

七、宣传教育

充分发挥互联网、微博、微信、客户端等新媒体和广播、电视、报纸、宣传品等传统媒体作用，全方位开展新型冠状病毒肺炎防控知识宣传教育，倡导居民减少人员流动和聚集，提倡节庆文明新风，不大办婚丧嫁娶等。保持良好的个人及环境卫生，均衡营养、适量运动、充足休息、避免过度疲劳。提高健康素养，养成"一米线"、勤洗手、戴口罩、公筷制等卫生习惯和生活方式，打喷嚏或咳嗽时应掩住口鼻。保持室内通风良好，科学做好个人防护，出现呼吸道症状时应及时到发热门诊就医。近期去过高风险地区或与新型冠状病毒感染者有接触史的，应主动进行新型冠状病毒核酸检测。

（杜　敏　刘　珏）

参考文献

[1] Wu Y，Kang L，Guo Z，et al. Incubation period of COVID-19 caused by unique SARS-CoV-2 strains：a systematic review and meta-analysis. JAMA Netw Open，2022，5（8）：e2228008.

[2] 国家卫生健康委办公厅. 新型冠状病毒肺炎诊疗方案（试行第九版 修订版）[M]. 北京：国家卫生健康委，2022.

[3] 国家卫生健康委办公厅. 新型冠状病毒肺炎防控方案（第九版）[M]. 北京：国家卫生健康委，2002.

[4] 中华预防医学会 新型冠状病毒肺炎防控专家组，李立明，梁晓峰，等. 新型冠状病毒肺炎流行病学特征的最新认识 [J]. 中华流行病学杂志，2020，41（2）：139-144.

[5] 中国疾病预防控制中心 新型冠状病毒肺炎应急响应机制流行病学组. 新型冠状病毒肺炎流行病学特征分析 [J]. 中华流行病学杂志，2020，41（02）：145-151.

[6] 高文静，王波，吕筠，等. 新型冠状病毒肺炎流行现状及应对策略进展 [J]. 中华流行病学杂志，2021，42（1）：22-27.

[7] 国家卫生健康委国际合作司. 中国 - 世界卫生组织新型冠状病毒肺炎（COVID-19）联合考察组报告.（2020-02-24）[2024-01-01]. http://www.nhc.gov.cn/gjhzs/s3578/202002/1fa99f55972740f681d47cde0d1b2522.shtml.

[8] WHO．WHO Coronavirus（COVID-19）Dashboard．[2024-01-10] https://www.who.int/emergencies/diseases/novel-coronavirus-2019/situation-reports

艾 滋 病

艾滋病是获得性免疫缺陷综合征（acquired immunodeficiency syndrome，AIDS）的简称，是由人类免疫缺陷病毒（human immunodeficiency virus，HIV）感染引起的以 T 细胞免疫功能缺陷为主的一种免疫缺陷病。HIV 主要经性接触、血液及母婴传播。HIV 主要侵犯、破坏 $CD4^+$ T 淋巴细胞，导致机体免疫细胞功能受损乃至缺陷，最终并发各种机会性感染和肿瘤。AIDS 具有传播较迅速、发病缓慢、病死率高的特点。

第一节　发现与确定

一、AIDS 的发现

1981 年，来自加州大学洛杉矶医院的免疫学家 Michael Gottlieb 向当地疾病预防与控制中心报告了 5 起病例——几位年轻的同性恋者被确诊患卡氏肺孢子虫肺炎（pneumocystis carinii pneumonia，PCP）。在当时，PCP 一般发生在免疫能力低下的人群中，例如正在接受癌症化疗或者正使用药物以防止器官移植的排斥反应的患者。然而，这 5 位年轻人没有这些危险因素；进一步的医学检测发现，3 名患者的 T 淋巴细胞计数显著降低。同年 7 月，美国疾病预防与控制中心又报告了 26 例男性同性恋患者患有罕见的卡波西肉瘤（Kaposi's sarcoma，KS）。在纽约和旧金山，出现类似症状和死于机会性感染（opportunistic infections，OI）的同性恋患者还有很多，当时在同性恋群体中引起了被称为"同性恋瘟疫"（gay plague）的恐慌。由于这些患者都具有免疫力低下和患有机会性感染的特点，该疾病最初被称作"KS/OI"。1982 年 9 月，美国 CDC 推荐命名为获得性免疫缺陷综合征（AIDS）。在人们开始注意到该疾病之前它就已经存在，且隐秘地进行传播。由于资料的缺乏，全球第一例 AIDS 很难确认。

二、AIDS 传播途径的发现

1981 年夏季末，美国报告的类似疾病已超 100 例，由此开展了匹配的病例对照研究，从而发现 AIDS 与拥有大量男性性伴侣密切相关，而这些人群又是静脉吸毒的活跃者，指向此病的病因或许是"生活问题"。1982 年 6 月，355 例病例中有 13 例为女性，她们中超半数曾静脉注射毒品。居住在美国的海地人也患有 AIDS，虽然同是年轻男性，但他们否认自己为同性恋者。此外，有 3 例患有血友病的异性恋男性被确诊患 PCP，而他们都输过凝血因子Ⅷ。1982 年 12 月，一名仅 20 月龄的婴儿被确诊患不明原因的免疫缺陷，而这种免疫缺陷与一般的儿童免疫缺陷不同，它更接近 AIDS。这名婴儿出生后接受了多次输血，而 19 名供血者中有一人在献血 9 个月后被确诊患 AIDS。此后 1 周，另外 4 例婴儿被确诊患 AIDS，他们并未接受输血；但其中两位婴儿的母亲是海地人，都曾静脉注射毒品，一名死于 AIDS，而另一名有 AIDS 的早期症状。1983 年 1 月，又报道了两起病例，系两名女性与患有 AIDS 的男性发生性接触后患病，这两名男性之一为静脉注射毒品者，另一名为双性恋者。通过这些病例调查结果，不难发现，AIDS 主要通过性接触、血液及母婴传播。

三、AIDS 病原体 HIV 的发现

最初，引起 AIDS 发生的病因并不明确，大家只知道很多病例是通过性接触、血液及母婴传播而发生的。直到 1983 年，法国巴斯德研究所首次对 1 例患全身淋巴结病综合征的男性同性恋患者的肿大淋巴组织进行体外细胞培养，在电镜下发现了一种与反转录酶相似的病毒，经证实为一种新病毒，被命名为淋巴结病相关病毒（lymphadenopathy associated virus，LAV）。1984 年，美国国立癌症研究所的 Gallo 等从一名艾滋病患者的周围淋巴细胞中分离到一种反转录病毒，由于它与人类嗜 T 淋巴细胞 I 型病毒（human T-cell lymphotropic virus type 1，HTLV-I）和 HTLV-II，在形态、生物学和免疫学特征上迥异，被命名为 HTLV-III，之后他们又确定了 HTLV-III 与 AIDS 之间的因果关系。随着更多患者体内的病毒被分离出来，AIDS 是由该病原体引起的推论基本可以认定。1986 年，Harold Varmus 主持的国际病毒分类委员会推荐将这种病原体称作人类免疫缺陷病毒（HIV）。

同年，法国巴斯德研究所从两位来自葡萄牙里斯本医院的艾滋病患者体内分离出一株新的反转录病毒，尽管它们与 LAV 有非常相似的生物学和形态学特性，但是它们之间的某些抗原成分有所不同，于是被命名为 LAV-2，后称为 HIV-2，而 LAV/HTLA-III 改称为 HIV-1。

第二节　病原学和临床特征

一、病原学

（一）形态与生物学特征

HIV 为单链 RNA 病毒，属于反转录病毒科（*Retroviridae*），慢病毒属（*Lentivirus*）中的人类慢病毒组。HIV 为直径 100 ~ 120 nm 的球形颗粒，由核心和包膜两部分组成。核心由衣壳蛋白（p24）所组成，衣壳内包括两条完全一样的病毒单股正链 RNA、核壳蛋白和病毒复制所必需的酶类，含有反转录酶（p51/p66）、整合酶（p32）和蛋白酶（p10）。HIV 最外层为包膜，来源于宿主细胞膜的膜质结构，其中嵌有外膜糖蛋白 gp120 和跨膜糖蛋白 gp41，还包含多种宿主蛋白，其中主要组织相容性复合体（major histocompatibility complex，MHC）II 类抗原和跨膜蛋白 gp41 与 HIV 感染进入宿主细胞密切相关；包膜结构之下的是基质蛋白（p17），形成一个病毒内壳（图 12-1）。

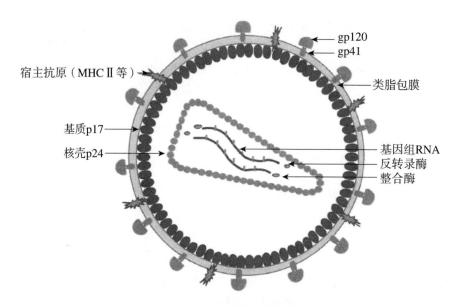

图 12-1　HIV 结构示意图
资料来源：传染病学（第九版）

　　HIV 在外界环境中的生存能力较弱，对物理因素和化学因素的抵抗力较低。一般对乙型肝炎病毒（hepatitis B virus，HBV）有效的消毒剂，如碘酊、过氧乙酸、戊二醛、次氯酸钠等，对 HIV 也有良好的灭活作用。因此，对 HBV 有效的消毒和灭活方法均适用于 HIV。除此之外，70% 乙醇也可灭活 HIV，但紫外线或 γ 射线不能灭活 HIV。HIV 对热很敏感，对低温耐受性强于高温。56 ℃处理 30 min 可使 HIV 在体外对人的 T 淋巴细胞失去感染性，但不能完全灭活血清中的 HIV；100 ℃处理 20 min 可将 HIV 完全灭活。

（二）基因组结构与分型

　　根据 HIV 基因的差异，可将 HIV 分为 HIV-1 型和 HIV-2 型。HIV-1 基因组全长约 9181bp，HIV-2 基因组全长 10 359bp。HIV-1 和 HIV-2 的氨基酸序列同源性为 40% ～ 60%。HIV 基因除包括两端长末端重复序列（long terminal repeat，LTR）外，中间有 9 个开放性读框（ORF），包括组抗原基因（group specific antigen gene，gap）、多聚酶基因（polymerase，pol）、包膜蛋白基因（envelop gene，env）3 个结构基因，反式激活基因（transactivator，tat）和病毒蛋白调节因子基因（regulator of virion proteins，rev）两个调节基因，负调控因子基因（negative regulatory factor，nrf）、病毒蛋白 R（virion protein R，vpr）基因、HIV-1 病毒蛋白 U（virion protein U gene，vpu）基因和病毒颗粒感染因子基因（virion infectivity factor，vif）4 个辅助基因。HIV-2 无 *vpu* 基因，但有病毒蛋白 X（virion protein X，vpx）基因。

　　HIV 是一种变异性很强的病毒，各基因的变异程度不同，*env* 基因变异率最高。根据 *env* 基因核酸序列差异性，HIV-1 可分为 M、N、O 3 个亚型组 13 个亚型。M 亚型组包括 A、B、C、D、E、F、G、H、I、J 和 K 共 11 个亚型，N 亚型组只有 N 亚型，O 亚型组只有 O 亚型，各亚型组 *env* 基因核酸序列差异性平均为 30%。HIV-2 至少有 A、B、C、D、E、F、G 7 个亚型。HIV 发生变异的主要原因包括反转录酶无校正功能导致的随机变异，病毒在体内高频率复制，宿主的免疫选择压力，病毒 DNA 与宿主 DNA 之间的基因重组，以及药物选择压力，其中不规范的高效抗反转录病毒治疗（highly active anti-retroviral therapy, HAART）以及患者依从性差是导致耐药的重要原因。HIV 变异株在细胞亲和性、复制效率、免疫逃逸、临床表现等方面均有明显变化。及时发现并鉴定 HIV 各种亚型对于追踪流行趋势、及时做出诊断、开发诊断试剂和新药研制、疫苗开发均具有重要意义。

（三）感染与复制

HIV 需借助易感细胞表面的受体进入细胞，包括第一受体（CD4，主要受体）和第二受体（趋化因子受体 CCR5 或嗜淋巴细胞受体 CXCR4 等辅助受体）。根据 HIV 对辅助受体利用的特性将 HIV 分为 X4 和 R5 毒株。R5 型病毒通常只利用 CCR5 受体，而 X4 型病毒常常同时利用 CXCR4、CCR5 和 CCR3 受体。值得注意的是，在疾病的早期阶段 HIV 常利用 CCR5 作为辅助受体，而在疾病进程晚期时病毒常利用 CXCR4 作为辅助受体。

HIV 在人体细胞内的感染过程包括：①吸附、膜融合及穿入：HIV-1 感染人体后，选择性地吸附于靶细胞的 CD4 受体上，gp120 构象改变与 gp41 分离，在辅助受体的帮助下通过膜融合进入宿主细胞。②反转录、入核及整合：细胞质中病毒 RNA 在反转录酶作用下，形成互补 DNA（cDNA），在 DNA 聚合酶作用下病毒双链线性 DNA 在细胞质完成合成；进入细胞核内，在整合酶的作用下整合到宿主细胞的染色体 DNA 中；这种整合到宿主 DNA 后的病毒 DNA 即被称为"前病毒"。③转录及翻译：前病毒潜伏 2 ~ 10 年后，被活化而进行自身转录时，在细胞 RNA 聚合酶的催化下，病毒 DNA 转录形成 RNA，一些 RNA 经"加帽加尾"成为病毒的子代基因组 RNA；另一些 RNA 经拼接而成为病毒 mRNA，在细胞核蛋白体上转译成病毒的结构蛋白（Gag、Gag-Pol 和 Env 前体蛋白）和各种非结构蛋白，合成的病毒蛋白在内质网核糖体进行糖化和加工，在蛋白酶作用下裂解，产生子代病毒的蛋白质和酶类。④装配、成熟及出芽：Gag 和 Gag-Pol 前体蛋白与病毒子代基因组 RNA 在细胞膜的内面进行包装，gp120 和 gp41 转运到细胞膜的表面，与正在出芽的 Gag 和基质蛋白 MA 相结合，通过芽生从细胞膜上获得病毒体的包膜，形成独立的病毒颗粒。在出芽的中期或晚期，病毒颗粒中的 Gag 和 Gag-Pol 前体蛋白在病毒自身的蛋白酶作用下裂解成更小的病毒蛋白，包括 Gag 中的 p17、p24、p7、p6 以及 Pol 中的反转录酶、整合酶和蛋白酶。这些病毒蛋白与子代基因组 RNA 再进一步地组合，最后形成具有传染性的成熟的病毒颗粒。

HIV 感染宿主免疫细胞后，以每天产生 10^9 ~ 10^{10} 颗粒的速度繁殖，并直接使 $CD4^+$ T 细胞溶解破坏。病毒复制产生的中间产物及 gp120、vpr 等可诱导细胞凋亡。芽生释出后可再感染并破坏其他细胞。HIV 侵入人体可刺激产生抗体，但并非中和抗体，血清抗体阳性的 HIV 感染者仍有传染性（图 12-2）。

二、临床特征

（一）自然史与发病机制

HIV 主要侵犯人体的免疫系统，包括 $CD4^+$ T 淋巴细胞、单核巨噬细胞和树突状细胞等，主要表现为 $CD4^+$ T 淋巴细胞数量不断减少，最终导致人体细胞免疫功能缺陷，引起各种机会性感染和肿瘤的发生。

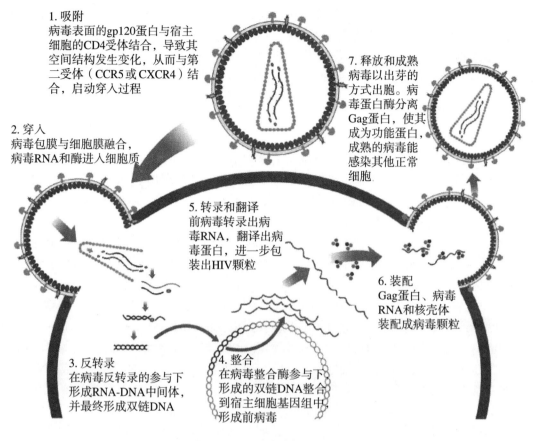

图 12-2　HIV 感染与复制示意图
资料来源：传染病学（第九版）

　　HIV 进入人体后，在 24 ～ 48 h 到达局部淋巴结，约 5 天在外周血中可以检测到病毒成分，继而产生病毒血症，导致急性感染，以 CD4$^+$ T 淋巴细胞数量短期内一过性迅速减少为特点。大多数感染者未经特殊治疗，CD4$^+$ T 淋巴细胞数可自行恢复至正常水平或接近正常水平。由于机体免疫系统不能完全清除病毒，形成慢性感染，包括无症状感染期和有症状感染期。无症状感染期持续时间变化较大（数月至数十年不等），平均约 8 年，表现为 CD4$^+$ T 淋巴细胞数量持续缓慢减少（多从 800 个 / 微升减少至 350 个 / 微升）；进入有症状期后 CD4$^+$ T 淋巴细胞再次快速地减少，多数感染者 CD4$^+$ T 淋巴细胞计数＜ 350 个 / 微升，部分晚期患者甚至降至 200 个 / 微升以下，并快速减少。

　　HIV 感染导致 CD4$^+$ T 淋巴细胞下降的主要原因包括：①病毒引起的 CD4$^+$ T 淋巴细胞凋亡或细胞焦亡；②病毒复制所造成的直接杀伤作用，包括病毒出芽时引起细胞膜完整性的改变等；③病毒复制所造成的间接杀伤作用，包括炎症因子的释放或免疫系统的杀伤作用；④病毒感染导致胸腺组织的萎缩和胸腺细胞的死亡等。HIV 引起的免疫异常除了 CD4$^+$ T 淋巴细胞数量的减少，还包括 CD4$^+$ T 淋巴细胞、B 淋巴细胞、单核巨噬细胞、自然杀伤（natural killer，NK）细胞和树突状细胞的功能障碍和异常免疫激活。

　　人体通过固有免疫和适应性免疫应答对抗 HIV 的感染。黏膜是 HIV 侵入机体的主要门户，又是 HIV 增殖的场所，是 HIV 通过性途径传播的重要通道。女性宫颈、阴道和男性包皮上皮组织中有大量的朗格汉斯细胞，它们表达 HIV 识别的细胞表面受体 CD4、

CCR5 和不同模式识别受体。朗格汉斯细胞通过模式识别受体捕获 HIV 传递给 T 淋巴细胞，发挥"特洛伊木马"的作用。HIV 也能通过破损的黏膜组织进入人体，随即局部固有免疫细胞，如单核巨噬细胞、树突状细胞、NK 细胞和 γδT 淋巴细胞等进行识别，内吞并杀伤处理后将病毒抗原提呈给适应性免疫系统，之后 2 ～ 12 周，人体即产生针对 HIV 蛋白的各种特异性抗体，其中（广谱）中和抗体和 Fcγ 受体介导的非中和抑制性抗体在控制病毒复制方面具有重要作用。特异性细胞免疫主要有 HIV 特异性 CD4$^+$T 淋巴细胞免疫反应和特异性细胞毒性 T 淋巴细胞反应。

绝大多数患者经 HAART 后，HIV 所引起的免疫异常改变能恢复至正常或接近正常水平，即免疫功能重建，包括 CD4$^+$T 淋巴细胞数量和免疫功能的恢复。

（二）临床表现与分期

潜伏期平均 8 ～ 9 年，可短至数月，长达 15 年。从初始感染 HIV 到终末期是一个较为漫长复杂的过程，在这一过程的不同阶段，与 HIV 相关的临床表现也是多种多样的。根据感染后临床表现及症状、体征，HIV 感染的全过程可分为急性期、无症状期和艾滋病期。但因为影响 HIV 感染临床转归的主要因素有病毒、宿主免疫和遗传背景等，所以在临床上可表现为典型进展者、快速进展者和长期缓慢进展 3 种转归，出现的临床表现也不同。需要注意的是，我国男男性行为者感染 HIV 后病情进展较快，感染后多数在 4 ～ 5 年进展到艾滋病期。

1. 急性期 通常发生在初次感染 HIV 后 2 ～ 4 周。部分感染者出现 HIV 病毒血症和免疫系统急性损伤所产生的临床表现。大多数患者临床症状轻微，持续 1 ～ 3 周后缓解。临床表现以发热最为常见，可伴有咽痛、盗汗、恶心、呕吐、腹泻、皮疹、关节疼痛、淋巴结肿大及神经系统症状。

此期在血液中可检出 HIV RNA 和 p24 抗原，而 HIV 抗体则在感染后 2 周左右出现。CD4$^+$T 淋巴细胞计数一过性减少，CD4$^+$/CD8$^+$T 淋巴细胞比值亦可倒置。部分患者可有轻度白细胞和血小板计数减少或肝功能异常。快速进展者在此期可能出现严重感染或者中枢神经系统症状体征及疾病。

2. 无症状期 可从急性期进入此期，或无明显的急性期症状而直接进入此期。此期持续时间一般为 6 ～ 8 年。其时间长短与感染病毒的数量和型别、感染途径、机体免疫状况的个体差异、营养条件及生活习惯等因素有关。在无症状期，由于 HIV 在感染者体内不断复制，免疫系统受损，CD4$^+$T 淋巴细胞计数逐渐下降。可出现淋巴结肿大等症状或体征，但一般不易引起重视。

3. 艾滋病期 为感染 HIV 后的终末阶段。患者 CD4$^+$T 淋巴细胞计数多 < 200 个 / 微升，血浆病毒载量明显升高。此期主要临床表现为 HIV 相关症状、体征及各种机会性感染和肿瘤。

HIV 感染后相关症状及体征：主要表现为持续 1 个月以上的发热、盗汗、腹泻，体重减轻 10% 以上。部分患者表现为神经精神症状，如记忆力减退、精神淡漠、性格改变、头痛、癫痫及痴呆等。另外还可出现持续性全身性淋巴结肿大，其特点为：①除腹股沟以外有两个或两个以上部位的淋巴结肿大；②淋巴结直径 ≥ 1 cm，无压痛，无粘连；③持续 3 个月以上。

各种机会性感染及肿瘤：①呼吸系统：人肺孢子菌引起的 PCP，表现为慢性咳嗽、发热，发绀，血氧分压降低。少有肺部啰音。胸部 X 线显示间质性肺炎。结核分枝杆菌、鸟复合分枝杆菌可引起肺结核。巨细胞病毒（cytomegalovirus，CMV）、假丝酵母菌及隐球菌可引起病毒性肺炎、复发性细菌和真菌性肺炎。卡波西肉瘤也常侵犯肺部。②中枢神经系统：可发生新隐球菌脑膜炎、结核性脑膜炎、弓形虫脑病、各种病毒性脑膜脑炎。③消化系统：白念珠菌食管炎，巨细胞病毒性食管炎、肠炎，沙门菌、痢疾杆菌、空肠弯曲菌及隐孢子虫性肠炎；表现为鹅口疮、食管炎或溃疡，吞咽疼痛、胸骨后烧灼感、腹泻、体重减轻，感染性肛周炎、直肠炎，便检和内镜检查有助诊断；因隐孢子虫、肝炎病毒及 CMV 感染致血清转氨酶升高。偶可有胆囊机会性感染和肿瘤等。④口腔：鹅口疮、舌毛状白斑、复发性口腔溃疡、牙龈炎等。⑤皮肤：带状疱疹、传染性软疣、尖锐湿疣、真菌性皮炎和甲癣。⑥眼部：CMV 视网膜脉络膜炎和弓形虫性视网膜炎，表现为眼底絮状白斑。眼睑、眼板腺、泪腺、结膜及虹膜等常受卡波西肉瘤侵犯。⑦肿瘤：恶性淋巴瘤、卡波西肉瘤等。卡波西肉瘤侵犯下肢皮肤和口腔黏膜，可出现紫红色或深蓝色浸润斑或结节，融合成片，表面溃疡并向四周扩散。这种恶性病变可出现于淋巴结和内脏。

（三）实验室检查

HIV/AIDS 的实验室检测主要包括 HIV 抗体检测、HIV 核酸定性和定量检测、$CD4^+$ T 淋巴细胞计数、HIV 耐药检测等。HIV-1/2 抗体检测是 HIV 感染诊断的金标准，HIV 核酸检测（定性和定量）也用于 HIV 感染诊断；HIV 核酸定量（病毒载量）和 $CD4^+$ T 淋巴细胞计数是判断疾病进展、临床用药、疗效和预后的两项重要指标；HIV 耐药检测可为 HAART 方案的选择和更换提供指导。

1．HIV-1/2 抗体检测　包括筛查试验和补充试验。HIV-1/2 抗体筛查方法包括 ELISA、化学发光或免疫荧光试验、快速试验（斑点 ELISA 和斑点免疫胶体金或胶体硒、免疫层析等）、简单试验（明胶颗粒凝集试验）等。补充试验方法包括抗体确证试验（免疫印迹法，条带/线性免疫试验和快速试验）和核酸试验（定性和定量）。

筛查试验呈阴性反应可出具 HIV-1/2 抗体阴性报告，见于未被 HIV 感染的个体，但窗口期感染者筛查试验也可呈阴性反应。若呈阳性反应，用原有试剂双份（快速试验）/双孔（化学发光试验或 ELISA）或两种试剂进行重复检测，如均呈阴性反应，则报告为 HIV 抗体阴性；如一阴一阳或均呈阳性反应，需进行补充试验。

补充试验：抗体确证试验无 HIV 特异性条带产生，报告 HIV-1/2 抗体阴性；出现条带但不满足诊断条件的报告不确定，可进行核酸检测或 2～4 周后随访，根据核酸检测或随访结果进行判断。补充试验 HIV-1/2 抗体阳性者，出具 HIV-1/2 抗体阳性确证报告。

2．$CD4^+$ T 淋巴细胞检测　$CD4^+$ T 淋巴细胞是 HIV 感染最主要的靶细胞，HIV 感染人体后，出现 $CD4^+$ T 淋巴细胞进行性减少，$CD4^+$/$CD8^+$ T 淋巴细胞比值倒置，细胞免疫功能受损。目前常用的 $CD4^+$ T 淋巴细胞亚群检测方法为流式细胞术，可以直接获得 $CD4^+$ T 淋巴细胞数绝对值，或通过白细胞分类计数后换算为 $CD4^+$ T 淋巴细胞绝对数。$CD4^+$ T 淋巴细胞计数的临床意义：了解机体免疫状态和病程进展、确定疾病分期、判断治疗效果和 HIV 感染者的临床并发症。

$CD4^+$ T 淋巴细胞检测频率：需根据患者的具体情况由临床医生决定。一般建议：对于 $CD4^+$ T 淋巴细胞计数 > 350 个/微升的（无症状）HIV 感染者，每 6 个月应检测 1 次；对于已接受 HAART 患者在治疗的第 1 年内每 3 个月检测 1 次，治疗 1 年以上且病情稳定的患者可改为每 6 个月检测 1 次。对于 HAART 后患者体内病毒被充分抑制、CD4⁺T 淋巴细胞计数长期处于稳定水平的患者，CD4⁺T 淋巴细胞计数在 300 ~ 500 个 / 微升的患者建议每 12 个月检测 1 次，> 500 个 / 微升的患者可选择性进行 CD4⁺T 淋巴细胞检测。对于发生病毒学突破患者、出现艾滋病相关临床症状的患者、接受可能降低 CD4⁺T 淋巴细胞治疗的患者则需再次进行定期 CD4⁺T 淋巴细胞检测。

CD4⁺/CD8⁺T 淋巴细胞比值倒置可在长期 HAART 后出现不同程度的改善，与患者起始治疗的时机和基础 CD4⁺T 淋巴细胞计数密切相关，其变化提示患者的治疗效果和免疫功能重建状态。

3. HIV 核酸检测 感染 HIV 以后，病毒在体内快速复制，血浆中可检测出病毒 RNA（病毒载量），一般用血浆中每毫升 HIV RNA 的拷贝数或每毫升国际单位（IU/ml）来表示。病毒载量检测结果低于检测下限，表示本次试验没有检测出病毒载量，见于未感染 HIV 的个体、HAART 成功的患者或自身可有效抑制病毒复制的部分 HIV 感染者。病毒载量检测结果高于检测下限，表示本次试验检测出病毒载量，可结合流行病学史、临床症状及 HIV 抗体初筛结果做出判断。

测定病毒载量的常用方法有反转录 PCR（RT-PCR）、核酸序列依赖性扩增（NASBA）技术和实时（real-time）荧光定量 PCR 扩增技术。病毒载量测定的临床意义：预测疾病进程、评估治疗效果、指导治疗方案调整，也可作为 HIV 感染诊断的补充试验，用于急性期或窗口期诊断、晚期患者诊断、HIV 感染诊断和 < 18 月龄的婴幼儿 HIV 感染诊断。

病毒载量检测频率：如条件允许，建议未治疗的无症状 HIV 感染者每年检测 1 次、HAART 初始治疗或调整治疗方案前、初治或调整治疗方案初期每 4 ~ 8 周检测 1 次，以便尽早发现病毒学失败。HAART 后患者病毒载量低于检测下限后，每 3 ~ 4 个月检测 1 次，对于依从性好、病毒持续抑制 2 ~ 3 年或更久、临床和免疫学状态平稳的患者可每 6 个月检测 1 次，但如出现 HIV 相关临床症状或使用糖皮质激素或抗肿瘤化疗药物则建议每 3 个月检测 1 次 HIV 载量。

4. HIV 基因型耐药检测 HIV 耐药检测结果可为艾滋病治疗方案的制定和调整提供重要参考。出现 HIV 耐药，表示该感染者体内病毒可能耐药，同时需要密切结合临床情况，充分考虑 HIV 感染者的依从性，对药物的耐受性及药物的代谢吸收等因素进行综合评判。改变抗病毒治疗方案需要在有经验的医生指导下才能进行。HIV 耐药结果阴性，表示该份样品未检出耐药性，但不能确定该感染者不存在耐药情况。

耐药检测方法包括基因型和表型检测，目前国内外多以基因型检测为主。在以下情况进行 HIV 基因型耐药检测：HAART 后病毒载量下降不理想或抗病毒治疗失败需要改变治疗方案时；进行 HAART 前（如条件允许）。对于抗病毒治疗失败者，耐药检测在病毒载量 > 400 拷贝 / 毫升且未停用抗病毒药物时进行，如已停药需在停药 4 周内进行基因型耐药检测。

（四）临床诊断

诊断原则：HIV/AIDS 的诊断需结合流行病学史（包括不安全性生活史、静脉注射毒品史、输入未经抗 HIV 抗体检测的血液或血液制品、HIV 抗体阳性者所生子女或职业暴露史等），临床表现和实验室检查等进行综合分析，慎重做出诊断。

成人、青少年及 18 月龄以上儿童，符合下列一项者即可诊断 HIV 感染：① HIV 抗体筛查试验阳性和 HIV 补充试验阳性（抗体补充试验阳性或核酸定性检测阳性或核酸定量 > 5000 拷贝 / 毫升）；②HIV 分离试验阳性。

18 月龄及以下儿童，符合下列一项者即可诊断 HIV 感染：①为 HIV 感染母亲所生和 HIV 分离试验结果阳性；②为 HIV 感染母亲所生和 2 次 HIV 核酸检测均为阳性（第 2 次检测需在出生 6 周后进行）；③有医源性暴露史，HIV 分离试验结果阳性或两次 HIV 核酸检测均为阳性。

1. 急性期的诊断标准 患者近期内有流行病学史或急性 HIV 感染综合征，HIV 抗体筛查试验阳性和 HIV 补充试验阳性。

2. 无症状期的诊断标准 有流行病学史，结合 HIV 抗体阳性即可诊断。对无明确流行病学史但符合实验室诊断标准的即可诊断。

3. 艾滋病期的诊断标准 成人及不小于 15 岁青少年。HIV 感染加下述各项中的任何一项，即可诊为艾滋病或者 HIV 感染，而 CD4$^+$T 淋巴细胞数 < 200 个 / 微升，也可诊断为艾滋病。①不明原因的持续不规则发热 38 ℃以上，超过 1 个月；②腹泻（大便次数 > 3 次 / 天），超过 1 个月；③6 个月之内体重下降 10% 以上；④反复发作的口腔真菌感染；⑤反复发作的单纯疱疹病毒感染或带状疱疹病毒感染；⑥PCP；⑦反复发生的细菌性肺炎；⑧活动性结核或非结核分枝杆菌病；⑨深部真菌感染；⑩中枢神经系统占位性病变；⑪中青年人出现痴呆；⑫活动性 CMV 感染；⑬弓形虫脑病；⑭马尔尼菲青霉病；⑮反复发生的败血症；⑯皮肤黏膜或内脏的卡波西肉瘤、淋巴瘤。

15 岁以下儿童。符合下列一项者即可诊断：HIV 感染和 CD4$^+$T 淋巴细胞百分比 < 25%（< 12 月龄），或 < 20%（12 ~ 36 月龄），或 < 15%（37 ~ 60 月龄），或 CD4$^+$T 淋巴细胞计数 < 200 个 / 微升（5 ~ 14 岁）；HIV 感染和伴有至少一种儿童艾滋病指征性疾病。

（五）临床治疗与管理

1. 治疗目标 降低 HIV 感染的发病率和病死率、减少非艾滋病相关疾病的发病率和病死率，使患者获得正常的期望寿命，提高生活质量；最大程度地抑制病毒复制使病毒载量降低至检测下限，并减少病毒变异；重建或者改善免疫功能；减少异常的免疫激活；减少 HIV 的传播、预防母婴传播。

2. 国内现有抗反转录病毒药物介绍 目前国际上共有六大类 30 多种药物（包括复合制剂），分别为核苷类反转录酶抑制剂（NRTI）、非核苷类反转录酶抑制剂（NNRTI）、蛋白酶抑制剂（PI）、整合酶抑制剂（INSTI）、融合抑制剂（FI）及 CCR5 抑制剂。国内的抗反转录病毒治疗药物有 NRTI、NNRTI、PI、INSTI 以及 FI 五大类（包含复合制剂）（表 12-1）。

3. 成人及青少年抗病毒治疗时机与方案 成人及青少年开始抗反转录病毒治疗的时机：一旦确诊 HIV 感染，无论 CD4$^+$T 淋巴细胞水平高低，均建议立即开始治疗。出现下列情况者需加快启动治疗：妊娠、诊断为艾滋病、急性机会性感染、CD4$^+$T 淋巴细胞 < 200 个 / 微升、HIV 相关肾病、急性期感染、合并活动性 HBV 或 HCV 感染。在开始 HAART 前，一定要取得患者的配合和同意，教育好患者服药的依从性；如患者存在严重的机会性感染和既往慢性病急性发期，应在机会性感染控制病情稳定后开始治疗。启动 HAART 后，需终身治疗。

表 12-1 国内现有主要抗反转录病毒药物介绍

药物名称	缩写	类别	用法与用量	主要不良反应	药物间相互作用和注意事项	备注
齐多夫定 (zidovudine)	AZT	NRTI	成人：每次 300 mg，每日 2 次新生儿/婴幼儿：2 mg/kg，每日 4 次儿童：160 mg/m², 每日 3 次	①骨髓抑制，严重的贫血或中性粒细胞减少症；②胃肠道不适：恶心、呕吐、腹泻等；③CPK 和 ALT 升高。乳酸酸中毒和（或）肝脂肪变性	不能与司他夫定 (d4T) 合用	进口和国产药
拉米夫定 (lamivudine)	3TC	NRTI	成人：每次 150 mg，每日 2 次或每次 300 mg，每日 1 次新生儿/婴幼儿：2 mg/kg，每日 2 次儿童：4 mg/kg，每日 2 次	不良反应少，且较轻微，偶有头痛、恶心、腹泻等不适	—	进口和国产药
阿巴卡韦 (abacavir)	ABC	NRTI	成人：每次 300 mg，每日 2 次新生儿/婴幼儿：不建议用本药儿童：8 mg/kg，每日 2 次；最大剂量 300 mg，每日 2 次	①高敏反应，一旦出现高敏反应应终身停用本药；②恶心、呕吐、腹泻等	有条件时应在使用前查 HLA-B 5701，如阳性不推荐使用	进口和国产药
富马酸替诺福韦二吡呋酯 (tenofovir disoproxil)	TDF	NRTI	成人：每次 300 mg，每日 1 次，与食物同服	①肾毒性；②轻至中度消化道不适，如恶心、呕吐、腹泻等；③代谢如低磷酸盐血症，脂肪分布异常；④可能引起酸中毒和（或）肝脂肪变性	—	进口和国产药
齐多夫定/拉米夫定	AZT/3TC	NRTI	成人：每次 1 片，每日 2 次	见 AZT 与 3TC	见 AZT	进口和国产药
恩曲他滨/替诺福韦	FTC/TDF	NRTI	每日 1 次，每次 1 片，口服，随食物或单独服用均可	见 FTC 与 TDF		进口药
恩曲他滨丙酚/富马酸替诺福韦二吡呋酯	FTC/TDF	NRTI	成人和 12 岁及以上且体重至少 35 kg 的青少年患者，每日 1 次，每次 1 片。1.200 mg/10 mg（和含有激动剂的 PI 联用），2.200 mg/25 mg（和 NNRTI 或 INSTI 联用）	腹泻、恶心、头痛	利福平、利福布丁会降低丙酚替诺福韦的吸收，导致丙酚替诺福韦的血浆浓度下降。不建议合用	进口药

续表

药物名称	缩写	类别	用法与用量	主要不良反应	药物间相互作用和注意事项	备注
拉米夫定/替诺福韦	3TC/TDF	NRTI	每天1次，每次1片，口服	见3TC与TDF		国产药
奈韦拉平 (nevirapine)	NVP	NNRTI	成人：每次200 mg，每天2次 新生儿/婴幼儿：5 mg/kg，每天2次，＜8岁，4 mg/kg，每天2次；＞8岁，7 mg/kg，每天2次 注意：NVP有导入期，即在开始治疗的最初14 d，需先从治疗量的一半开始（每天1次），如果无严重的不良反应才可以增加到足量（每天2次）	①皮疹，出现严重的或可致命性的皮疹后应终身停用本药；②肝损害，出现重症肝炎或肝功能不全时，应终身停用本药	引起PI类药物血液浓度下降；与茚地那韦（IDV）合用时，IDV剂量调整至1 000 mg，每天3次	国产药
奈韦拉平/齐多夫定/拉米夫定	NVP/AZT/3TC	NRTI+NNRTI	1次1片，每天2次（推荐用于NVP 200 mg，每天1次两周导入期后耐受良好患者）	见NVP/AZT/3TC		国产药
依非韦伦 (efavirenz)	EFV	NNRTI	成人：体重＞60 kg，每次600 mg，每天1次；体重＜60 kg，每次400 mg，每天1次 儿童：体重15～25 kg，200～300 mg，每天1次；体重25～40 kg，300～400mg，每天1次；体重＞40 kg，600 mg，每天1次，睡前服用	①中枢神经系统毒性，如头晕、头痛、失眠、抑郁、非正常思维等；可能与自杀意向相关；②皮疹；③肝损害；④高脂血症和高三酰甘油血症		进口和国产药
利匹韦林 (rilpivirine)	RPV	NNRTI	25 mg/次，每天1次，随进餐服用	主要为抑郁、失眠、头痛和皮疹	妊娠安全分类中被列为B类，与其余抗反转录病毒（ARV）药物无明显相互作用；不应与其他NNRTI类合用	进口药

续表

药物名称	缩写	类别	用法与用量	主要不良反应	药物间相互作用和注意事项	备注
洛匹那韦/利托那韦 (lopinavir/ ritonavir)	LPV/r	PI	成人：每次2片，每日2次（每粒含量：LPV 200 mg，RTV 50 mg） 儿童：7～15 kg，LPV 12 mg/kg和RTV 3 mg/kg，15～40 kg，LPV 10 mg/kg和RTV 2.5 mg/kg，每日2次	主要为腹泻、恶心、血脂异常，也可出现头痛和转氨酶升高		进口药
达芦那韦/考比司他 (darunavir/ cobicistat)	DRV/c	PI	成人：每次800 mg达芦那韦/150 mg考比司他（1片），每日1次，口服。随餐服用，整片吞服，不可掰碎或压碎	腹泻、恶心和皮疹	尚未在妊娠期女性中开展充分、良好对照的研究	进口药
拉替拉韦 (raltegravir)	RAL	INSTI	成人：每次400 mg，每日2次	常见的有腹泻、恶心、头痛、发热等，少见的有腹痛、乏力、肝肾损害等		进口药
多替拉韦 (dolutegravir)	DTG	INSTI	成人和12岁以上儿童：每次50 mg，每日1次，服药与进食无关	常见的有失眠、头痛、头晕、异常做梦、腹泻、呕吐、皮疹、瘙痒、疲乏等，少见的有超敏反应，包括皮疹、全身症状及器官功能损伤（包括肝损伤），降低肾小管分泌肌酐	当与EFV、NVP联用时，按每日2次给药	进口药
阿巴卡韦/拉米夫定/多替拉韦	ABC/3TC/ DTG	INSTI+ NRTI	成人和≥12岁且体质量≥40 kg的青少年，每日1片（每片含 ABC 600 mg，3TC 300 mg，DTG 50 mg）	见 ABC、DTG 和 3TC	如果条件允许，建议对即将使用包含阿巴卡韦治疗方案的 HIV 感染者在治疗前进行 HLA-B*5701 的筛查。HLA-B*5701 阳性的 HIV 感染者不应使用含有阿巴卡韦的方案	进口药

续表

药物名称	缩写	类别	用法与用量	主要不良反应	药物间相互作用和注意事项	备注
丙酚替诺福韦/恩曲他滨/艾维雷韦/考比司他	TAF/FTC/EVG/c	INSTI+NRTI	成人及年龄为12岁及以上且体重至少为35 kg的青少年，每次1片，每日1次，随食物服用（每片含150 mg艾维雷韦，150 mg考比司他，200 mg恩曲他滨和10 mg丙酚替诺福韦）	腹泻、恶心、头痛	不建议和利福平、利福布丁合用	进口药
艾博卫泰（albuvirtide）		长效融合抑制剂	每针160 mg，1周静脉滴注1次，1次2针（320 mg）	三酰甘油、胆固醇升高，腹泻等	由于不经细胞色素P450酶代谢，与其他药物相互作用小	国产药

注："—"为无相关数据，NRTI为核苷类反转录酶抑制剂，NNRTI为非核苷类反转录酶抑制剂，PI为蛋白酶抑制剂，INSTI为整合酶抑制剂，CPK为肌酸激酶，ALT为丙氨酸转氨酶。

成人及青少年初始抗反转录病毒治疗方案：初治患者推荐方案为 2 种 NRTI 类骨干药物联合第三类药物治疗。第三类药物可以为 NNRTI 或者增强型 PI（含利托那韦或考比司它）或者 INSTI，有条件的患者可以选用复方单片制剂（STR）。基于我国可获得的抗病毒药物，对于未接受过 HAART 的患者推荐及替代方案如表 12-2。

表 12-2 推荐成人及青少年患者初治抗病毒治疗方案

2 种 NRTI	第三类药物
推荐方案	+NNRTI：EFV、RPV
TDF（ABC[a]）+3TC（FTC）	或 +PI：LPV/r、DRV/c
TAF+FTC	或 +INSTI：DTG、RAL
单片制剂方案	
TAF/FTC/EVG/c[b]	
ABC/3TC/DTG[b]	
替代方案	
AZT+3TC	+EFV 或 NVP[c] 或 RPV[d]
	或 +LPV/r

注：NRTI 为核苷类反转录酶抑制剂，TDF 为替诺福韦，ABC 为阿巴卡韦，3TC 为拉米夫定，FTC 为恩曲他滨，TAF 为丙酚替诺福韦，AZT 为齐多夫定，NNRTI 为非核苷类反转录酶抑制剂，EFV 为依非韦伦，PI 为蛋白酶抑制剂，INSTI 为整合酶抑制剂，LPV/r 为洛匹那韦/利托那韦，RAL 为拉替拉韦，NVP 为奈韦拉平，RPV 为利匹韦林

[a]，用于 HLA-B*5701 阴性者；

[b]，单片复方制剂；

[c]，对于基线 CD4[+] T 淋巴细胞 > 250 个/微升的患者要尽量避免使用含 NVP 的治疗方案，合并 HCV 感染的避免使用含 NVP 的方案；

[d]，RPV 仅用于病毒载量 < 10^5 拷贝/毫升和 CD4[+] T 淋巴细胞 > 200 个/微升的患者

4. 特殊人群的抗病毒治疗

儿童：HIV 感染儿童应尽早开始 HAART，如果没有及时进行 HAART，艾滋病相关病死率在出生后第 1 年为 20% ~ 30%，第二年可以超过 50%。3 岁以下的儿童，首选一线治疗方案为 ABC 或 AZT+3TC+LPV/r，备选方案为 ABC+3TC+NVP 或 AZT+3TC+NVP。3 ~ 10 岁儿童，首选一线治疗方案为 ABC+3TC+EFV，备选方案为 AZT/TDF+3TC+NVP/EFV/LPV/r。> 10 岁，首选一线治疗方案为 TDF+3TC+EFV，备选方案为 ABC/AZT+3TC+ NVP/EFV/LPV/r。

孕妇：所有感染 HIV 的孕妇不论其 CD4[+] T 淋巴细胞计数或临床分期如何，均应终身维持治疗。推荐方案：AZT+3TC+LPV/r（如果孕妇出现 Hb ≤ 90 g/L，或者基线时中性粒细胞计数 < $0.75×10^9$ L，可使用 TDF 替换 AZT）。

哺乳期妇女：如进行母乳喂养则必须在哺乳期坚持抗病毒治疗。治疗方案同孕妇。新生儿在 6 月龄后应停止母乳喂养。

合并结核分枝杆菌感染者：应先给予抗结核治疗，之后再开始抗病毒治疗。

静脉药物依赖者：与普通患者相同，有条件者可考虑首选含拉替拉韦（RAL）的抗病毒方案。对使用美沙酮替代戒毒的患者，应注意其依从性和抗病毒药物与美沙酮之间的相互作用。

合并 HBV 感染者：治疗方案中应至少包含两种对 HBV 亦有抑制作用的药物。推荐替诺福韦（TDF）或丙酚替诺福韦（TAF）+ 3TC 或 FTC（其中 TDF+FTC 及 TAF+FTC 有合剂剂型）。因易导致 HIV 产生耐药，不宜使用单个对 HBV 有活性的核苷类药物方案。

合并丙型肝炎病毒（HCV）感染者：HIV/HCV 合并感染患者 HAART 的治疗方案可参考单纯 HIV 感染者。CD4$^+$T 淋巴细胞计数 < 200 个 / 微升，推荐先启动 HAART，待免疫功能得到一定程度恢复后再适时开始抗 HCV 治疗；如因为各种原因暂时不能抗 HCV，也需要尽早启动 HAART。抗 HCV 治疗方案和疗程与单纯 HCV 感染者治疗方案相同。总体治疗效果相当。推荐使用直接抗病毒治疗（direct antiviral therapy，DAA）方案，应根据选择 DAA 的不同，注意与 HAART 药物间的相互作用。

需要注意：HIV/HBV/HCV 三重感染患者，在 DAA 治疗过程中有诱发 HBV 活动进而导致肝功能衰竭的报道，故：①三重感染患者必须在包含抗 HBV 活性的 HAART 稳定后再开始丙型肝炎的 DAA 治疗；② HCV/HIV 合并感染者应用 DAA 治疗前应进行常规 HBV 标志物筛查。

5. 抗病毒治疗监测　在 HAART 过程中要定期进行临床评估和实验室检测，以评价治疗的效果，及时发现抗病毒药物的不良反应，以及是否产生病毒耐药性等，必要时更换药物以保证抗病毒治疗的成功。

病毒学指标：大多数患者抗病毒治疗后血浆病毒载量 4 周内应下降 1 个 lg 以上，在治疗后的 3 ~ 6 个月病毒载量应达到检测不到的水平。

免疫学指标：在 HAART 后 1 年，CD4$^+$T 淋巴细胞数与治疗前相比增加了 30% 或增长 100 个 / 微升，提示治疗有效。

6. 免疫重建　通过抗病毒治疗及其他医疗手段使 HIV 感染者受损的免疫功能恢复或接近正常称为免疫重建，这是 HIV/AIDS 治疗的重要目标之一。免疫重建炎症反应综合征（immune reconstruction inflammatory response syndrome，IRIS）是指艾滋病患者在 HAART 后免疫功能恢复过程中出现的一组临床综合征，主要表现为发热、潜伏感染的出现或原有感染的加重或恶化。多种潜伏或活动的机会性感染在 HAART 后均可发生 IRIS，如结核病及非结核分枝杆菌感染、PCP、CMV 感染、水痘 - 带状疱疹病毒感染、弓形虫病、新型隐球菌感染等，在合并 HBV 及 HCV 感染时 IRIS 可表现为病毒性肝炎的活动或加重。IRIS 多出现在抗病毒治疗后 3 个月内，需与原发或新发的机会性感染相鉴别。除了机会性感染，其他疾病如结节病和卡波西肉瘤也可出现 IRIS。

IRIS 诊断的参考标准：①艾滋病患者接受抗病毒治疗后，结核病或隐球菌脑膜炎等机会性感染的临床症状出现恶化。在患者对抗病毒治疗产生应答的同时，伴随着过度炎性反应，结核病病情加重及病灶扩大或新出现病灶，隐球菌脑膜炎患者出现头痛加重、颅内压升高等；②这种临床症状加重与新的机会性感染、HIV 相关肿瘤、药物不良反应、耐药或治疗失败无关；③ HAART 后 HIV 载量下降和（或）CD4$^+$T 淋巴细胞计数增加。IRIS 发生时，应继续进行抗病毒治疗，根据情况对出现的潜伏性感染进行针对性的病原治疗，症状严重者可短期使用糖皮质激素。

7. 治疗机会性感染及肿瘤　具体方案可参考《中国艾滋病诊疗指南》。

第三节　流行病学特征

一、流行过程

（一）传染源

传染源是被 HIV 感染的人，包括 HIV 感染者和艾滋病患者。无症状血清 HIV 抗体阳性的 HIV 感染者是具有重要意义的传染源，HIV RNA 阳性而抗 -HIV 抗体阴性的窗口期感染者亦是重要的传染源，窗口期通常为 2 ～ 6 周。HIV 主要存在于传染源的血液、精液、阴道分泌物、胸腔积液、腹水、脑脊液、羊水和乳汁等体液中。

（二）传播途径

HIV 的传播途径主要是性传播、血液接触和母婴传播。

1. 经性接触传播　HIV 存在于血液、精液和阴道分泌物中，唾液、眼泪和乳汁等液体也含 HIV。性接触传播是主要的传播途径（包括不安全的同性、异性和双性性接触）。HIV 通过性接触摩擦所致细微破损即可侵入机体致病。精液含 HIV 量（100 万 ～ 1000 万个 /ml）远高于阴道分泌物。与发病率有关的因素包括性伴数量、性伴的感染阶段、性交方式和性交保护措施等。

2. 经血液及血制品传播　共用针具静脉注射毒品，输入被 HIV 污染的血液或血制品，不安全规范的介入性医疗操作、文身等均可导致感染。

3. 经母婴传播　感染 HIV 的孕妇可经胎盘将病毒传给胎儿，也可经产道及产后血性分泌物、哺乳等传给婴儿。HIV 阳性孕妇11% ～ 60% 会发生母婴传播，包括宫内感染、分娩时和哺乳传播。

4. 其他　接受 HIV 感染者的器官移植、人工授精或污染的器械等，医务人员被 HIV 污染的针头刺伤或破损皮肤受污染也可受感染。目前，无证据表明可经食物、水、昆虫或生活接触传播。

（三）人群易感性

人群普遍易感，15 ～ 49 岁发病者占 80%。儿童和妇女感染率逐年上升。

高风险人群：主要有男男同性恋者、静脉注射毒品者、与 HIV/AIDS 患者有性接触者、多性伴人群、性传播感染和结核病群体、多次接受输血或血制品者。

二、流行特征

（一）全球流行概况

联合国艾滋病规划署估计，随着以 HAART 为主的一系列控制措施的逐渐普及，2019 年全球有 3800 万 HIV 感染者。2019 年新发 HIV 感染者 170 万，有 69 万人死于艾滋病相关疾病，有 81% 的 HIV 感染者知晓自己的感染状态。2020 年 6 月，有 2600 万 HIV 感染者正在接受抗病毒治疗。

1. 地区分布 复杂多样的社会结构和经济动态导致 HIV 感染在地理上的分布不均。2017 年，在撒哈拉以南非洲地区 HIV 的患病率最高。全球流行的主要毒株是 HIV-1。HIV-2 主要局限于西部非洲和西欧，北美也有少数报告，传染性和致病性均较低。

联合国艾滋病规划署数据表明，2014 年中亚、欧洲、北美、中东和非洲北部新发 HIV 感染者有 90% 来自易感人群和他们的性伴。亚洲、太平洋地区、拉丁美洲和加勒比地区易感人群和他们的性伴占新发感染者的近 2/3。2014 年在东欧和中亚新发感染者中注射毒品者占 51%，在太平洋地区占 13%；在拉丁美洲新发感染者中男男性接触者占 30%，在西欧、中欧以及北美占 49%，在亚洲和太平洋地区占 18%。许多国家 AIDS 患病率在城市较高。城市生活压力及匿名性，为性行为和性网络提供了更多的机会，导致 HIV 感染风险的增加。

2. 人群分布 由于 HIV 主要存在于感染者的血液、精液、阴道分泌物、乳汁等体液中，可通过包括异性及同性的性接触传播、医源性传播和血液传播、母婴垂直传播 3 种传播途径传播。感染了 HIV 的妇女有 1/3 左右的可能性通过妊娠、分娩和哺乳将 HIV 传染给婴幼儿。虽然 15 ~ 24 岁的少女和年轻女性仅占成年人口的 11%，因其 HIV 感染风险很高，在 2015 年全球成年人新发 HIV 感染病例中占 20%。在非洲撒哈拉以南，少女和年轻女性在新发 HIV 感染比例中占 25%。成年人中，女性占新发感染的 56%。由于性别歧视、受教育及生殖健康知识缺乏、贫困、暴力等原因是少女和年轻女性 HIV 感染风险增加的原因。

联合国艾滋病规划署估计，全球每周约有 5500 名 15 ~ 24 岁的年轻女性感染 HIV。男同性恋及其他男男性行为人群感染 HIV 的风险比其他人群高 26 倍。性工作者感染 HIV 的风险比其他人群高 30 倍。注射吸毒人群感染 HIV 的风险比其他人群高 29 倍。跨性别人群感染 HIV 的风险比其他人群高 13 倍。

3. 时间分布 据全球疾病负担研究估计，2006 年全球 HIV 死亡人数达到最高峰，为 195 万人；此后逐渐降低至 2017 年的 95 万人。全球 HIV 新发感染在 1999 年达到高峰，为 316 万人，此后逐渐降低至 2017 年的 194 万人。这些趋势加上 HAART 覆盖范围不断扩大，导致全球患病人数上升，2017 年有 3680 万人感染 HIV。

（二）我国流行概况

我国 1985 年发现首例 HIV 感染者，此后 HIV/AIDS 在我国的传播呈快速增长趋势。1998 年 6 月青海省报告发现 HIV 感染者，这意味着 HIV/AIDS 已经蔓延到我国内地的全部省、自治区和直辖市。我国以 HIV-1 为主要流行株，已发现的有 A、B（欧美 B）、B′（泰国 B）、C、D、E、F、G、H、J 和 K 共 10 个亚型，还有不同流行重组型，目前流行的 HIV-1 主要亚型是 AE 重组型和 BC 重组型。1999 年起在部分地区发现我国有少量 HIV-2 型感染者。

截至 2017 年底，我国报告的现存活 HIV/AIDS 患者 758 610 例，当年新发现 HIV/AIDS 患者 134 512 例（其中 95% 以上均是通过性途径感染），当年报告死亡 30 718 例。

1. 地区分布 全国 HIV/AIDS 流行整体呈低患病率的趋势，但在一些地区则为高患病率，不同地区流行趋势差异较大。2016 年底，有 15 个省份（云南、四川、广西、河南、广东、新疆、重庆、贵州、湖南、浙江、江苏、北京、湖北、辽宁和安徽）所报告的存活 HIV/AIDS 患者超过 1 万例，占全国总病例数的 83.5%；另有 9 个省份（山西、吉林、天津、甘肃、内蒙古、海南、青海、宁夏、西藏）所报告数量较少，占全国总病例数的 3.4%。

2．人群分布 2016 年根据国家哨点监测数据，HIV 感染率在一般人群中较低，在孕产妇中维持在 0.1% 左右；但在一些危险人群中，感染率较高，在吸毒人群和男男同性恋人群中分别为 6.0% 和 8.2%。

3．时间分布 2010—2016 年期间，HIV/AIDS 患者数量仍在增加。接受 HAART 的人数也一直在稳步增长，帮助更多的 HIV/AIDS 病例延长生命。性传播为主要的传播方式，尤其在男同性恋人群中传播明显增加。每年新发现的 HIV/AIDS 患者中性传播导致的比例从 2006 年的 33.1% 增加到 2015 年的 94.5%；其中男同性接触导致的比例从 2006 年的 2.5% 增加到 2015 年的 28.25%。

第四节　预防与控制措施

全球 AIDS 战略目标是到 2030 年终结 AIDS 流行。在继续推行综合、强化的干预措施基础上，提出"90-90-90 策略"，即存活的 HIV/AIDS 患者 90% 被检测出，诊断的 HIV/AIDS 患者 90% 接受规范的 HAART，治疗的 HIV/AIDS 患者 90% 达到病毒被抑制，并规划到 2020 年，将年新发感染人数控制在 50 万以下。

在我国，艾滋病是《中华人民共和国传染病防治法》管理的乙类传染病。发现 HIV 感染者应尽快（城镇于 6 h 内，农村于 12 h 内）向当地疾病预防控制中心报告。我国政府在 2017 年 1 月发布了中国遏制与防治艾滋病"十三五"行动计划，不仅明确了总体要求，还提出了具体的防治措施和保障措施。

一、管理传染源

（一）监测

HIV/AIDS 监测系统包括 HIV/AIDS 病例报告系统、HIV/AIDS 血清学监测系统、HIV 相关行为学监测系统和 HIV/AIDS 抗病毒治疗药物的耐药监测系统。

（二）筛查

我国目前主要采取的病例发现筛查措施主要有免费的自愿咨询和检测（voluntary counseling and testing，VCT）和医疗机构医务人员主动提供 HIV 检测咨询（provider-initiated HIV testing and counseling，PITC），在公安、司法、检验等部门必要时可采取强制检查等。

严格执行《中华人民共和国献血法》，推行无偿献血，以保证血液安全。近年来，由于血站核酸检测技术的全面覆盖，血液安全已大幅提升，由于输血或使用受污染的血制品而导致的 HIV 感染几乎绝迹。但我国血液安全检测和预警平台研究仍处于起步阶段，血液安全的事前预防管理和事后的预警监控都缺乏全国范围的信息协同共享，血液安全信息的监测机制有待于加强。

（三）抗病毒治疗

目前尚没有针对 HIV/AIDS 完全治愈的方法，但通过规范的 HAART 可控制该病毒病帮助防止其传播，从而使 HIV 携带者以及面临重大风险者可以享有健康且有益的生活。

（四）社会心理综合关怀

为患者提供综合的关怀和服务：心理健康筛查、健康生活方式指导（如戒烟）、生育指导、疫苗接种指导、HIV 相关的神经认知功能障碍的筛查、旅行健康指导和舒缓医疗服务，均应按照相关指南或规范来进行。

二、切断传播途径

（一）HIV 母婴垂直传播阻断

预防艾滋病母婴传播应该综合考虑 3 个原则：①降低 HIV 母婴传播率；②提高婴儿健康水平和婴儿存活率；③关注母亲及所生儿童的健康。预防艾滋病母婴传播的有效措施为：尽早服用抗反转录病毒药物干预 + 安全助产 + 产后喂养指导。

1. 抗反转录病毒药物干预 所有感染 HIV 的孕妇不论其 $CD4^+T$ 淋巴细胞计数多少或临床分期如何，均应终生接受 HAART。首选方案：TDF/FTC（或 TDF+3TC 或 ABC/3TC 或 ABC+3TC）+LPV/r（或 RAL）。

HIV 感染母亲所生婴儿应在出生后尽早（6 ~ 12 h 内）服用抗病毒药物。对于母亲已接受 HAART，依从性较好，且达到长期病毒学抑制者，可给予 4 周 AZT 或 NVP 进行预防；对于孕期抗病毒治疗未达到长期病毒学抑制、治疗不满 4 周或产时发现 HIV 感染的孕产妇所生婴儿应使用 AZT 或 NVP 6 ~ 12 周，具体详见《预防艾滋病、梅毒和乙肝母婴传播工作实施方案》。

2. 安全助产 对于已确定 HIV 感染的孕妇，主动提供预防艾滋病母婴传播咨询与评估，由孕产妇及其家人在知情同意的基础上做出终止妊娠或继续妊娠的决定。对于选择终止妊娠的 HIV 感染孕妇，应给予安全的人工终止妊娠服务，应尽早手术，以减少并发症的发生。对于选择继续妊娠的孕妇，应给予优质的孕期保健、产后母乳喂养等问题的咨询，并采取相应的干预措施。

应当为 HIV 感染孕妇及其家人提供充分的咨询，告知住院分娩对保护母婴安全和实施预防 HIV 母婴传播措施的重要作用，帮助其及早确定分娩医院，尽早到医院待产。医疗保健机构应当为 HIV 感染孕产妇提供安全的助产服务，尽量避免可能增加 HIV 母婴传播危险的会阴侧切、人工破膜、使用胎头吸引器或产钳助产、宫内胎儿头皮血检查等损伤性操作，减少在分娩过程中 HIV 传播的概率。

3. 产后喂养指导 应当对 HIV 感染孕产妇所生婴儿提倡人工喂养，避免母乳喂养，杜绝混合喂养。医务人员应当与 HIV 感染孕产妇及其家人就人工喂养的接受性、知识和技能、负担的费用、是否能持续获得足量、营养和安全的代乳品、及时接受医务人员综合指导和支持等条件进行评估。

对于具备人工喂养条件者尽量提供人工喂养，并给予指导和支持；对于因不具备人工喂养条件而选择母乳喂养的感染产妇及其家人，要做好充分的咨询，指导其坚持正确的纯母乳喂养，且在整个哺乳期间必须坚持抗病毒治疗，喂养时间最好不超过 6 个月。同时，应为 HIV 感染孕产妇所生婴儿提供常规保健、生长发育监测、感染状况监测、预防营养不良指导、免疫接种、艾滋病检测服务（包括抗体检测和早期核酸检测）等服务。

4. HIV 阳性孕妇所生婴儿的随访 应在出生后 6 周以及 3 个月进行 HIV 核酸检测，进行 HIV 感染早期诊断。HIV 抗体检测在出生后 12 个月和 18 个月进行。核酸检测阴性而 18 个月时抗体阳性的 HIV 暴露儿童需在出生后 24 个月再进行一次 HIV 抗体检测。为了检测服用预防感染药物的安全性，出生后需进行血常规及肝功能检查作为基线评估的依据，之后监测的时间间隔取决于基线时肝功能和血常规的数值、孕龄、新生儿的临床状况、AZT 或 NVP 的剂量，以及其他药物的使用情况。

（二）单阳家庭的生育选择

在男阴女阳家庭，在女方接受 HAART 且病毒载量已经控制的情况下可选择体外授精。在男阳女阴家庭，选择捐赠精子人工授精可以完全避免 HIV 传播的风险。如果不接受捐赠精子，也可以在男方进行 HAART 达到持续病毒抑制后，可考虑在排卵期进行自然受孕。这种情况下夫妻间传染的概率极低。HIV 阳性的男方未达到病毒抑制而试图自然受孕时，HIV 阴性的女方应在排卵期无套性交前、后各服用 TDF/FTC（或者 TDF+3TC）1 个月，进行暴露前和暴露后预防。

阳性一方接受 HAART 且病毒载量达到持续抑制是 HIV 单阳家庭备孕的关键。另外，为了提高受孕成功率，准确计算排卵期非常重要，可以寻求妇产科医生的帮助。如果病毒载量检测受限，或在不可及的情况下，建议进行 HAART 半年以上再进行受孕。这种情况下，建议寻求专家建议。

（三）职业暴露阻断

HIV 职业暴露是指卫生保健人员或人民警察在职业工作中与 HIV 感染者的血液、组织或其他体液等接触而具有感染 HIV 的危险。

1. 预防职业暴露的措施 ①进行可能接触患者血液、体液的诊疗和护理工作时，必须佩戴手套；②在进行有可能发生血液、体液飞溅的诊疗和护理操作过程中，医务人员除需佩戴手套和口罩外，还应带防护眼镜；当有可能发生血液、体液大面积飞溅，有污染操作者身体的可能时，还应穿上具有防渗透性能的隔离服；③医务人员在进行接触患者血液、体液的诊疗和护理操作时，若手部皮肤存在破损，必须戴双层手套；④使用后的锐器应当直接放入不能刺穿的利器盒内进行安全处置；抽血时建议使用真空采血器，并应用蝶翼采血针；禁止对使用后的一次性针头复帽；禁止用手直接接触使用过的针头、刀片等锐器；⑤公安人员在工作中注意做好自身防护避免被暴露。

2. HIV 职业暴露后局部处理原则 ①用肥皂液和流动的清水清洗被污染局部；②污染眼部等黏膜时，应用大量等渗氯化钠溶液反复对黏膜进行冲洗；③存在伤口时，应轻柔由近心端向远心端挤压伤处，尽可能挤出损伤处的血液，再用肥皂液和流动的清水冲洗伤口；④用 75% 乙醇或 0.5% 碘伏对伤口局部进行消毒、包扎处理。

3. HIV 职业暴露后预防性用药原则 首选推荐方案为：TDF/FTC+RAL 或其他

INSTI；根据当地资源，如果 INSTI 不可及，可以使用 PI 如 LPV/r 和 DRV/r；对合并肾功能下降者，可以使用 AZT/3TC。在发生 HIV 暴露后尽可能在最短的时间内（2 h 内）进行预防性用药，最好不超过 24 h，但即使超过 24 h，也建议实施预防性用药。用药疗程为连续服用 28 d。

（四）非职业暴露阻断

指除职业暴露外其他个人行为发生的 HIV 暴露。暴露评估及处理原则尤其是阻断用药与职业暴露相似。尤其注意评估后阻断用药是自愿的及要规范随访，以尽早发现感染者。

（五）行为干预

改变不安全性行为，通过多种健康教育和健康促进活动，传播安全性行为知识，促进安全套的使用，可有效控制 HIV/AIDS 传播。证据表明，安全套对 HIV 及其他性传播疾病的防护率达 85% 以上。

通过惩治毒贩、强制戒毒和教育相结合，减少吸毒者；通过美沙酮替代（减少静脉注射）和清洁针具交换（减少共用针具），降低吸毒危害，从而控制 HIV 感染经静脉吸毒传播。

三、保护易感人群

（一）暴露前预防

暴露前预防（pre-exposure prophylaxis，PrEP）的定义：当人面临很高的 HIV 感染风险时，每天服用药物以降低被感染的概率的措施行为。PrEP 可降低高危人群感染 HIV 的风险。成人中，对于不持续使用安全套，可能感染 HIV 的高危人群应进行暴露前预防。

科学研究显示，暴露前预防用药预防 HIV 感染的有效性可达 90% 以上。预防效果好有一个必要前提，即严格按方案服药，不漏服药物。服药依从性越高，预防效果越好。反之，服药不规律，经常漏服，预防效果则会较差。研究发现，服用了预防药物后仍然发生了 HIV 阳转的人，主要是未能坚持服用药物所致。

（二）暴露后预防

暴露后预防（post-exposure prophylaxis，PEP）是指尚未感染 HIV 的人在与 HIV 感染者或感染状况不明者发生易感染 HIV 的行为后，在 72 h 之内服用特定的抗病毒药，以预防 HIV 感染的方法。易感染艾滋病病毒的行为通常包括吸毒、异性多性伴侣及男性同性性行为等。暴露后预防又称暴露后阻断，有人形象称之为"吃后悔药"，意思是事前未加防范，事后补救。事后临时补救是暴露后预防的特点，而事前充分计划是暴露前预防的特点。

科学研究显示，暴露后阻断的成功率在 80% 以上。成功率和首次服药及时性及服药依从性有关，暴露后越早服药，阻断成功率越高，暴露后 2 h 内服药最佳，最长不应超过 72 h。服药开始后，每天规律服药比经常漏服阻断效果好。

（三）疫苗

HIV 疫苗目前仍处于研究阶段。HIV 病毒作为一种 RNA 病毒，基因突变的频率非常高，不同的国家、地区流行的 HIV 病毒株也各不相同。因此，研制能应对高度变异、多种亚型 HIV 的疫苗困难重重。为了应对 HIV 的高度变异，科学家们提出了"Mosaic"疫苗的概念，音译为马赛克。

不同 HIV 都有自己独特的基因序列，免疫系统根据这些基因序列就能识别不同的 HIV。科学家们将这些基因序列精巧地拼接起来，构成了一个具备多种 HIV 特征的全新基因，这就是"Mosaic"基因。将"Mosaic"基因装载在腺病毒等载体上，就成了"Mosaic"疫苗。与其他类型疫苗的不同，"Mosaic"疫苗融合了来自世界各地的 HIV 毒株的遗传物质，可以诱导更为广谱的免疫反应。这一设计策略有可能消除 HIV 病毒高度变异对疫苗研发所造成的阻碍，为艾滋病疫苗的研发带来了新的希望。

（四）健康教育

加强健康教育，重视在青少年中开展 HIV 健康教育，强化学校 HIV/AIDS 防控工作。近年来，学校特别是高等院校的 HIV/AIDS 防控工作出现了一些新情况和新问题，一些地方学生 HIV/AIDS 疫情上升较快，传播途径以男性同性性传播为主。学校需要进一步扩大预防 HIV/AIDS 教育工作的覆盖面，注重效果和针对性，加强 HIV/AIDS 自愿咨询监测的宣传和行为干预的服务工作，切实保障学生身体健康。

（景文展　刘　民）

参考文献

[1] 中华医学会感染病学分会艾滋病丙型肝炎学组，中国疾病预防与控制中心．中国艾滋病诊疗指南（2018 版）[J]．中华传染病杂志，2018，36（12）：705-724.

[2] 李兰娟，任红．传染病学．9 版．北京：人民卫生出版社，2018.

[3] 李立明．流行病学．8 版．北京：人民卫生出版社，2017.

[4] GBD 2017 HIV collaborators. Global, regional, and national incidence, prevalence, and mortality of HIV, 1980-2017, and forecasts to 2030, for 195 countries and territories: a systematic analysis for the Global Burden of Diseases, Injuries, and Risk Factors Study 2017. Lancet HIV, 2019, 6（12）: e831-e859.

[5] Zhang L, Chow EP, Jing J, et al. HIV prevalence in China: integration of surveillance data and a systematic review. Lancet Infect Dis, 2013, 13（11）: 955-963.

[6] Ignatius F. Current Trends and Concerns in Infectious Diseases. New York Springer International Publishing, 2020.

[7] 中国疾病预防控制中心．艾滋病．（2021）．[2024-01-10]．http://www.chinacdc.cn/jkzt/crb/zl/azb/.

丙型病毒性肝炎

丙型肝炎（hepatitis C）是由丙型肝炎病毒（hepatitis C virus，HCV）引起的以肝损害为主要特征的传染性疾病。HCV 主要经血液传播，途径包括：经输血和血制品、单采血浆回输血细胞传播，经破损的皮肤和黏膜传播和经性接触传播。HCV 感染后大多数无症状，表现为隐匿性感染，慢性化率较高，可达 55%～85%，可进展为肝硬化和肝癌。肝硬化和肝癌是导致慢性丙型肝炎患者死亡的主要原因。

自发现 HCV 以来，过去 30 年中，HCV 研究的进步和发展在医学领域是前所未有的，即确定病原体、了解生物学特征、研发安全有效的直接抗病毒药物（direct antiviral agent，DAA）。DAA 药物的研发使人类首次真正有望全面治愈慢性病毒感染，从而使 HCV 的治疗发生了革命性变化。

当前，慢性 HCV 感染者的抗病毒治疗已经进入 DAA 的泛基因型时代。优先推荐无干扰素的泛基因型方案，其在已知主要基因型和主要基因亚型的 HCV 感染者中都能达到 90% 以上的持续病毒学应答（sustained virological response，SVR）。目前，尚无有效的预防性丙型肝炎疫苗可供使用。泛基因型 DAAs 方案的应用是实现消除丙型肝炎作为公共卫生威胁这一目标的主要推荐方案。

第一节　发现与确定

北京时间 2020 年 10 月 5 日傍晚，2020 年诺贝尔生理学或医学奖授予在发现 HCV 上做出卓越贡献的 3 位科学家——Harvey J. Alter、Michael Houghton 和 Charles M. Rice。他们经过 20 多年的共同努力，鉴定出一种新型病毒，即 HCV，揭示了除甲型肝炎病毒（hepatitis A virus，HAV）和乙型肝炎病毒（hepatitis B virus，HBV）感染以外肝炎病例的病因，并使血液检测和新药成为可能，挽救了数百万人的生命，为抗击血源性肝炎做出了决定性的贡献（图 13-1）。

一、未知病原体的发现

传染性疾病成功干预的关键是确定病原体。20 世纪 60 年代，美国科学家 Baruch Blumberg 发现了 HBV，证明 HBV 是一种血源性肝炎的病因，推动了诊断试验和疫苗的发展。因此，Blumberg 于 1976 年获得诺贝尔生理学或医学奖。当时，Harvey J. Alter 在美国国家卫生研究院（National Institutes of Health，NIH）Blumberg 实验室参与了发现 HBV 的研究工作。

后来，Alter 前往 NIH Blood Bank 继续研究输血后肝炎。他发现，尽管针对新发现的 HBV 的血液检测减少了输血后肝炎的病例数，但仍存在大量与 HBV 感染无关（non-B 肝炎）的输血后肝炎病例。1973 年，Stephen Feinstone 和 Robert H. Purcell 用免疫电子显微镜技术在急性甲肝绒猴和患者粪便中发现了一种新的小核糖核酸病毒 HAV。Alter 充分利用自己从非乙型肝炎患者身上收集的血清样本的优势，与 Stephen Feinstone 和 Robert H. Purcell 等合作，于 1975 年证实了 90% 左右的输血后肝炎病例是由非 HBV、非 HAV 或任何其他已知病毒引起，并将这种新的、不同于其他类型的肝炎命名为非甲非乙型肝炎（non-A non-B hepatitis，NANB 肝炎）。

1978 年，Alter 等发现，来自这些 NANB 肝炎患者的血液可以将该疾病传染给除人类之外的唯一易感宿主黑猩猩。Alter 利用 NANB 肝炎黑猩猩模型深入地研究，揭示这个未知的病原体含有脂类和糖蛋白二聚体，而这些都是构成病毒包膜的必需成分，提示它很可能是一种新的肝炎病毒。然而，Alter 此时并未分离出 HCV，1970 年代末分子生物学技术的迅速发展才为 HCV 的最终发现奠定了基础。

二、HCV 的确定

确定这种新型肝炎病毒可谓当务之急。然而，对 HCV 的确定之路充满崎岖。所有传统的病毒搜寻技术都得到了应用，但尽管如此，HCV 在 10 多年的时间里，一直未能被分离出来。20 世纪 80 年代后，随着分子生物学技术的迅速发展，科学家在"先看到病毒，再研究其核酸和蛋白质"的传统研究未果的情况下，改变研究策略：从核酸研究着手。1982 年，美国疾病预防控制中心与美国凯龙（Chiron）制药公司（2006 年被瑞士诺华 Novartis 制药公司收购）合作，应用 cDNA 表达文库的免疫筛选法，最终于 1989 年由 Houghton 等从 NANB 肝炎患者血清中克隆了一种新型 RNA 病毒，随后被命名为"丙型肝炎病毒"（HCV）。1991 年，国际病毒命名委员会将 HCV 归类于黄病毒科（*Flaviviridae*）丙型肝炎病毒属（*Hepacivirus*）。

Houghton 等首先从一只 NANB 肝炎黑猩猩的血液中提取 RNA，建立了 cDNA 文库。他们推断这些 cDNA 片段除了主要来自黑猩猩本身的基因组，可能还有一些来自未知病毒。研究人员推测 NANB 肝炎患者血液中应该存在病毒抗体，因此他们利用 NANB 肝炎患者的血清来确定文库中是否有编码病毒蛋白的克隆病毒 DNA 片段。经过大量 cDNA 文库筛选工作，Houghton 最终发现了既不含黑猩猩 cDNA 片段，也没有人 cDNA 序列的阳性核酸片段，这就是他们要找的病毒基因。进一步研究表明，这个克隆片段来自黄病毒科的一种新的 RNA 病毒，即 HCV。这是人类第一次在没有看到病原体形态的情况下发现新病原体，在方法学上堪称典范。

Houghton 团队随后又创建了 HCV 特异抗体的免疫检测方法，成功地在 NANB 肝炎患者体内检测到 HCV 抗体的存在。这些发现确凿地证实了 HCV 就是那个隐藏在患者体内、十几年搜寻未果的病原体。

三、HCV 能引发肝炎

HCV 的发现是决定性的，但是这个谜题仍缺少非常关键的部分——HCV 能单独导致肝炎吗？为了回答这个问题，科学家们必须调查克隆的病毒是否能够复制并导致疾病？按照科赫法则（koch postulates）及其适用于病毒性病原体的修订，如果分离出的 HCV 能够感染健康个体，则可实现逻辑闭环，证明 HCV 与肝炎发病之间存在因果关系。然而这一看似近在咫尺的成果，对于难以培养的 HCV 来说极为困难，因为科学家不得不面对 HCV 只有基因而没有纯化病毒颗粒的困境。

此前，从未有研究尝试过单纯利用病毒基因组去满足科赫法则。1996 年，美国圣路易斯华盛顿大学的 Rice 和其他研究 RNA 病毒的研究小组发现，在 HCV 基因组的末端，存在一个以前未做特异性标志的区域，它可能对病毒的复制很重要。Rice 还观察到 RNA 病毒复制经常会出现错配，有些遗传变异可能会阻碍病毒复制而使其失去感染力。因此，Rice 通过基因工程技术构建了一种 HCV 的 RNA 变异体，该变异体包含了病毒基因组中新定义的区域，并且避免了遗传变异的失活。Rice 将包括病毒复制关键区域的 HCV 基因组 RNA 注射到易感动物黑猩猩的肝中，结果在血液中顺利检测到 HCV，并观察到与慢性丙型肝炎患者类似的病理变化。因此，他们证实了单独的 HCV 可以在体内复制并引起疾病。

Harvey J.Alter 对输血相关性肝炎的系统研究表明，一种未知病毒是慢性肝炎的常见病因。Michael Houghton 独辟蹊径分离出了被命名为 HCV 的新病毒的基因组。Charles M. Rice 提供了最后的证据，表明 HCV 本身就可以引起肝炎。

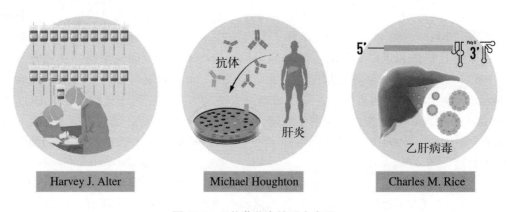

图 13-1　3 位获奖者的重大发现

四、HCV 发现的意义

HCV 的发现在人类与病毒性疾病的斗争史中具有里程碑式的意义。HCV 是第一种在未观察到有形颗粒的情况下利用基因测序技术确认的病毒。从知道 HCV 的存在到确定其病毒序列经历了 14 年。随着科学技术的进步，现在的基因测序技术已与 30 年前不可同日而语，宏基因组测序能够一次性鉴定出上千种未知病毒的基因序列，也使人类发现和确定新病原微生物的能力越来越强。

HCV 的发现推动了 HCV 高敏感度的血液检测手段的应用，使全球许多地区基本消除了输血后肝炎，大大改善了全球健康状况；也使得针对丙型肝炎的抗病毒药物得以迅速研发，使人类历史上第一次可以治愈这种疾病，给全球根除丙型肝炎带来了希望。

HCV 研究大事记

20 世纪 70 年代初，Alter 怀疑存在非甲非乙型肝炎病毒

1975 年，Alter 确定非甲非乙型肝炎病毒导致的肝炎

1989 年，Houghton 等克隆 HCV，其 RNA 序列在 *Science* 杂志发表

1991 年，国际病毒命名委员会将 HCV 归类于黄病毒科丙型肝炎病毒属

1992 年，HCV 高灵敏检测方法问世，最大程度减少输血传播丙型肝炎

1997 年，Rice 等成功使用全长感染性克隆感染黑猩猩

1998 年，长效干扰素 / 利巴韦林（RBV）将丙型肝炎治愈率提高至 50%

1999 年，HCV 复制子成功建立

2003 年，HCV 假病毒系统（HCVpp）建立

2005 年，HCV 感染性克隆（HCVcc）建立

2011 年，DAA 药物用于治疗，极大提高治愈率

2013—2014 年，多种高效 DAA 药物进入临床，丙型肝炎治愈率高达 95% 以上，成为可治愈疾病

2016 年，WHO 提出 2030 年消灭丙型肝炎作为公共卫生威胁的目标

第二节　病原学和临床特征

一、病原学

（一）形态与生物学特征

HCV 呈球形颗粒，直径 30 ~ 60 nm，外有脂质外壳，囊膜和棘突结构，内有由核心蛋白和核酸组成的核衣壳。

HCV 对一般化学消毒剂敏感，甲醛熏蒸等均可灭活 HCV；100℃ 5 min 或 60℃ 10 h、高压蒸汽等物理方法也可灭活 HCV。血清经 60℃ 10 h 或 1/1000 甲醛溶液（福尔马林）37℃ 6 h 可使 HCV 传染性丧失。血制品中的 HCV 可用干热 80℃ 72 h 或加变性剂使之灭活。

（二）基因组结构

HCV 基因组为单股正链 RNA，由约 9.6×10^3 个核苷酸组成。HCV 基因组两侧分别为 5′ 和 3′ 非编码区，中间含有一个 ORF，编码区从 5′ 端依次为核心蛋白区（C）、包膜蛋白区（E1、E2/NS1）、非结构蛋白区（NS2、NS3、NS4A、NS4B、NS5A 和 NS5B）。核心蛋白与核酸结合组成核衣壳。包膜蛋白为病毒外壳主要成分，可能含有与肝细胞结合的表位。NS3 基因区编码螺旋酶和蛋白酶，NS3 蛋白具有强免疫原性，可刺激机体产生抗体，在临床诊断上有重要价值。NS5 区编码依赖 RNA 的 RNA 多聚酶，在病毒复制中起重要作

用。HCV 复制不涉及 DNA 中间产物，完全在细胞质中进行，不会形成持久存在的核病毒基因组。NS3、NS4A、NS5A 和 NS5B 是目前 DAAs 的主要靶位（图 13-2）。

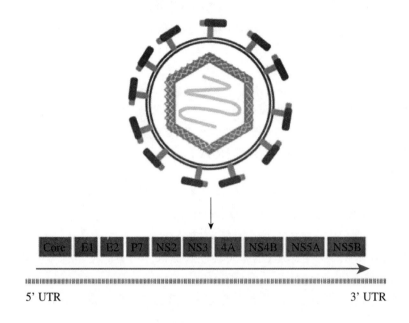

5' UTR   3' UTR

图 13-2　丙型肝炎病毒（HCV）

HCV 基因组具有显著的异质性，同一基因组不同区段变异程度有显著差异。5′ 非编码区最保守，在设计用于诊断 HCV 感染的聚合酶链反应（polymerase chain reaction，PCR）引物时，此区段是首选部位。目前，HCV 有 6 个众所周知的基因型（HCV 1—6）及多个亚型（如 1a、1b、1c、2a、2b、2c 等）。2006 年，从非洲中部地区的患者中识别出一种新的 HCV 基因 7a 和 7b 型。最近，在印度旁遮普邦的 4 名患者中发现了一种新的 HCV 基因 8 型，先前被误认为是基因 5 型。不同的基因型有不同的地理分布特征，对抗病毒药物的敏感性也不相同。因为 HCV 易变异，感染宿主后，经一定时期，HCV 感染者体内的 HCV 变异株类型会发生变化，在 $NS_{3/4A}$、NS_{5A} 和 NS_{5B} 的 DAAs 靶点都可能出现替代突变，可能影响 DAAs 治疗的敏感性，与治疗失败有关，称为耐药相关替代突变（resistance－associated substitutions，RASs）。

人是 HCV 天然宿主，黑猩猩是易感动物。体外细胞培养非常困难，尚无满意结果。

（三）抗原抗体系统

1. HCV 抗原（Ag）与抗 -HCV　血清中 HCV Ag 含量很低，检出率不高。抗 -HCV 不是保护性抗体，是 HCV 感染的标志。抗 -HCV 又分为 IgM 和 IgG 型。抗 -HCV IgM 在发病后即可检测到，一般持续 1～3 个月。如果抗 -HCV IgM 持续阳性，提示病毒持续复制，易转为慢性。

2. HCV RNA　感染 HCV 后第 1 周即可从血液或肝组织中用反转录聚合酶链反应（RT-PCR）法检测出 HCV RNA。HCV RNA 阳性是病毒感染和复制的直接标志。HCV RNA 定量检测有助于了解病毒复制程度、抗病毒治疗的选择及疗效评估等。HCV RNA

基因分型在流行病学和抗病毒治疗方面有很大意义。

（四）自然史

由于大多数 HCV 感染者在急性期及慢性感染早期症状隐匿，所以，确切的 HCV 感染后自然史很难评估。暴露于 HCV 后 1～3 周，在外周血可检测到 HCV RNA。急性 HCV 感染一般临床表现较轻，也可能出现较重的临床表现，但很少出现重型肝炎，且往往几周后随着血清丙氨酸氨基转移酶（ALT）的降低症状更加隐匿。急性 HCV 感染者出现临床症状时，仅 50%～70% 抗 -HCV 阳性，3 个月后约 90% 患者抗 -HCV 阳转。大约最高 45% 的急性 HCV 感染者可自发清除病毒，多数发生于出现症状后的 12 周内。

病毒血症持续 6 个月仍未清除者为慢性 HCV 感染，急性丙型肝炎慢性化率为 55%～85%。慢性化的可能机制主要有：① HCV 的高度变异性：HCV 在复制过程中由于依赖 RNA 的 RNA 聚合酶缺乏校正功能，复制过程容易出错；同时由于机体免疫压力，使 HCV 不断发生变异，甚至在同一个体出现准种毒株（即在感染者体内形成以一个优势株为主的相关突变株病毒群），来逃避机体的免疫监视，导致慢性化；② HCV 对肝外细胞的泛嗜性：特别是存在于外周血单核细胞中的 HCV，可能成为反复感染肝细胞的来源；③ HCV 在血液中滴度低，免疫原性弱，机体对其免疫应答水平低下，甚至产生免疫耐受，造成病毒持续感染。一旦慢性丙型肝炎发生后，HCV RNA 滴度开始稳定，自发痊愈的病例很少见。除非进行有效的抗病毒治疗，否则 HCV RNA 很少发生自发清除。病毒清除后，抗 -HCV 仍可阳性。

HCV 感染进展多缓慢，感染后 20 年，肝硬化发生率儿童和年轻女性为 2%～4%，中年因输血感染者为 18%～30%，单采血浆回输血细胞感染者约 1.4%～10.0%，一般人群为 5%～15%。感染 HCV 时年龄在 40 岁以上、男性、合并糖尿病、嗜酒（50 g/d 乙醇以上）、合并感染 HBV、合并 HIV 并导致免疫功能低下者可加速疾病进展。HCV 相关肝细胞癌（HCC）发生率在感染 30 年后为 1%～3%，主要见于进展期肝纤维化或肝硬化患者，一旦发展成为肝硬化，HCC 的年发生率为 2%～4%。上述促进丙型肝炎疾病进展的因素均可促进 HCC 的发生。输血后丙型肝炎患者的 HCC 发生率相对较高。

肝硬化和 HCC 是慢性丙型肝炎患者的主要死因。肝硬化失代偿年发生率为 3%～4%。一旦发生肝硬化，10 年生存率约为 80%；如出现失代偿，10 年生存率仅为 25%。HCC 在诊断后的第 1 年，死亡的可能性为 33%（图 13-3）。

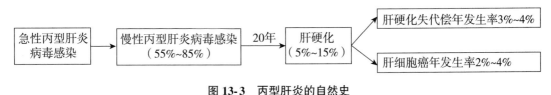

图 13-3　丙型肝炎的自然史

二、临床特征

（一）临床表现

大部分患者无明显症状和体征，部分患者有乏力、食欲减退、恶心、腹胀和右季肋部不适或疼痛。

部分急性丙型肝炎患者可有轻度肝脾大，少数可伴低热或出现黄疸，部分可有关节疼痛等肝外表现。

部分慢性丙型肝炎患者有肝病面容、黄疸、肝掌、蜘蛛痣及轻度肝、脾大。

部分代偿期丙型肝炎肝硬化患者有肝病面容、肝掌、蜘蛛痣、黄疸及腹壁或食管、胃底静脉曲张，以及肝脾大和脾功能亢进。

失代偿期丙型肝炎肝硬化患者有腹水、肝性脑病或消化道出血史。

（二）实验室检查

1. 肝功能检查　急性丙型肝炎患者多有 ALT、天冬氨酸氨基转移酶（AST）升高，部分患者有胆红素升高。部分慢性丙型肝炎和丙型肝炎肝硬化患者有 ALT、AST 及胆红素升高。

2. 病原学检查　HCV 血清学检测：HCV 抗体不是保护性抗体，是 HCV 感染的标志。抗 -HCV 检测可用于 HCV 感染者的筛查。抗 HCV IgM 在发病后即可检测到，一般持续 1～3 个月，因此 HCV IgM 阳性提示现症感染。抗 HCV IgG 阳性提示现症感染或既往感染。一些自身免疫性疾病患者可出现抗 -HCV 假阳性，血液透析和免疫功能缺陷或合并 HIV 感染者可出现抗 -HCV 假阴性，急性丙型肝炎患者可因为处于窗口期出现抗 -HCV 阴性。因此，HCV RNA 检测可有助于确诊这些患者是否存在 HCV 感染。

对于抗 -HCV 阳性者，应进一步检测 HCV RNA，以确定是否为现症感染。HCV 核心抗原是 HCV 复制的标志物，在 HCV RNA 检测不可及时，可替代 HCV RNA 用于诊断急性或慢性 HCV 感染。

HCV RNA 检测：HCV RNA 检测用于对 HCV 抗体检测阳性的样品的确证及对高危人群样品筛查窗口期感染，并作为抗病毒治疗疗效的判断指标，指导抗病毒治疗及疗效判定。包括 HCV 核酸定性检测和定量检测。其中，HCV RNA 定量检测应采用基于 PCR 扩增、灵敏度、特异度和精确度高并且线性广的方法。HCV RNA 定量检测适用于 HCV 现症感染的确认、抗病毒治疗前基线病毒载量分析，以及治疗结束后的应答评估（表 13-1）。

表 13-1　丙型肝炎病毒实验室检测结果的临床意义

抗 -HCV	HCV RNA	临床意义
阳性	阳性	HCV 现症感染
阳性	阴性	提示既往感染，或治疗后 HCV 清除
阴性	阳性	急性 HCV 感染早期，或各种原因导致的免疫功能低下的 HCV 感染者
阴性	阴性	未感染 HCV

HCV 基因分型：采用基因型特异性 DAAs 方案治疗的感染者，需要先检测基因型。在 DAAs 时代，优先考虑可检测出多种基因型和基因亚型并同时可获得 RASs 结果的方法，如 Sanger 测序法。

HCV 变异检测：目前检测 RASs 的方法包括 PCR 产物直接测序法和新一代深度测序方法，PCR 产物直接测序法即可满足临床上 DAAs 方案选择的需求。

（三）临床诊断

1. 急性丙型肝炎

（1）流行病学史：有明确的就诊前 6 个月以内的流行病学史，如输血史、应用血液制品史、不安全注射、文身等其他明确的血液暴露史。

（2）临床表现：可有全身乏力、食欲减退、恶心和右季肋部疼痛等，少数伴低热，轻度肝大，部分患者可出现脾大，少数患者可出现黄疸。多数患者无明显症状，表现为隐匿性感染。

（3）实验室检查：ALT 可呈轻度和中度升高，也可在正常范围之内，有明确的 6 个月以内抗 -HCV 和（或）HCV RNA 检测阳性的结果。部分患者 HCV RNA 可在 ALT 恢复正常前转阴，但也有 ALT 恢复正常而 HCV RNA 持续阳性者。

有上述（1）+（2）+（3）或（2）+（3）者可诊断。

2. 慢性丙型肝炎

（1）诊断依据：HCV 感染超过 6 个月，或有 6 个月以前的流行病学史，或感染日期不明。抗 -HCV 及 HCV RNA 阳性，肝组织病理学检查符合慢性肝炎。或根据症状、体征、实验室及影像学检查结果综合分析，亦可诊断。

（2）病变程度判定：肝组织病理学诊断可以判定肝炎症分级和纤维化分期。HCV 单独感染极少引起肝衰竭，HCV 重叠 HIV、HBV 等病毒感染、过量饮酒或应用肝毒性药物时，可发展为肝衰竭。

（3）慢性丙型肝炎肝外表现：肝外临床表现或综合征可能是机体异常免疫应答所致，包括类风湿关节炎、干燥综合征、扁平苔藓、肾小球肾炎、混合型冷球蛋白血症、B 细胞淋巴瘤和迟发性皮肤卟啉病等。

（四）临床治疗与管理

1. 抗病毒治疗的适应证 所有 HCV RNA 阳性的患者，不论是否有肝硬化、合并慢性肾病或者肝外表现，均应接受抗病毒治疗。患者进行抗病毒治疗前，需评估肝疾病的严重程度、肾功能、HCV RNA 水平、HCV 基因型、乙肝表面抗原（hepatitis B surface antigen，HBsAg）、合并疾病以及合并用药情况。育龄期女性在 DAAs 治疗前先筛查是否已经妊娠，已经妊娠者，可在哺乳期结束后给予抗病毒治疗。如果妊娠试验排除妊娠，则应告知，避免在服用 DAAs 期间妊娠。

2. 治疗目标和治疗终点 抗病毒治疗的目标是清除 HCV，获得治愈，清除或减轻 HCV 相关肝损害和肝外表现，逆转肝纤维化，阻止进展为肝硬化、失代偿期肝硬化、肝衰竭或 HCC，提高患者的长期生存率，改善患者的生活质量，预防 HCV 传播。

治疗终点定义为抗病毒治疗结束后 12 或 24 周，采用敏感检测方法（检测下限 ≤ 15 IU/ml）检测血清或血浆 HCV RNA 检测不到（SVR12 或 24）。

3. DAAs 药物 在国际上已经获批准的 DAAs 中，大部分已经在我国获得批准。采用泛基因型 DAAs 方案的感染者，若当地基因 3b 型流行率低于 5%，可以不检测基因型。如采用基因型特异性 DAAs 方案的感染者，需要先检测基因型。

2019 年 11 月 28 日的国家医保谈判中，6 种丙型肝炎治疗药物参与谈判竞争，最终 3 种 DAA 药物纳入医保乙类药品目录，平均降价幅度超过 85%。我国国家医疗保险报销方案针对基因 1b 型患者（我国主要的丙型肝炎基因分型，约占 60%）及基因非 1b 型患者的报销方案不同。因此，通过医疗保险经费进行治疗时，需要检测患者的基因型是 1b 型还是非 1b 型。国家医疗保险报销方案为：艾尔巴韦 / 格拉瑞韦（择必达）以及来迪派韦 / 索磷布韦（夏帆宁）用于 HCV 基因 1b 型的慢性丙型肝炎患者；索磷布韦 / 维帕他韦（丙通沙）用于 HCV 基因 1b 型以外的慢性丙型肝炎患者。

基因 1b 型患者可选择：艾尔巴韦 / 格拉瑞韦，每片复合片剂含艾尔巴韦 50 mg 和格拉瑞韦 100 mg，1 片，1 次 / 天，治疗基因 1 型初治以及聚乙二醇干扰素 α 联合 RBV 经治患者，疗程 12 周。来迪派韦 / 索磷布韦，每片复合片剂含来迪派韦 90 mg 和索磷布韦 400 mg，1 片，1 次 / 天，可用于成人以及大于 12 岁的青少年患者。无肝硬化患者疗程 12 周，初治的无肝硬化患者疗程也可以 8 周。代偿期或失代偿期肝硬化患者联合 RBV 疗程 12 周；或者，如有 RBV 禁忌或不耐受，则不使用 RBV 但疗程延长至 24 周。

泛基因型药物索磷布韦 / 维帕他韦，每片复合片剂含索磷布韦 400 mg 和维帕他韦 100 mg，1 片，1 次 / 天，用于治疗基因 1 ~ 6 型初治或者聚乙二醇干扰素 α 联合 RBV 或索磷布韦经治患者，无肝硬化或代偿期肝硬化疗程 12 周，针对基因 3 型代偿期肝硬化或者 3b 型患者可以考虑增加 RBV，失代偿期肝硬化患者联合 RBV 疗程 12 周。含 NS5A 抑制剂的 DAAs 经治患者，如果选择该方案，需要联合 RBV 疗程 24 周。以我国人群为主的亚洲临床试验结果显示，索磷布韦 / 维帕他韦 12 周，在基因 1a 型、1b 型、2 型、3a 型、3b 型和 6 型的 SVR12 率分别为 100%、100%、100%、95%、76% 和 99%。有限数据显示，索磷布韦 / 维帕他韦治疗我国基因 3b 型无肝硬化患者 12 周的 SVR 率为 96%，肝硬化患者的 SVR 率为 50%，因此，在基因 3b 亚型流行率超过 5% 的地区，需要分辨出基因 3b 亚型。基因 3b 型肝硬化患者如使用此方案，建议加用 RBV 治疗 12 周。

第三节　流行病学特征

一、流行过程

（一）传染源

丙型肝炎主要传染源是急性和慢性患者和无症状病毒携带者。慢性患者和病毒携带者有更重要的传染源意义。

丙型肝炎的潜伏期为 2 ~ 26 周，常见为 6 ~ 9 周。丙型肝炎患者在发病前 12 天血液即有传染性，持续整个急性期和慢性期，并可携带病毒数年或数十年。急性丙型肝炎虽然临床症状较轻，但更易转为慢性。

（二）传播途径

HCV 主要传播途径为经血液传播和性接触传播，母婴传播概率较低，日常生活接触等其他传播途径较少见。HCV RNA 高载量可能增加传播的危险性。

1. 经血传播

（1）既往 HCV 主要经输血和血制品、单采血浆回输血细胞传播。我国自 1993 年对献

血员筛查抗 -HCV，2015 年开始对抗 -HCV 阴性献血员筛查 HCV RNA，经输血和血制品传播已很少发生。目前就诊的患者中，大多有 1993 年以前接受输血或单采血浆回输血细胞的历史。

（2）目前 HCV 最主要经破损的皮肤和黏膜传播。包括使用非一次性注射器和针头、未经严格消毒的牙科器械、内镜、侵袭性操作和针刺等。共用剃须刀、共用牙刷、修足、文身和穿耳环孔等也是 HCV 潜在的经血传播方式。静脉药瘾共用注射器和不安全注射是目前新发感染最主要的传播方式。

2．性接触传播 与 HCV 感染者性接触和有多个性伴侣者，感染 HCV 的危险性较高。同时伴有其他性传播疾病者，特别是感染 HIV 者，感染 HCV 的危险性更高。男同性恋者 HCV 感染率高于异性恋者，感染机会与性伴侣数、性伴侣稳定性以及是否使用安全套有关。

3．母婴传播 抗 -HCV 阳性母亲将 HCV 传播给新生儿的危险性约 2%，若母亲在分娩时 HCV RNA 阳性，传播的危险性可高达 4% ～ 7%；合并 HIV 感染时，传播的危险性增至 20%。母亲 HCV 病毒高载量、合并 HIV 感染等是母婴传播的重要危险因素。

部分 HCV 感染者的传播途径尚不明确，日常生活接触的传播作用有待进一步证实。接吻、拥抱、喷嚏、咳嗽、食物、饮水、共用餐具和水杯、无皮肤破损及其他血液暴露的接触一般不传播 HCV。

（三）人群易感性

人对 HCV 普遍易感，无年龄、性别和种族差异。人感染 HCV 后所产生的保护性免疫力很差，可能与 HCV 感染后病毒血症水平低有关。HCV 与 HBV 传播途径相似，但各型病毒性肝炎之间无交叉免疫，常发生双重感染。多次输血或血制品者、血液透析者、肾移植者、牙病患者、医务人员、静脉注射吸毒者、男同性恋和性滥交者皆属于高风险人群（表 13-2）。

表 13-2 丙型肝炎高风险人群

1	有静脉药瘾、鼻内非法毒品使用史者
2	有职业或其他原因（文身、穿耳孔、针灸等）所致的针刺伤史者
3	有医源性暴露史，包括手术、透析、不洁口腔诊疗操作、器官或组织移植者
4	有高危性行为史，如多个性伴、男男同性性行为者
5	HCV 感染者的性伴及家庭成员
6	HIV 感染者及其性伴
7	HCV 感染母亲所生的子女
8	破损皮肤和黏膜被 HCV 感染者、血液污染者
9	有输血或应用血液制品史者（特别是 1993 年前有过输血或应用血制品者）
10	1996 年前的供血浆者

发生 HCV 意外暴露后，需要立即清洗消毒，并检测外周血抗 -HCV 和 HCV RNA，如果均为阴性，则在 1 周后和 2 周后再次检测 HCV RNA，如果 HCV RNA 仍然为阴性，基本可以排除感染；如果 1 周或 2 周后 HCV RNA 阳转，可以再过 12 周观察是否可以发生

HCV 自发清除，如果不能自发清除，HCV RNA 仍然阳性，则可启动抗病毒治疗。

二、流行特征

（一）全球流行情况

1. HCV 感染率　据世界卫生组织估计，全球 HCV 的感染率约为 3%，约为 1.8 亿人，其中约有 7100 万人为慢性丙型肝炎患者。全球每年新发感染者约有 300 万～ 400 万人，仅有 20% 慢性丙型肝炎感染者得以确诊，其中 7.4% 获得治疗。每年约 39.9 万人死于丙型肝炎直接引发的疾病，主要为肝硬化和肝癌。

丙型肝炎呈世界性流行，HCV 感染率在不同国家和地区有很大差异。大多数发达国家如西欧、北欧国家、加拿大和澳大利亚等国的 HCV 感染率低于 1%，美国、日本和东欧各国在 1%～ 2.4% 之间，亚洲部分国家和南美洲大部分地区在 2.5%～ 9.9% 之间，埃及和非洲大部分地区超过 10%。但是，HCV 感染具有隐匿性，多数感染者并不知道自己感染HCV，因此，全球确切的丙型肝炎发病率尚不清楚。

HCV 流行病学现状在不同地区存在的巨大差异，主要是由于一些致病危险因素的不同导致的，如药物成瘾、静脉注射吸毒、合并感染以及双重感染等。在西方发达国家，HCV主要通过静脉注射毒品人员之间因共用注射器传播。例如在美国，HCV 感染新发病例中60%～ 80% 为静脉注射人员。在发展中国家，HCV 感染的主要危险因素是不安全的诊治注射，包括重复使用注射器、针头或者其他需要回收后重复利用却未经充分消毒的器械。例如在埃及，长达 30 多年的时间里，在长期使用静脉药物治疗血吸虫病的过程中，使用非一次性的玻璃注射器导致 HCV 传播。

2. HCV 基因型别　在全球范围内 HCV 基因 1 型最为常见（46%），在欧洲、北美和澳大利亚最常见；基因 3 型次之（30%），主要在南亚；基因 2、4 和 6 型占 23%；基因 5和 7 型占比＜ 1%。不同种族都有可能感染任意一种基因型，但是特定人种感染某一种基因型的可能性更高。例如美国的黑色人种感染 1 型的 HCV 的概率比白色人种高 33%，约1/3 的 HCV 基因 1 型病例聚集在以黄色人种为主的东亚地区。

（二）中国流行情况

1. HCV 感染率　我国丙型肝炎的感染来源多，地域分布广，具有人群聚集和地域聚集的特点，丙型肝炎防控工作任重而道远。2006 年，我国结合全国乙型病毒性肝炎血清流行病学调查，对剩余的血清标本检测了抗 -HCV 抗体，结果显示 1～ 59 岁人群抗 -HCV 阳性率为 0.43%，在全球范围内属低流行地区，由此推算，我国一般人群 HCV 感染者约 560万，如加上高危人群和高发地区的 HCV 感染者，估计约 1000 万例。全国各地抗 -HCV阳性率有一定差异，中部地区人群抗 -HCV 阳性率（0.54%）略高于东部和西部地区人群（0.27% 和 0.40%）；以长江为界，北方（0.53%）地区人群明显高于南方（0.29%），可能与北方地区中的山西、吉林、黑龙江和河南等省人群中抗 -HCV 阳性人数较多有关。

全国调查数据显示，抗 -HCV 流行率从 1992 年的 3.20% 降低至 2006 年的 0.43%。根据中国疾病预防控制信息管理系统报告数据，实施网络直报以来，我国报告的丙型肝炎病例从 2003 年的 2.1 万例增加到 2017 年的 21.4 万例，呈逐年上升趋势；至 2017 年，累计报告 210 万例。据《中国卫生健康统计年鉴》数据，我国丙型肝炎报告发病率有逐年增加趋势，2005—2017 年我国丙型肝炎患者报告发病率从 4.05/10 万人逐年上升至 15.51/10 万人（图 13-4）。

导致我国丙型肝炎报告发病人数上升的原因可能是：①既往感染者陆续被发现和诊断：检测能力提高，病例报告系统灵敏度增加，宣传和监测力度加大。②诊断不规范。③重复报告。④感染因素持续存在，局部地区仍然时有新的 HCV 暴发流行。

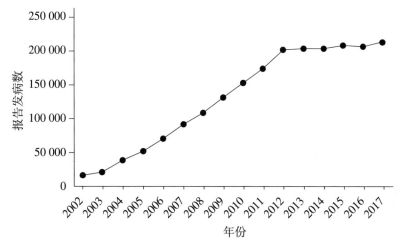

图 13-4　我国丙型肝炎 2002—2017 年报告发病数变化趋势

2006 年全国调查显示，抗 -HCV 阳性率随年龄增长而逐渐上升，1 ～ 4 岁组为 0.09%，50 ～ 59 岁组升至 0.77%。男女间无明显差异。估计随着时代变迁，由于人群感染危险因素的变化以及防治措施的改进，高发年龄段也会有所变化。

Meta 分析显示，全国一般人群抗 -HCV 阳性率为 0.60%（0.40% ～ 0.79%），儿童抗 -HCV 阳性率为 0.09% ～ 0.26%，孕产妇抗 -HCV 阳性率为 0.08% ～ 0.50%，吸毒人群（包括社区或公共场所的毒品吸食者、静脉药瘾者、自愿或强制接受戒毒或美沙酮治疗人群）的抗 -HCV 阳性率为 48.67%（45.44% ～ 51.89%）；血液透析人群的抗 -HCV 阳性率为 6.59%，男同性恋人群抗 -HCV 血清阳性率约为 0.84%。

丙型肝炎发病无明显的季节性，以散发为主。在特殊人群（如供血员和接受血制品者、血液透析者等）中可发现小型暴发。

2. HCV 基因型别　HCV 基因 1b 和 2a 型在我国较为常见，其中以 1b 型为主，约占 56.8%，其次为 2 型（24.4%）和 3 型（3a 为 7.06%，3b 为 5.2%），基因 4 型和 5 型非常少见，6 型相对较少。在西部和南部地区，基因 1 型比例低于全国平均比例；西部基因 2 型和 3 型比例高于全国平均比例；南部（包括香港和澳门地区）和西部地区，基因 3 型和 6 型比例高于全国平均比例，特别是在重庆、贵州、四川和云南，基因 3 型比例超过 5%。在基因 3 型中，基因 3b 亚型流行率超过基因 3a 亚型。混合基因型少见（约 2.1%），多为基因 1 型混合 2 型。我国 HCV 感染者白细胞介素（IL）-28B 基因型以 rs12979860 CC 型为主（84.1%），而该基因型对聚乙二醇干扰素 α 联合 RBV 抗病毒治疗应答较好。

第四节　预防与控制措施

目前，尚无有效的预防性丙型肝炎疫苗可供使用。随着丙型肝炎高效抗病毒药物的问世，目前丙型肝炎防控策略已发生重大改变，在切断传播途径为主的同时，重点在高危人群中开展筛查使更多的 HCV 现症感染者得到早发现、早诊断和及时治疗，从而有望通过以治为防的策略达到控制丙型肝炎的目标。丙型肝炎的预防主要采取以下措施：

一、管理传染源

（一）监测

监测是丙型肝炎防治工作的重要组成部分，也是整个防治工作的基础。我国的丙型肝炎疫情主要通过哨点监测和传染病病例报告两个系统的工作进行数据收集和监测，其中哨点监测为每年固定时间段内对定点人群的流行病学横断面调查，而传染病病例报告则是医疗机构和疾控门诊中随时发现丙型肝炎案例后即刻收集和统计到传染病监测系统中。我国丙型肝炎疫情在哨点监测和病例直报系统的各个环节都取得了相应的成果，也有问题存在。

2010 年，为了了解和分析特定人群丙型肝炎流行趋势，为制定丙型肝炎防治策略提供依据，我国对艾滋病、性病、丙型肝炎防治工作进行整合，利用已有的艾滋病防治资源和平台，实施艾滋病、性病、丙型肝炎监测整合，将 HCV 血清学抗体检测纳入艾滋病哨点监测。我国的国家级丙型肝炎监测哨点覆盖了无偿献血者、单位体检者、医院有创诊疗患者、血液透析患者和计划生育门诊就诊者 5 类哨点监测人群。目前，哨点监测的下一步工作存在空白，发现 HCV 感染者后，对感染者并没有进行转介治疗工作。需要在顶层设计的环节对哨点监测与诊疗的结合纳入考量。

丙型肝炎病例的上报依托国家传染病监测系统，这一系统为网络直报工作机制，从 2004 年开始推行，是一个以虚拟专用网络为基础，由地方直接至中央实时个案直报系统，丙型肝炎被归为法定乙类传染病。我国传染病直报系统的建立较为完善，对于新发案例的反应和控制较为迅速，有利于遏制疫情的蔓延；但由于系统设计缺陷和执行规范不严等问题，导致出现病例重复率过高，报告率偏低，案例分类正确率偏低，对丙型肝炎疫情的准确判断有一定影响。

除了以上两种主要手段，疾控部门也通过国家年度死因监测系统、免疫规划信息系统、艾滋病综合防治信息系统和免疫规划效果评价等流行病学专题调查资源，综合分析疫情数据、危险因素和流行趋势。目前，与其他一些丙型肝炎防治工作成效显著的发展中国家相比，我国目前尚缺乏一个面向多个利益相关方的丙型肝炎数据共享系统。未来可以考虑建立全社会参与的数据共享机制，让更多的利益相关方参与进来，对监测数据进行深入利用。

（二）筛查及管理

目前，我国丙型肝炎筛查环节的工作重点仍是在高危人员筛查方面，这与其他无论是发达国家还是发展中国家采取的策略都相当一致。我国丙型肝炎筛查管理体系的建立与实施以《丙型病毒性肝炎筛查及管理》《丙型肝炎防治指南》为"金标准"：对 HCV 感染高危人群均应检测抗 -HCV，首诊或主诊医生发现抗 -HCV 阳性的患者，应及时检测 HCV RNA 以确认现症感染；若 HCV RNA 阳性，门诊患者及时到肝病中心门诊就诊，住院患者及时请肝病中心会诊，适时转诊至肝病中心。医疗卫生机构和体检机构可在体检人员知情同意的前提下，将丙型肝炎检测纳入健康体检范畴。我国每年平均新报告丙型肝炎患者 20 万余例中，约 12 万例报告来自医院。院内筛查出的病例约 2/3 以上因其他疾病就诊手术、有创诊疗前等筛查发现。

我国于 2021 年 4 月发布了《中国丙型病毒性肝炎院内筛查管理流程（试行）》（图 13-5），希望促进医疗机构管理、临床、检验、感染控制的多学科、多部门联合，加强医疗机构对检出抗 -HCV 阳性就诊者的咨询和转诊，促进慢性丙型肝炎患者的诊断和抗病毒治疗。HCV 感染建议筛查人群包括住院患者（尤其 40 岁以上）和如下门诊患者：① HCV 感染高危人群。②准备接受特殊或侵入性医疗操作的人群，包括但不限于输血或应用血制品者；各种有创导管及其他有创介入诊疗者；内镜如胃镜、肠镜、气管镜、膀胱镜等检查者；血液透析者。③肝生物化学指标检测不明原因异常者，如丙氨酸转氨酶（ALT）升高、胆红素升高等。④对持续存在 HCV 感染高危风险的人群，如静脉注射毒品、血液透析、男男同性性行为者需要定期筛查抗 -HCV。⑤对自愈或经治疗 HCV 被清除但有再感染风险的人群、疑似急性 HCV 感染的窗口期或免疫抑制状态的人群建议进行 HCV RNA 检测。

对育龄期备孕妇女进行抗 -HCV 筛查，如抗 -HCV 阳性，则应检测 HCV RNA，如果 HCV RNA 阳性，应尽快在治愈后再考虑怀孕。如妊娠期间发现丙型肝炎，可以考虑继续妊娠，分娩并停止哺乳后再进行丙型肝炎的抗病毒治疗。对静脉药瘾者进行心理咨询和安全教育，劝其戒毒。由于男男同性恋群体并不大量聚集于医疗卫生机构，因此开展定向筛查的难度较大。

（三）严格筛选献血员

严格执行《中华人民共和国献血法》，推行无偿献血。丙型肝炎的标准检测流程是：首先对献血员检测抗 -HCV，抗 -HCV 阳性者不采血；阴性者再检测 HCV RNA，HCV RNA 阳性者也不能采血，以保证血液安全。

在 HCV 感染初期，病毒在血液中已经存在而抗体还未产生，这一时期被称为"窗口期"，仅通过血清学检测可能出现假阴性结果，有较高的漏检风险。因此必须通过 HCV RNA 检测，判断血液中是否存在 HCV。2015 年，国家卫计委（现国家卫健委）提出在全国血站普及应用核酸检测技术，我国所有血站全面覆盖了 HCV 核酸检测筛查系统，HCV 检测的"窗口期"从原来的 82 天缩短至 23 天，大大提升了用血安全。然而，"窗口期"只能通过采用新的检测技术缩短，世界各国均无完全消除"窗口期"输血传播疾病风险的技术。为了应对这一问题，《中国病毒性肝炎防治规划（2017—2020）》中建议要采取有效措施减少高危人群献血，实际上血站也采取行政手段进行献血员管理。一些省份的血站对献血者和输血患者采取两头管控的措施，用供血黑名单进行事前控制，对输血患者进行事后控制。

近年来，由于血站核酸检测技术的全面覆盖，血液安全已大幅提升，由于输血或使用受污染的血产品而导致的 HCV 感染几乎绝迹。但我国血液安全检测和预警平台研究仍处于起步阶段，血液安全的事前预防管理和事后的预警监控都缺乏全国范围的信息协同共

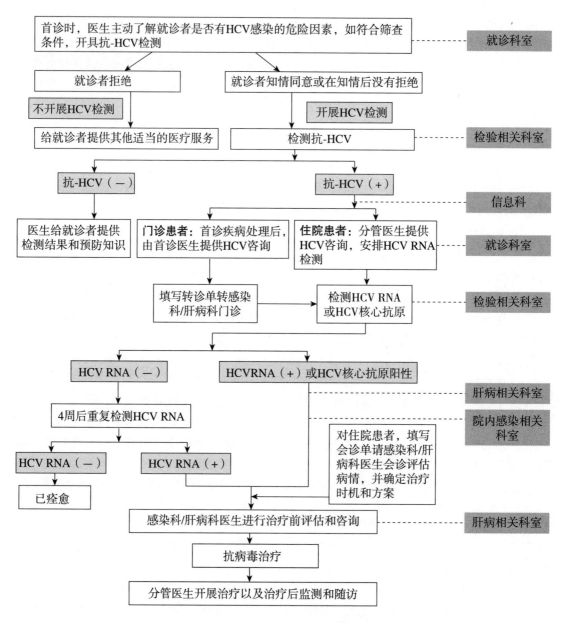

图 13-5 丙型肝炎筛查、会诊和转诊流程图
资料来源：中国丙型病毒性肝炎院内筛查管理流程（试行）。

享，血液安全信息的监测机制有待于加强。

（四）积极治疗和管理感染者

丙型肝炎的规范治疗作为消除丙型肝炎公共卫生威胁的重要执行环节，直接影响着消除丙型肝炎的最终成果。只要诊断为 HCV 感染，不论疾病分期如何，符合抗病毒治疗指征的感染者均应该治疗。治疗所有 HCV 感染者可适度降低传播风险。

我国的丙型肝炎临床诊疗规范建设仍处于起步阶段，抗病毒治疗率低依旧是目前丙型肝炎防治的瓶颈之一。DAA 药物在中国上市之后，近年来直接抗病毒治疗的比例稍有提高，但仍处于较低的水平。2019年的数据显示，我国丙型肝炎抗病毒治疗率仅1.3%。中国疾病预防控制中心于2018年发布的一份报告，调查我国5省9家医院就诊人群中丙型肝炎患者诊疗现状，结果显示，在确诊丙型肝炎病例中，接受抗病毒治疗率仅为14.6%（28/192），其中49名急需治疗的肝纤维化或肝硬化的患者仅有2名（4.1%）接受了抗病毒治疗。

虽然有3种DAA药物已纳入医保乙类药品目录，但从国家医保目录到各地区的落实执行，让患者切实用上药，获得医保的福利，仍然需要一定时间的探索，实际操作层面也面临着一些困难和挑战，例如：门诊保障水平有限，城乡居民医保报销比例与报销限额差异较大；医院进药困难，药占比和总额控费制度仍然需要进一步打通和调整；基因分型检测尚未纳入医保报销范畴等。针对在戒毒所、监狱等人员的非医保参保患者，也应当重视丙型肝炎药物的治疗，为其提供特定的保障方案，以减少在戒毒所、监狱内潜在的传播风险，以及未来该部分人员返回社会的传播风险。

此外，当前围绕转诊、治疗和随访相关的路径和环节仍然存在许多可完善的空间，需要卫生健康、医保、医院、疾控等部门共同协作，包括建设可行的转诊机制与规范、提升医疗机构诊疗能力、推广DAA药物的科学使用、加强患者管理与随访机制等。

二、切断传播途径

（一）预防医源性及破损皮肤黏膜传播

推行安全注射和标准预防，严格执行《医院感染管理规范》和《消毒技术规范》，加强各级各类医疗卫生机构医院感染控制管理，要大力加强开展血液透析、口腔诊疗及有创和侵入性诊疗等服务项目重点科室的院内感染控制管理。医疗机构要落实手术、住院、血液透析、侵入性诊疗等患者的丙型肝炎检查规定，为易感人群和肝生物化学检测不明原因异常者提供检查服务，医务人员接触患者血液及体液时应戴手套。严格消毒透析设备、肠镜、胃镜、手术器械、牙科器械等医疗器械，严格规范注射、静脉输液、侵入性诊断治疗等医疗行为，使用自毁型注射器等安全注射器具。加强文身、文眉、修脚等行业使用的文身（眉）针具、修脚工具和用品卫生消毒管理，不共用剃须刀及牙具等。

（二）预防吸毒人群经静脉注射传播

我国在吸毒人群和HIV感染者中的丙型肝炎预防工作主要是由疾控部门的性病艾滋病防控中心主导，与艾滋病防控工作相结合，包括开展清洁针具交换工作等。清洁针具交换项目可有效减少因共用针具导致的HCV传播，许多国家都将其作为丙型肝炎预防工作中的重要手段。但在我国由于政府各部门在吸毒人群管理方面的复杂性，戒毒药物维持和清洁针具交换工作覆盖率不是很高，清洁针具交换对象参与丙型肝炎防控的情况较不理想，还没有将之作为丙型肝炎预防的主要手段。

（三）预防性接触传播

对男同性恋和有多个性伴侣者应定期检查，加强管理。建议HCV感染者使用安全套。对青少年应进行正确的性教育。

（四）预防母婴传播

对 HCV RNA 阳性的孕妇，应避免延迟破膜，尽量缩短分娩时间，保证胎盘的完整性，避免羊膜腔穿刺，减少新生儿暴露于母亲血液的机会。

三、保护易感人群

（一）高危重点人群的健康教育

对高危重点人群的宣传教育，《中国病毒性肝炎防治规划（2017—2020)》和《丙型病毒性肝炎筛查及管理》等政策文件建议："对于丙型肝炎感染者，着重教育其避免传播 HCV，具体包括不应与他人共用可能受血液污染的器具如针头、注射器、剃刀、牙刷；发生性行为时应正确使用安全套；不献血，不捐献组织、器官、精液；接受有创医疗操作时应向相关人员说明自己的丙型肝炎状态。对于静脉注射毒品者，教育其不应与他人共用注射针头、注射器、消毒用品、毒品，注意每次做到一人一针一管。对文身师、理发（剃须）师，足/手护理者及传统或替代治疗师进行宣教，告知如何减少血液污染的方法，包括皮肤穿刺或者黏膜暴露的消毒措施。对于性传播高风险人群宣传强调使用安全套。"

具体来讲，针对静脉注射毒品的高危人群，疾控中心主要通过美沙酮门诊中配合进行丙型肝炎患者劝导教育；针对 HIV 感染者，通过艾滋病自愿咨询检测门诊配合进行丙型肝炎教育，指向性较强，健康教育效果良好；针对其他高危人群，可通过散发宣传材料等手段进行健康教育。

（二）普通人群的健康教育

在普通人群中开展健康教育对我国丙型肝炎的防控有着重要意义。2015 年 4 月世界肝炎联盟发布的全球调查显示，中国公众在被诊断前只有 25% 对丙型肝炎有所认识和了解，这一认知程度是西太平洋区域最低的。普通人群的健康教育，可由全国和各省（市、地区）的疾控中心、医院的预防科，联合社区组织、慈善组织和志愿者团队，在住宅区、公共场所、医院就诊区域等地区开展各类丙型肝炎科普知识，手段包括社区宣教活动、健康教育咨询活动、义诊、流动宣传栏、公益广告、宣传册等。

未来研究方向

丙型肝炎虽然被认为是可治愈的疾病，但还有几个问题亟须解决：①还没有能够预防 HCV 感染的疫苗；②丙型肝炎治愈者有再被感染的风险；③大量 HCV 感染者未被发现或获得治疗；④对 DAA 应答率低的亚型，可能会逐渐流行。

可能达到一劳永逸效果的疫苗，其研发还存在不少困境：其一是病毒高度变异，疫苗接种后产生的中和抗体往往无效，而且基因型地理分布存在较大差异；其二是缺乏有效的动物模型，大猩猩是唯一易感动物。

（景文展）

参考文献

[1] 中华医学会肝病学分会，中华医学会感染病学分会. 丙型肝炎防治指南（2019 年版）. 临床肝胆病杂志，2019，35（12）：2670-2686.

[2] 中华人民共和国国家卫生和计划生育委员会. 丙型肝炎诊断标准（WS 213—2018）. 2018.

[3] 魏来，王贵强. 健康中国 2030 消除丙型肝炎威胁行动白皮书.（2020）[2024-01-10]. http：//www.accessh.org.cn/wp-content/uploads/2020/07/2030-.pdf.

[4] 李兰娟，任红. 传染病学. 9 版. 北京：人民卫生出版社，2018.

[5] 李立明. 流行病学. 8 版. 北京：人民卫生出版社，2017.

[6] 庄辉. 中国丙型肝炎感染现状及防治对策研究报告. 北京：人民卫生出版社，2017.

[7] 中联肝健康促进中心，中华医学会肝病学分会，中华医学会检验医学分会，等. 中国丙型病毒性肝炎院内筛查管理流程（试行）. 中华肝脏病杂志，2021，29（4）：319-325.

[8] Ignatius F. Current Trends and Concerns in Infectious Diseases. New York：Springer International Publishing，2020.

猴 痘

猴痘是由猴痘病毒（monkeypox virus，MPXV）引起的一种罕见、散发的、天花样临床表现的急性传染病。猴痘是一种病毒性人畜共患病，主要发生在中非和西非的热带雨林地区，偶尔输出到其他地区。猴痘病毒于 1958 年被首次发现，当时一组用于科研的猴子中出现痘状传染病，因此得名。人类感染猴痘的首个病例是 1970 年刚果的一名 9 月龄男婴，此后大多数猴痘病例发生在刚果、中非和西非。2022 年 5 月，在若干非流行国家发现了多例猴痘病例。2022 年 6 月 3 日，WHO 将猴痘的危险程度调为"中等"。

第一节　发现与确定

猴痘病毒于 1958 年底在哥本哈根首次分离出来，当时在食蟹猕猴中暴发了两次天花样疾病。在该疾病的暴发阶段之前没有发现临床症状。该病毒被命名为猴痘病毒，因为它与其他已知的痘病毒非常相似。在 1960—1968 年期间，在美国和荷兰殖民地的圈养猴群中报告了几次猴痘暴发。在疫情期间，尽管许多被感染的动物死亡，但没有在人类中发现病例，这表明人类不易感染猴痘。

1970 年报道了第一例人类猴痘病例，该病例为一名 9 岁男童，开始时出现发热，2 天后出现离心性皮疹（即皮疹集中在手臂和腿部）。1970 年 9 月 1 日，他住进了刚果民主共和国巴桑库苏的一家医院。患者表现为中耳炎、乳突炎和颈部淋巴结疼痛，并从其皮损中分离出猴痘病毒。该名患者从猴痘中康复，但在出院前出现了麻疹症状，导致他死亡。1970 年 9 月至 1971 年 3 月期间，西非国家又在人类中发现了 6 例猴痘病例。这些患者大多数是幼儿，所有患者均未接种过天花疫苗。

第二节　病原学和临床特征

一、病原学特征

猴痘病毒是一种有包膜的双链 DNA 病毒，属于痘病毒科的正痘病毒属。猴痘病毒的形态学特征与其他正痘病毒具有相同的形态特征，大小为 200 nm × 250 nm。病毒粒子表现为外形为圆角砖形或卵圆形，外被脂蛋白膜包裹，中间具有两个含蛋白质的侧体，有 1 个厚膜核心，核心内含很大的双链 DNA 基因体。猴痘病毒的基因组为双链 DNA，长约 197 kb，基因组末端包含一个相同但方向相反的末端反向重复序列。该病毒包含 190 个开放阅读框，其中 4 个位于末端反向重复序列中。与其他正痘病毒类似，猴痘病毒编码所必需的酶和结构蛋白基因多位于较为保守的中心区域（C10L 至 A25R 区段，约 101 kb）。

猴痘病毒和天花病毒同属于正痘病毒属。两种病毒基因组高度相似，重叠基因组核苷酸序列一致性高达 84.5%；中心保守区域一致性更是高达 96.3%，两种病毒共有的毒力和免疫调节因子的氨基酸序列一致性达 83.5% ~ 93.6%。正痘病毒基因组长度和基因含量与宿主范围呈正相关，与致病性呈负相关。天花病毒 DNA 长约 185 kb，短于猴痘病毒。两者长度差异主要在于猴痘基因组右侧末端反向重复序列中的 4 个开放阅读框架，天花病毒则全缺失。猴痘病毒与天花病毒有相似抗原性，可形成交叉免疫。

猴痘病毒有两个不同的基因分支，即中非（刚果盆地）分支和西非分支。刚果盆地分支历来引起更严重的疾病，并被认为更具传染性。到目前为止，这两个分支的地理区域界线一直在喀麦隆，这是唯一同时存在两种病毒分支的国家。

正痘病毒常通过基因丢失和获得来适应宿主。早期研究认为，猴痘病毒双链 DNA 具有较强的稳定性，在病毒复制及传播时不易发生基因突变。但对 2022 年全球流行的猴痘毒株基因分析显示，猴痘病毒正以远超预估的速度进化。此外，多种正痘病毒具有将外源 DNA 的大片段插入基因组重组的能力，可快速形成新突变株。但目前尚未观察到猴痘病毒外源 DNA 重组现象。在此轮疫情中，PCR 测定的初步数据表明，在欧洲和其他非流行地区检测到的猴痘病毒株属于西非分支，但大多数有旅行史的确诊病例报告他们前往过欧洲和北美国家，而没有去过猴痘病毒流行的西非或中非地区。目前正在进行研究，以进一步了解该病的流行病学情况和传播模式。

二、发病机制

关于此病的发病机制研究不多。皮肤的病理表现为基底细胞层和棘细胞层变性水肿，严重还会发生坏死。内皮细胞中可见类似于瓜尔涅里小体（Guarnieri bodies），真皮层的病理改变为次毛细血管扩张及水肿。这些改变与天花出疹期的皮肤病理改变十分相似。由于正痘病毒家族的基因结构相同，而牛痘病毒和痘苗病毒相对来说是比较安全的，感染人体后仅引起较轻的临床表现，但同时能刺激机体的免疫系统使之产生针对该家族病毒的免疫力。

三、临床特征

疾病初始症状和体征具有非特异性，包括发热、寒战、头痛、乏力、背部疼痛和肌痛等前驱症状，并在出现皮疹前开始发热。该病的潜伏期一般为 5 ~ 21 天，病程一般持续 2 ~ 5 周，轻症患者 4 ~ 6 周后就可自行痊愈，但发病严重时可发生虚脱，甚至衰竭而死亡。死亡主要发生在年轻人和儿童病例中，病死率为 1% ~ 10%。该病还伴有一系列并发症，如继发性细菌感染、呼吸窘迫、支气管肺炎、脑炎、角膜感染伴随视力丧失、胃肠道受累、呕吐和腹泻伴脱水等。高达 90% 的患者可见淋巴结肿大，是本病与天花的主要区别之一。临床经过可分为以下 3 期：

前驱期：1 ~ 4 天，起病急骤，临床表现为发热、乏力、嗜睡、头痛、背痛、食欲减退，伴有咽炎、结合膜炎和肺功能衰竭等。90% 的病例出现浅表淋巴结肿胀，主要集中于颈部、腋窝、腹股沟等。

出疹期：于发热后 14 ~ 28 天出现不同大小的皮疹，类似天花；皮疹首先出现在脸部，然后经过身体、手部，直至腿部和脚部。疹子多为球形，直径为 0.5 ～ 1.0 cm，质地较硬，在出疹 1 ～ 2 天后，便会遍布全身。疹子数量从几个到几千个不等，多呈散在、离心分布。典型的人类猴痘的痘疱主要集中于脸部、四肢、手心和足底，可累及口腔黏膜、消化道、结膜和生殖器黏膜。皮疹表现为斑疹、丘疹、疱疹、脓疱和结痂，中心凹陷如脐，不同形态的皮疹可以在同一部位同时出现，恰好与水痘相反。皮肤损害小于 25 处者判定为轻型，25 ～ 99 者为中型，100 处以上者为重型，一般均是以中型为主。接种过天花疫苗的患者出疹情况较轻。

结痂期：疱疹形成数天以后，便会渐渐干瘪、结痂，病后 2 ～ 4 周脱落。脱落后可遗留红斑甚至瘢痕，遗留瘢痕者达半数以上。

迄今为止，2022 年猴痘疫情确诊病例的临床表现不一，许多病例没有表现出猴痘的典型临床表现。常见的首发症状包括生殖器和肛周病变、发热、淋巴结肿大和吞咽时疼痛。虽然口腔溃疡伴有发热和淋巴结肿大仍然是常见特征，但有些病例会首先出现肛门生殖器局部分布的皮疹，伴有水症、脓疱或溃疡性病变，而不会持续扩散到身体的其他部位。一些病例的脓疱出现在发热等全身症状之前，且脓疱可以出现在疾病的不同发展阶段，这两种情况都是猴痘的非典型表现。除了为隔离目的住院的患者外，很少有住院治疗的病例报告。猴痘并发症的治疗主要包括提供疼痛管理和治疗继发感染。

四、实验室检查

可以通过 PCR 技术从猴痘患者皮损标本中检测出猴痘基因组片段，为临床快速提供实验室诊断的依据；也可通过电镜或培养，从皮损标本中分离出猴痘病毒。此外，荧光抗体法和放射免疫法可从感染者血清中检出猴痘病毒抗体，但一般仅用于流行病学调查。

五、诊断与鉴别诊断

世界卫生组织按照临床标准、流行病学标准和实验室诊断标准，初步将猴痘划分为确诊、可疑和可能 3 个等级。

临床标准：皮肤出现斑疹、丘疹、小水疱或者出现全身性或局部性脓疱；发热，体温高于 37.4 ℃。其他症状有：寒战、头痛、背痛、淋巴结肿大、咽痛、咳嗽、呼吸短促。

流行病学标准：依据流行病学材料，发病前 1 ～ 2 周是否有猴痘疫情报告国家旅居史，是否进入过雨林地带，是否与疫区的动物和患者有过接触，且伴随有猴痘的临床表现如起病急骤，发热和离心性出疹、结膜炎、呼吸道症状和（或）皮疹，同一部位疹态统一；接触过可疑、可能或已确诊的猴痘患者。

实验室诊断标准：用于实验室分析的最佳临床标本是来自皮肤病变的标本，例如水疱病变的拭子、渗出物或结痂。可用于确认猴痘病毒的实验室诊断包括病毒分离培养、PCR、电子显微镜检查、免疫组织化学、ELISA 和 Orthopox Bio Threat Alert（肢体全检测条）。猴痘病毒的分离培养应通过口咽或鼻咽拭子进行病毒培养，痘病毒能在鸡胚绒毛尿囊膜中复制，有助鉴别；用临床标本进行 PCR 试验证明猴痘病毒 DNA 的存在，可以准确鉴定出痘病毒的属和种；可取疱疹液、脓疱或痂皮制成悬液，在电镜下观察病毒颗粒的形态。在电子显微镜观察中可见胞质内有圆形或椭圆形内含物，中心呈香肠形结构，尺寸为 200 ～

300 μm；血清学检测要求在就诊后 5 天内进行 MPXV 特异性免疫球蛋白 M 检测或 8 天后检测免疫球蛋白 G，将急性和恢复期血清配对，若恢复期抗体有 4 倍增高可判为阳性。

猴痘需与急性热性发疹性疾病相鉴别：

1．天花 猴痘的临床表现与天花非常相似，但天花症状较猴痘重，猴痘与天花的主要区别在于早期发生淋巴结肿大。患者可能患有一系列并发症，包括继发性细菌感染、呼吸窘迫、支气管肺炎、胃肠道受累、脱水、脓毒症、脑炎和角膜感染，随后视力丧失。

2．风疹 典型风疹患者也会出现发热、出疹及淋巴结肿大等症状。但与猴痘的主要区别在于皮疹的特征不同，无周期性发疹过程，淋巴结大以耳后、枕部、颈部为主。

3．水痘 最常见的误诊是水痘，水痘是由水痘 - 带状疱疹病毒（VZV）引起。水痘很少出现长期的发热前驱症状（如果存在，则为 1 ~ 2 天），在此阶段通常发热较轻。水痘表现出的皮疹通常比猴痘和天花进展更快，病变表现可能完全不同。水痘皮疹呈向心性分布，同一部位可见各期皮疹，疱疹中心无脐状凹陷，脱落后一般不遗留瘢痕也无淋巴结肿大。

4．麻疹 麻疹也会出现发热、皮疹及淋巴结肿大的症状，但其皮疹是由耳后发疹，沿发际、额、面、颈、躯干及四肢，最后达手掌、足底，过程呈顺序性发生。麻疹皮疹形态不规则，呈鲜红色斑丘疹，疹退后有脱屑和色素沉着等表现，口腔可出现特征性科氏斑。

六、预后

一般患者 2 ~ 4 周痊愈。

七、治疗措施

1．支持性治疗 对轻度猴痘患者给予退热止痛等对症治疗，给予足够营养和适当补液，维持电解质平衡；保持皮肤、口腔、眼睛及鼻腔的清洁，避免搔抓皮疹部位，注意监测皮疹病变引发的继发性细菌感染（如蜂窝织炎、脓肿等）。

2．并发症治疗 继发性细菌感染时给予抗生素治疗，根据病原菌培养分离鉴定和药敏结果调整治疗方案；不建议预防性使用抗菌药物。

3．抗病毒药物 目前已有几种抗病毒药物被批准用于治疗天花，已证明对动物猴痘有效，但抗病毒药物对人类猴痘的疗效仍有待深入研究。WHO 建议抗病毒药物用于治疗有严重疾病风险、可能存在或发展为严重病例的猴痘患者。

（1）特考韦瑞：特考韦瑞不仅获得欧洲药品管理局的许可用于治疗天花、猴痘、牛痘，还获得 FDA 和加拿大卫生部的许可用于治疗天花。美国 CDC 拥有授权，可在暴发猴痘疫情时批准使用特考韦瑞治疗人类猴痘。特考韦瑞有速释型口服胶囊和静脉注射两种剂型，口服剂型需每天服用两次，为期 14 天；对于体重在 13 kg 以下的儿童，可将药物与液体或半固体食物混合服用。特考韦瑞通过靶向作用于病毒包膜蛋白 p37 而抑制病毒包膜的形成，从而阻断病毒成熟的最后步骤和从感染细胞释放，最终抑制病毒在感染者体内的复制及传播。目前还缺乏特考韦瑞治疗人类猴痘的有效性数据，但多种动物（食蟹猴、新西兰白兔等）实验研究表明，在不同疾病阶段，使用特考韦瑞治疗的动物比安慰剂治疗的动物在猴痘病毒感染中的存活率有所提高，具有统计学意义。一项 359 例 18 ~ 79 岁健康成年人的安全性研究（特考韦瑞的 III 期临床试验）表明，实验组与对照组的副作用大致相似，实验组的不良反应包括头痛 12 例、恶心 5 例、腹痛和呕吐各 2 例。对于感染猴痘病毒的临床重症患者，可使用特考韦瑞和布林西多福韦联合治疗；特考韦瑞可与牛痘免疫球蛋白联合用于接种天花疫苗的并发症，如牛痘湿疹和进行性牛痘。

（2）布林西多福韦：布林西多福韦被欧洲药品管理局批准用于治疗天花，它被证明对包括正痘病毒在内的双链 DNA 病毒具有抗病毒活性。2021 年，被 FDA 批准用于治疗天花。其通过抑制聚合酶介导的 DNA 合成来抑制猴痘病毒的复制。布林西多福韦为口服片剂或混悬剂，体重在 48 kg 以上的成人服用剂量为 200 mg，分两次服用，间隔 1 周。服用该药可引起转氨酶升高以及腹泻、恶心、呕吐和腹痛等胃肠道不良反应。有研究观察到 ALT 和胆红素升高的病例，在 392 例受试者接受治疗 2 周后，7% 的受试者 ALT 升至正常值上限的 3 倍，2% 的受试者胆红素升至正常值上限的 2 倍，但通常是可逆的，不需要停药。由于存在胚胎毒性，WHO 不建议孕妇使用，建议计划怀孕妇女在用药期间采取避孕措施直至最后一次用药后 2 个月。由于其导致肝转氨酶和胆红素升高，建议用药前和治疗期间须进行肝功能检查。美国 CDC 指出，布林西多福韦（口服）是类似于西多福韦（静脉注射）的药物，与西多福韦相比，布林西多福韦治疗巨细胞病毒感染期间未观察到严重的肾毒性或其他不良事件，具有更好的安全性。

（3）西多福韦：西多福韦被 FDA 批准用于治疗巨细胞病毒，美国 CDC 允许在暴发猴痘疫情时使用其治疗人类猴痘。西多福韦通过抑制 DNA 聚合酶从而抑制猴痘病毒的复制。西多福韦为静脉注射给药，其肾毒性和电解质异常已有报道。目前尚缺乏该药治疗人类猴痘有效的临床数据，但在实验室和动物研究中，药物显示出对正痘病毒的活性。

（4）牛痘免疫球蛋白：牛痘免疫球蛋白是接种过天花疫苗的个体产生的特异性抗体，被 FDA 批准用于治疗牛痘接种引起的并发症，包括牛痘湿疹、进行性牛痘、严重的全身性牛痘、有皮肤问题者的牛痘感染和牛痘病毒引起的异常感染。目前还没有使用其治疗猴痘病毒感染的有效性数据，尚不清楚严重猴痘病例是否能从治疗中获益。美国 CDC 允许在疾病暴发时使用其治疗正痘病毒。对于 T 细胞功能免疫缺陷的猴痘病毒暴露者，在无法接种天花疫苗的情况下，可预防性使用牛痘免疫球蛋白，但应做好监测并进行数据收集。

第三节　流行病学特征

一、传染源

猴痘病人、宿主动物、感染动物是本病的主要传染源。虽然猴痘是一种人畜共患病，但动物宿主尚未确定。猴痘病毒已经从野生动物中成功分离出了两次，分别是 1985 年从刚果民主共和国捕获的有症状的托马斯绳松鼠中分离出来，2012 年从来自象牙海岸的一个烟熏曼加贝中分离出来。2020 年，Patrono 等从象牙海岸黑猩猩的粪便中检测出猴痘病毒。然而，血清学研究表明，几种啮齿动物物种是潜在的储存宿主。猴痘病毒的自然史目前仍然不能确定，需要进一步研究以确定确切的宿主以及病毒如何在自然界中维持传播。

二、传播途径

猴痘主要通过动物传播，人类可以因为被病毒感染动物的咬伤或者直接接触被病毒感染动物的血液、体液和皮疹而感染猴痘，此外该病毒也可通过人与人接触传播。动物到人（人畜共患）的传播可以因直接接触受感染动物的血液、体液或者皮肤或黏膜损伤而发生。在非洲的许多动物中发现了猴痘病毒感染的证据，包括绳松鼠、树松鼠、冈比亚有袋鼠、睡鼠、不同种类的猴子等。猴痘的天然宿主尚未确定，但啮齿动物是最有可能的。食用受感染动物未充分做熟的肉和其他动物产品是一种可能的危险因素。生活在森林地区或附近的人可能会与受感染动物有间接或低水平的接触。

密切接触感染者的呼吸道分泌物、皮肤损伤或近期内受污染的物体可引起人际传播。通过呼吸道飞沫颗粒传播通常需要较长时间的面对面接触，这使卫生工作者、家庭成员和活动性病例的其他密切接触者面临更大的风险。猴痘病毒也可以通过胎盘从母体传播给胎儿（这可以导致先天性猴痘）或在出生期间和出生后密切接触时发生传播。

Antinori 等的研究报告了 2022 年 5 月以来意大利的 4 名男性猴痘病例，4 名患者此前均与男性发生了性关系，其中两名感染了 HIV 并正在接受抗反转录病毒治疗，另外两名正在接受抗反转录病毒暴露前预防，并且在患者的精液中检测出猴痘病毒。Perez 等的研究报告了 2020 年 5 月以来葡萄牙的 27 例猴痘病例，多数病例在症状发作前 21 天与多个伴侣发生了性关系。Vivancos 等在英国的研究也显示，83% 以上的病例是同性恋或双性恋或男男性行为人群。虽然直接的身体接触是众所周知的传播危险因素，但目前尚不清楚猴痘是否只是可以通过性途径传播。

三、人群易感性

所有年龄组的人群均可感染此病，但没有预防接种的儿童死亡的危险性很高。Beer 等的一项系统综述显示，在刚果共和国，猴痘主要集中在在 15 岁以下的儿童。在 1970—1979 年、1981—1986 年和 1996—1997 年队列记录的病例中，超过 80% 的病例年龄在 15 岁以下，并且男性病例占比高于女性。自 1970 年以来，病例的中位年龄略有稳步上升。本轮疫情中，来自葡萄牙和意大利的病例报告均显示病例主要是 30 ~ 39 岁的男男性接触者、有多个性伴侣的人或无保护性行为的人。

四、流行特征

1. 地区分布 1970 年，在刚果民主共和国的一名 9 岁男童身上首次在人类中发现人类猴痘。自 1970 年以来，11 个非洲国家报告了猴痘人间病例。猴痘的暴发主要发生在农村地区，尤其是在潮湿的热带森林附近或内部的小村庄中，即"人与动物的交界面"地区。许多疫情发生在受武装冲突和大规模人口流离失所影响的地区。

1970—2021 年间，全球共 14 个国家及地区报告过猴痘确诊或疑似病例，人猴痘病例均来自非洲中、西部。2003 年，美国报告了首例非洲以外猴痘病例，此波疫情与来自西非加纳的进口啮齿类动物密切相关，无人传人报道。而在感染动物来源地加纳未曾报道猴痘病例，说明非洲猴痘病例报告可能存在盲区。2017 年，尼日利亚时隔 39 年再报道猴痘疫情，至 2022 年 4 月底，尼日利亚累计报告了 558 例疑似病例，231 例确诊病例。2017—2021 年间，多名尼日利亚旅行者将猴痘疫情带入以色列（2018 年 9 月）、新加坡（2019 年 5 月）、英国（2018 年 9 月，2019 年 12 月，2021 年 5 月）、美国（2021 年 7 月，2021 年 11 月），自此亚洲与欧洲均出现猴痘病例。

1970—2019 年各国报告确诊或疑似病例共计 30 162 例，其中刚果民主共和国 29 707 例（98.5%）、尼日利亚 184 例（0.6%）、刚果共和国 97 例（0.3%）、中非共和国 69 例、美国 47 例、南苏丹 19 例、加蓬 13 例、利比里亚 10 例、喀麦隆 5 例、英国 4 例、塞拉利昂 3 例、科特迪瓦 2 例、以色列 1 例、新加坡 1 例。病例主要集中在非洲刚果盆地，但由于刚果民主共和国报告病例中疑似病例占比巨大，因此数据准确性存疑。2022 年之前，在英国等非洲以外地区有人传人病例报告，但疫情在当地基本没有进一步发展。此阶段，疫情在地理位置上高度集中，证明猴痘病毒对生物、气候环境依赖性较高，人群中传播能力较弱，不易在疫源地以外形成大规模播散。2017 年开始，不同于早前病例基本发生在农村、雨林地区，尼日利亚一部分病例发生在城市。模式的改变必须考虑潜在动物宿主的变化，以及新的传播途径。

2022 年 5 月 7 日，英国报道了一名从尼日利亚返回的猴痘患者，从而开启了猴痘疫情的全球发展篇章。截至 10 月 26 日，全球有 109 个国家累计报告确诊病例超过 7 万例，累计死亡病例 36 例，欧洲、美洲成为目前疫情重灾区，分别占确诊病例的 89.1% 和 8.3%。目前确诊病例数最多的 10 个国家为美国 28 139 例，巴西 9026 例，西班牙 7317 例、法国 4084 例、英国 3698 例、德国 3662 例、哥伦比亚 3298 例、秘鲁 3048 例、墨西哥 2654 例和加拿大 1437。这些国家合计占全球报告病例的 86.5%，其中墨西哥报告的增幅最高。截至 2022 年 10 月 25 日，非洲地区报告了 900 例猴痘确诊病例，14 例死亡。这些病例和死亡分别占全球病例和死亡的 1% 和 39%。由于刚果民主共和国存在大量疑似病例未纳入统计，非洲地区的疫情情况可能被严重低估。对 5 月以来非洲以外地区的病例调查发现，绝大多数报告的病例与非洲流行地区没有直接联系，早期病例多与欧洲、美洲旅居史有关，但后期病例多为本地感染。病毒基因组测序证明，非洲以外疫情基本上都由 B.1 分支引起，与尼日利亚疫情密切相关，极可能为单一起源。

2022 年 6 月 24 日，我国台湾省报告了首例确诊猴痘病毒感染病例，患者确诊前有德国旅居史。7 月 12 日公布第二例猴痘病例，为旅美人员。截至 10 月 26 日，我国共报道 6 例猴痘病例。

2. 时间分布　自 1970 年首例人感染猴痘病例报道后，截至 2019 年，猴痘病例数呈指数级增长。1970—2019 年期间，累计报道确诊及疑似猴痘病例共 30 162 例。1970—1979 年，共 6 国报道了 48 例确诊和疑似猴痘病例。2010—2019 年间，10 国报道 19 071 例确诊和疑似病例，新发病例数增长近 397 倍。2000—2009 年是病例快速增长的主要时间段，由 1990—1999 年的 520 例快速增至 10 166 例，增长近 20 倍。但由于刚果民主共和国每年有大量的疑似病例报道，其数据的准确性有待进一步核实。

2020—2021 年，由于全球新型冠状病毒肺炎疫情暴发，猴痘疫情未得到足够重视，病例报告相较往年少，主要集中于尼日利亚与刚果民主共和国，同时出现多例非洲以外输入型病例。2022 年 5 月，猴痘开始向全球蔓延。截至 10 月 26 日，全球有 109 个国家累计报告确诊病例 76 757 例，累计死亡病例 36 例。猴痘新发病例数快速增长，表明全球疫情尚未得到有效控制。早期新发病例集中在欧洲地区，而近 3 周欧洲地区新发病例数进入平台期，证明疫情管控起到一定效果。而美洲地区新发病例数快速增长，在第 12 周新发病例数超过欧洲。非洲、东地中海、西太平洋以及南亚地区病例数较少，增长缓慢，通过有效管控可以有效遏制疫情进展。

3. 人群分布 1980 年之前，由于各国仍正常接种天花疫苗，第一代天花疫苗的猴痘保护率可达 85%，此阶段猴痘病毒感染病例较少。1980 年前后，全球宣布消灭天花病毒，各国不再常规接种天花疫苗，未接种天花疫苗人群比例增长，导致高危人群增多。如今，全球 70% 的人口未接种过天花疫苗，易感人群庞大。在非洲，猴痘感染中位年龄在 20 世纪 70 年代为 4 岁，80 年代 5 岁，2000—2009 年为 10 岁，2010—2019 年达到 21 岁。随着未接种人群的年龄增长，感染人群中位年龄也在增长，男性感染者多于女性。2017—2020 年尼日利亚疫情显示，成年人患病率较高，78% 的患者年龄为 21 ~ 40 岁。从构成可以看出，全年龄段未接种人群均易感。天花疫苗诱导的免疫力在接种过的个体（> 50 岁人群）中可能已经减弱，接种人群感染病例显著增加。20 世纪 90 年代前，70% 的感染与雨林动物接触有关，而到 21 世纪初，仅 25% 的感染可以追溯到动物接触。

2022 年疫情中，截至 10 月 26 日，有数据可查的病例中有 96.9% 为男性，中位年龄为 34 岁（四分位数范围：29 ~ 41 岁）。1.2% 的病例年龄在 0 ~ 17 岁之间，0.3% 的病例年龄为 0 ~ 4 岁。在 0 ~ 17 岁的病例中，有 29 人报告在学校环境中有过接触。在已知性取向数据的病例中，86.9% 被确定为男男性行为者。在被确定为男男性行为者的人中，5.2% 被确定为双性恋男性。在所有报告的传播类型中，性接触最为常见（71.9%）。在病例可能暴露的所有环境中，最常见的是有性接触的聚会环境（44.0%）。在已知 HIV 状况的人中，49.6% 的病例 HIV 阳性。

据报道，有 24 例确诊病例怀孕或最近怀孕。其中处于孕早期、中期和晚期的病例分别为 3 例、8 例和 7 例。4 例处于未知孕期，1 例处于产后。已知其中 3 例住院。最常见的传播方式是性接触（60%），最常见的暴露环境是家庭（66.7%）。

此外，839 例病例为卫生工作者。然而，大多数人在社区中受到感染，目前正在进一步调查，以确定其余感染是否是由于职业暴露造成的。

第四节　预防与控制措施

一、识别和管理病例

对任何符合疑似病例定义的个人都应进行猴痘病毒的检测。由于引起皮疹的病症范围很广，并且由于在本次暴发中临床表现可能更不典型，因此仅根据临床表现来区分猴痘可能面临挑战性。需要建立适合当地情境的筛查方案对疑似或确诊患者进行早期识别，及时隔离并迅速实施适当的防控措施。目前尚无针对猴痘的特效药物，在治疗方面，应充分优化猴痘的临床护理，以缓解症状，管理并发症并预防长期后遗症。Adler 等最近发表的一项研究对 2018—2021 年间在英国被确诊的 7 名猴痘患者进行了研究，研究人员观察了患者对布林西多福韦和特考韦瑞等两种不同的抗病毒药物的效果。结果显示，特考韦瑞可能会缩短猴痘症状的持续时间及降低患者的传染期。

二、高危人群接种疫苗

通过几项观察性研究证明，接种天花疫苗在预防猴痘方面有效率约为85%。过去接种疫苗的残余免疫力大大降低了临床体征和症状的频率和强度。未接种疫苗个体的病死率约为0～11%。虽然接种天花疫苗在过去具有保护作用，但由于全球在消灭天花后全球范围内停止了天花疫苗接种，因此，人群对此类病毒免疫力减弱或没有免疫力的人口逐年增长，40～50岁的人可能更容易感染猴痘。目前，一种基于改良减毒牛痘病毒（安卡拉毒株）的更新疫苗于2019年被批准用于预防猴痘。这是一种两剂疫苗，其可用性仍然有限。天花和猴痘疫苗是以牛痘病毒为基础的配方开发的，因为对正痘病毒的免疫反应提供了交叉保护。目前WHO建议尽可能通过早期发现和诊断病例、隔离和接触者追踪来控制猴痘的人际传播，不建议对人群进行大规模疫苗接种来预防猴痘；对于高暴露风险卫生工作者、实验室人员进行暴露前预防；鼓励开展疫苗有效性等研究。

三、加强宣传教育

发生猴痘疫情时，与其他患者密切接触是猴痘病毒传播最重要的风险因素。提高公众对风险因素的知晓度，使公众了解减少病毒暴露的措施，监测和快速识别新病例对于遏制疫情暴发至关重要。应当避免与感染者进行直接的身体接触，避免使用已被病毒污染的物品或材料。照看患者时，应戴上手套和防护器具。照看患者或探视患者后，应按规定洗手。患者须居家隔离或入院隔离。

四、加强境外输入风险管控

我国目前尚无猴痘输入性病例。然而，我国有大量的劳务及援外人员在中西非国家，国际旅行和国际交往频繁，存在猴痘输入的风险。因此要加强对猴痘流行国家入境人员的健康监测，入境人员出现任何皮疹样症状都应及时报告。

（吴 俣 刘 民）

参考文献

[1] 龚祖康，林文珍. 人类猴痘的预防与治疗进展. 广西医科大学学报，2022，39（09）：1500-1503.

[2] 吴俣，刘珏，刘民，等. 猴痘的流行病学特征及其科学防控. 中华疾病控制杂志，2022，26（09）：996-999.

[3] 牟晓丽，侯炜，陈述亮. 猴痘的流行病学、临床特征、诊断与防控. 武汉大学学报（医学版）：2023，44（02）：1-6.

[4] 蔡鹏，殷建华，张宏伟. 猴痘病原学、流行病学特征及其防控策略. 上海预防医学：2022，34（10）：1-15.

[5] WHO. 2022 Monkeypox Outbreak：Global Trends. （2022-10-27）[2024-01-01]. https：//worldhealthorg. shinyapps.io/mpx_global/

[6] Antinori A，Mazzotta V，Vita S，et al. Epidemiological，clinical and virological characteristics of four cases of monkeypox support transmission through sexual contact，Italy，May 2022 [J]．Euro Surveill，2022，27（22）：2200421.

[7] Perez Duque M，Ribeiro S，Martins JV，et al. Ongoing monkeypox virus outbreak，Portugal，29 April to 23 May 2022 [J]．Euro Surveill，2022，27（22）：2200424.

[8] Vivancos R，Anderson C，Blomquist P，et al. Community transmission of monkeypox in the United Kingdom，April to May 2022 [J]．Euro Surveill，2022，27（22）：2200422.

[9] Gessain A，Nakoune E，Yazdanpanah Y. Monkeypox [J]．N Engl J Med. 2022，387（19）：1783-1793.

手足口病

手足口病（hand-food-mouth disease，HFMD）是由以柯萨奇 A 组 16 型（Coxsackie virus A16，Cox A16）和肠道病毒 71 型（enterovirus 71，EV71）为主的多种人肠道病毒引起的急性传染病。该病多发于学龄前儿童，尤其是 3 岁以下年龄组，通常发生在夏季和初秋，托儿所、夏令营或家庭内部易出现暴发。多数患者症状轻微，表现为发热和手、足、口腔等部位皮肤黏膜的皮疹、疱疹或溃疡，但少数 EV71 感染的重症病例可出现无菌性脑膜炎、脑干脑炎、脑脊髓炎及神经源性肺水肿等严重并发症。自 20 世纪 70 年代初以来，手足口病在全球范围内均有流行，尤其是亚太地区，曾出现过多次大规模的暴发。在西太平洋区域，许多国家包括澳大利亚、中国、日本、马来西亚、蒙古、韩国、新加坡和越南均有疫情暴发。西太平洋地区所属的大多数国家有专门的疾病监测系统，我国自 2008 年以来，将手足口病纳入法定报告传染性疾病的丙类管理，开始对手足口病进行病例报告和病原体监测。

第一节　发现与确定

1957 年，新西兰首次报道手足口病，第二年从病例中分离出柯萨奇病毒，并于 1959 年提出手足口病命名。学者早期认为 Cox A16 型为手足口病病原体，后于 1969 年研究人员在美国加利福尼亚州首次从 9 月龄脑炎婴儿体内分离出 EV71。此后 EV71 和 Cox A16 感染交替出现，成为手足口病的主要病原体。随着病毒变异和重组等原因，逐渐发现 EV71 和 Cox A16 其他亚型，与此同时，研究人员发现引起手足口病的其他病毒型包括 Cox A2、Cox A6 及 Cox A10 等。自 2008 年以来，柯萨奇病毒 A 组 6 型（Cox A6）和 10 型（Cox A10）在全球范围内引起了多次手足口病暴发，同样成为引发手足口病的主要病原体。

第二节　病原学和临床特征

一、病原学

手足口病病原体最主要的为人肠道病毒属 A（human enteroviruses species A，HEV-A），包括柯萨奇病毒 A 组（Coxsackievirus A，Cox A）的 2、4、5、6、9、10、16 型等，B 组（Cox B）的 2、5、13 型等，肠道病毒 71 型（EV71）和埃可病毒（Echovirus，ECHO）等。手足口病病原体多样，均为单股正链 RNA 病毒，小 RNA 病毒科，肠病毒属。其中 EV71 及 Cox A16 型较为常见，过去 10 年中，EV71 与亚太地区的大型暴发疫情中的神经系统疾病以及死亡病例有关，其他肠道病毒血清型如 Cox A6 和 Cox A10 近年来也逐渐成为主要病原体。

（一）病原学特征

1. 柯萨奇病毒 A 组 16 型（Cox A16） 柯萨奇病毒 A 组中最常见的为 Cox A16 菌株，可分为基因型 A 和 B，基因型 B 又可分为 B1 和 B2，进一步可细分为 B1a、B1b、B1c、B2a、B2b 和 B2c。B1 型菌株首次于日本分离出，在 B1 型菌株中，B1a 和 B1b 基因型菌株共同循环。B1a 和 B1b 是中国及邻近地区（日本、越南、泰国、马来西亚和澳大利亚）报道的主要基因型。马来西亚、日本与中国是报道 B1a 基因型菌株最多的国家，同时 B1b 基因型菌株在中国内地是优势菌株。Cox A16 在流行过程中可通过与多种肠道病毒（如 Cox A4 和 EV71）重组发生变异。近年来，有研究在中国发现新的 Cox A16 流行株为 B3 亚型。

柯萨奇病毒颗粒为二十面体立体对称，呈球形，直径约为 20～30 nm，核衣壳裸露，无包膜和突起。1951 年南非学者首先在迟缓性麻痹乳鼠脑组织中分离出原型 Cox A16 菌株，1994 年研究人员测定了其 RNA 序列。Cox A16 病毒具有约 7.5 kb 的正链 RNA 基因组，RNA 基因组是单个 ORF，在 ORF 两端为保守的 5′ 和 3′ 非编码区（UTRs）和位于 3′ UTR 的长度可变的多聚腺苷酸尾（poly A）。柯萨奇病毒 ORF 分为 P1、P2 和 P3 区，总体负责编码一个较长的多聚蛋白前体。前体蛋白由病毒编码的蛋白酶切割产生成熟蛋白，其中 P1 区编码病毒的结构蛋白 VP1—VP4 以组成病毒衣壳。VP1、VP2 和 VP3 位于病毒衣壳表面，VP4 位于衣壳内部，连接衣壳与 RNA。VP1 蛋白是最主要的衣壳蛋白，具有重要的细胞受体结合位点及最多型的特异性中和位点，其所在区域含有抗原决定簇，也是肠道病毒血清分型的主要依据。VP1 上存在多个与毒力和致病性相关的位点，位点变异可使病毒毒力发生变化，VP1 上存在的中和抗原表位可诱导机体产生有效的免疫保护作用，是疫苗研究的重点。ORF 的 P2 和 P3 区编码非结构蛋白。5′ UTR 与 Cox A16 病毒复制及其毒力密切相关。

2. 肠道病毒 71 型（EV71） EV71 可分为 A、B、C 3 种基因型，其中 B 基因型可分为 5 种亚型（B1、B2、B3、B4、B5），C 基因型也可分为 5 种亚型（C1、C2、C3、C4、C5），并且 C4 亚型还可分为 C4a 和 C4b。1969 年，美国加利福尼亚学者首次在脑炎婴儿中分离出 EV71，1997 年 EV71 引发的手足口病开始广泛流行于亚太地区。B1 亚型于 20 世纪 70 年代在美国、欧洲、日本和澳大利亚流行，B2 亚型于 20 世纪 80 年代主要在美国流行。1997 年，在马来西亚砂拉越州暴发了第一次大规模的亚太地区 EV71 病毒疫情，主要的流行病毒是 B3 亚型。1998 年，在亚太地区的中国台湾省发生了另一起 EV71 型手足口病大暴发，流行病毒主要为 C2 亚型，该基因型还与 1999 年西澳大利亚珀斯的暴发有关。1999 年西澳大利亚珀斯的暴发流行中还发现了 B4 基因型。一直持续到 2000 年，上述病毒已在多个国家或地区，包括日本、马来西亚、新加坡以及中国台湾省等引起大规模手足口病疫情，期间 B4 亚型逐渐取代了 C2 亚型。在马来西亚砂拉越州，B4 亚型于 2003 年被 B5 亚型取代。在日本、新加坡和中国台湾省，B5 亚型成为重要的病毒流行株。C1 亚型于 20 世纪 70 年代和 80 年代在北美采集。20 世纪 90 年代至今，在世界上许多地方包括澳大利亚、日本、马来西亚、新西兰、挪威、泰国和英国，一直存在 C1 亚型的流行，但在过去 20 年中，C1 亚型并没有引起大规模疫情。越南在 2005 年开始调查 EV71，其主要亚型为 C5，该亚型于 2006 年出现在中国台湾省。

EV71 病毒颗粒为二十面体对称球形结构，无包膜和突起，直径约为 20～30 nm，其基因组为单股正链 RNA，具有感染性。基因组长度约 7400 bp，仅一个 ORF，编码

2194 个氨基酸的多聚蛋白，其两侧为 5′ 和 3′ UTRs，3′ UTRs 区的末端为多聚腺苷酸尾（poly-A）。ORF 编码的多聚蛋白可被进一步水解为 P1、P2、P3 3 种蛋白。其中 P1 前体蛋白可被蛋白酶切割为 VP1—VP4 4 种结构蛋白。VP4 位于衣壳内部，与病毒核心紧密连接，其他 3 种结构蛋白均暴露在病毒颗粒的表面，抗原决定簇基本上位于 VP1 和 VP3 上。VP1 蛋白由 297 个氨基酸组成，其 N 末端是与中和抗体结合的重要抗原决定基位点，C 末端的 163—177 和 208—222 氨基酸区域也是与 EV71 中和抗体的结合区域。此外，VP1 蛋白的 66—77、145—159 和 247—261 氨基酸区域参与诱导 EV71 病毒特异性 $CD4^+$ T 细胞的增殖。ORF 区域的 P2 和 P3 编码 7 种非结构蛋白，P2 前体蛋白编码 2A、2B、2C，P3 前体蛋白编码 3A、3B、3C、3D。

暴发期间经常发生不同病毒基因型和亚基因型的共同播散。Cox A16 与 EV71 可同时对人体造成感染。传播病毒菌株之间的重组或病毒基因组的自发突变引起病毒分子流行病学的变化。典型的例子是 EV71 C2 和 Cox A8 之间的重组，引起 B4 基因型的出现。

肠道病毒适合在湿、热的环境下生存与传播，室温下可存活数日，污水和粪便中可存活数月。在 pH3 ~ 9 的环境中稳定，不易被胃酸和胆汁灭活。由于病毒颗粒没有类脂性的包膜，所以对去污剂、乙醚、脱氧胆酸盐以及弱酸有抵抗力，还能抵抗 70% 乙醇和 5% 甲酚皂溶液等常见的消毒剂。但病毒对紫外线、干燥、各种氧化剂（1% 高锰酸钾、1% 过氧化氢溶液、含氯消毒剂等）、甲醛及碘酊等比较敏感。

（二）发病机制与病理解剖

1. 发病机制　人肠道病毒从呼吸道或消化道侵入，在局部黏膜上皮细胞或淋巴组织中复制。病毒可侵入局部淋巴结，进入血液循环引起第一次病毒血症，同时侵入带有病毒受体的靶组织包括网状内皮组织、深层淋巴结、肝、脾、骨髓等。并且在靶组织处大量复制后再次进入血液循环导致第二次病毒血症。最终病毒随血流播散至全身各器官，如皮肤黏膜、中枢神经系统、心脏、肺、肝、脾等处并引起病变。肠道病毒在人体内具有广泛的受体，病毒感染人体后可与不同靶组织的受体相结合，在各个组织和器官的细胞中复制并引起一系列组织病理改变和应激反应，从而可出现各种各样的临床表现。病毒通常约感染后的 2 ~ 4 周内（有时长达 12 周）在肠道中脱落，约感染后的两周内在上呼吸道脱落，最终从口咽部分泌物或粪便中排出。

需要注意的是 EV71 具有高度的嗜神经性，侵入中枢神经系统后常导致大脑、中脑、小脑及脑干损伤，引起无菌性脑膜炎、脑脊髓膜炎、急性弛缓性瘫痪以及感染后神经系统综合征。其中脑干脑炎引起的临床症状较重，以肌阵挛、共济失调、眼球震颤、动眼神经麻痹和延髓性麻痹，伴有或无影像学改变为特征。

Cox A16 和 EV71 有着相对较高的核苷酸和氨基酸同源性，但由这两种病毒感染引起的临床表现却有着明显差异。一般情况下，Cox A 不引起细胞病变，故症状多较轻；而 Cox B、EV71 及 Echo 病毒可引起细胞病变，表现为严重病例。

2. 病理解剖　皮疹或疱疹是手足口病特征性组织学病变。光镜下表现为表皮内水疱，水疱内有中性粒细胞和嗜酸性粒细胞碎片；水疱周围上皮有细胞间和细胞内水肿；水疱下真皮有多种白细胞的混合型浸润。电镜下可见上皮细胞内有嗜酸性包涵体。

脑膜炎、心肌炎和肺水肿是手足口病的严重并发症。少数危重患者出现脑组织水肿或脑疝。组织学见以中枢神经系统炎症为主，其中以脑干脑炎及脊髓灰质炎症最明显，神经元变性、坏死或消失，中性粒细胞浸润，脑及脊髓内小血管内皮细胞变性、坏死、血栓形成，血管周围可见单核淋巴细胞呈套袖样浸润。脑膜脑炎表现为淋巴细胞性软脑膜炎，脑灰质和白质血管周围淋巴细胞和浆细胞浸润、局灶性出血和神经细胞坏死以及胶质反应性增生。心脏受累表现为心肌肥大，局灶性心肌细胞坏死，偶见间质淋巴细胞和浆细胞浸润，无病毒包涵体。肺部受累表现为多灶性出血的水肿和局部透明膜形成，可见肺细胞脱落和增生及片状肺不张，一般无明显炎性细胞浸润及弥漫性肺泡损伤，无病毒包涵体。

二、临床特征

手足口病潜伏期多为 2 ~ 10 天，平均 3 ~ 5 天，病程一般为 7 ~ 10 天。

1. 普通病例　急性起病，发热，口腔黏膜出现散在疱疹，手、足和臀部出现斑丘疹、疱疹，疱疹周围可有炎性红晕，疱内液体较少。可伴有咳嗽、流涕、食欲缺乏等症状。部分病例仅表现为皮疹或疱疹性咽峡炎。普通病例多在 1 周内痊愈，预后良好。部分病例皮疹表现不典型，如单一部位皮疹或仅表现为斑丘疹。

2. 重症病例　少数病例（尤其是小于 3 岁者）病情进展迅速，在发病 1 ~ 5 天左右出现脑膜炎、脑炎（以脑干脑炎最为凶险）、脑脊髓炎、肺水肿、循环障碍等，极少数病例病情危重，可致死亡，存活病例可留有后遗症。神经系统、呼吸系统及循环系统具体症状表现如下：

（1）神经系统：精神差、嗜睡、易惊；头痛、呕吐，肢体肌阵挛、眼球震颤、共济失调、眼球运动障碍，无力或急性弛缓性瘫痪，惊厥。查体可见脑膜刺激征、腱反射减弱或消失，巴宾斯基征等病理征阳性；危重病例可表现为昏迷、脑水肿、脑疝。

（2）呼吸系统：呼吸浅促、呼吸困难或节律改变，口唇发绀，口吐白色、粉红色或血性泡沫液（痰），肺部可闻及湿啰音或痰鸣音。

（3）循环系统：面色苍灰、皮肤发花、四肢发凉，指（趾）发绀，冷汗，毛细血管再充盈时间延长。心率增快或减慢、脉搏浅速或减弱甚至消失，血压升高或下降。

3. 不同病毒株引起临床症状　手足口病基本临床症状为发热，手、足、口、臀等部位出现斑丘疹及疱疹，但不同病毒感染引起的手足口病临床表现略有差异。EV71 感染后咽峡部疱疹相对较少，皮疹多呈斑丘疹，直径较小，但 EV71 感染的儿童临床表现常累及神经系统，同时还伴有严重的并发症。Cox A16 感染后口腔疱疹更广泛，多在 2 个以上口腔部位出现，且上颚、颊黏膜比 EV71 及 Cox A6 相对更多；皮疹多呈斑丘疹、疱疹，但总体上多数 Cox A16 感染的儿童临床症状相对较轻，常为自限性疾病，预后较好，神经系统受累较轻，但会有心肌受损出现。Cox A6 感染后齿龈部疱疹相对少见，较多见于上颚及咽峡部，躯干皮疹多见，且皮疹更具多形性；皮肤损害相较 EV71 及 CVA16 更为严重；脱甲等特殊表现较为常见。Cox A10 感染后，一般只引起轻度和自限性疾病症状，如发热、口腔溃疡、手脚上的皮疹或水疱疹等，但也会发生如指甲脱落、疱疹性咽峡炎、甲状腺肿瘤、神经脊髓炎、脑膜炎、心肌炎等严重的手足口病并发症或者出现死亡。

三、实验室及其他检查

1. 血常规　普通病例白细胞计数正常，一般无明显改变或者轻度升高，以淋巴细胞增多为主。重症病例白细胞计数可明显升高（＞ $15 \times 10^9/L$）或显著降低（＜ $2 \times 10^9/L$），恢复期逐渐降至正常。

2. 血生化检查　部分病例可有轻度 ACT、天冬氨酸转氨酶（AST）、肌酸激酶同工酶升高，恢复期逐渐降至正常，若此时仍升高可能与免疫损伤有关。并发多器官功能损害者还可出现血氨、血肌酐、尿素氮等升高。重症病例可有肌钙蛋白、血糖升高。C 反应蛋白一般不升高，乳酸水平升高。

3. 脑脊液检查　中枢神经系统受累时脑脊液外观清亮，压力增高，白细胞计数增多（危重病例多核细胞可多于单核细胞），蛋白质正常或轻度增多，糖和氯化物正常。

4. 血气分析　轻症患儿血气分析在正常范围。重症患儿并发肺炎、肺水肿，在呼吸频率增快时可表现为呼吸性碱中毒，随病情加重会出现低氧血症、代谢性酸中毒；并发脑炎、脑水肿引起中枢性呼吸功能不全时还可出现呼吸性酸中毒、代谢性酸中毒。

5. 病原学检查　临床样本（咽拭子、粪便样本及血样本等）应及时、规范留取标本，并尽快送检，肠道病毒（Cox A16、EV71 等）特异性核酸阳性或分离到肠道病毒。其中咽、气道分泌物、疱疹液、粪便阳性率较高。

病毒分离培养是临床上诊断手足口病的常用方法之一，其中主要应用非洲绿猴肾细胞（Vero）、人横纹肌肉瘤（RD）细胞与人胚胎成纤维细胞（MRC-5）等细胞实现肠道病毒培养过程。RD 细胞和 Vero 细胞由于两者具有较高的灵敏性和明显的可诱导细胞病变效应，最常用于分离培养并鉴定 Cox A16 与 EV71。细胞培养分离过程中可使用几种不同的人类和非人类灵长类细胞系以增加分离出病毒的可能性。病毒分离培养法是手足口病的诊断金标准，但病毒培养时间过长，不适用于早期病情诊断。此外，培养病毒的要求相对较高，需要医院具备二级生物安全实验室、生物安全柜，并且检验人员需接受专业培训后方可进行操作。

急性期与恢复期血清 EV71、Cox A16 或其他可引起手足口病的肠道病毒中和抗体有 4 倍以上的升高。在培养细胞中分离病毒后，通过具有合格的特异性抗血清的常规中和试验可进一步鉴定 EV71 和 CA16 分离株的血清型。中和试验是鉴定肠道病毒的可靠方法，但完成测定需要长达一周（5 ~ 7 天）。

反转录聚合酶链反应和测序（reverse transcription - polymerase chain reaction and sequencing）利用不同的基因靶点对病毒 RNA 进行反转录聚合酶链反应扩增和脱氧核糖核酸扩增子测序，已广泛应用于肠道病毒分离物的分子鉴定。逆转录聚合酶链反应（RT-PCR）和测序策略的优势在于，无论肠道病毒的血清型和基因型如何，都能普遍检测和扩增肠道病毒基因靶标，包括可能新出现的肠道病毒变异体和新出现的肠道病毒血清型。RT-PCR 和测序策略取决于诊断实验室测序设施，需要较高的安装和运行成本。实验室专家和技术人员需要接受肠道病毒分子鉴定方面的专门培训。

此外，EV71 特异性 RT-PCR 扩增病毒 RNA 可用于 EV71 病毒的分子鉴定。间接免疫荧光法使用抗 EV71 单克隆抗体可以提供快速、推断的 EV71 鉴定。巢式 RT-PCR，实时 PCR 以及 EV71 病毒抗原检测试剂盒目前应用于临床上快速样本检测。

6. 影像学检查　影像学检查包括胸部 X 线检查、胸部 CT 检查及磁共振。通过胸部 X 线检查，手足口病轻症患儿肺部无明显异常，重症患儿早期常无明显异常或仅有双肺纹理增粗模糊。重症及危重症患儿并发神经源性肺水肿时，可表现为两肺野透亮度减低，磨玻璃样改变，局限或广泛分布的斑片状、大片状阴影，影响进展迅速，部分病例以单侧为著。极少数病例并发气胸、纵隔气肿，个别病例迅速发展为白肺，预后极差。

手足口病患儿胸部 CT 检查早期无明显特异性，可见肺纹理明显增强或斑片状阴影。出现神经源性肺水肿时，CT 扫描可见磨砂玻璃样改变、小结节样影、小片状实变等。肺水肿进展到中后期，出现高密度结节，逐渐发展到团絮状或斑片状、大片状的云絮样改变，比一般炎症密度增高。随着病情进展，CT 表现为实变，密度相较炎性渗出性改变增高。恢复期患儿间质纤维化，CT 表现为网格状阴影。

磁共振显示神经系统受累者可有异常改变，以脑干、脊髓灰质损害为主，受累部分多表现为 T1W1 增强扫描显示强化，而 T2W2 序列可无明显强化信号。

7．脑电图　部分病例可表现为弥漫性慢波，少数可出现棘（尖）慢波。

8．超声心动图　左心室射血分数下降，左心室收缩运动减弱，二尖瓣或者三尖瓣反流。

9．心电图　无特异性改变。少数病例可见窦性心动过速或过缓，QT 间期延长，ST-T 段改变。

四、诊断与鉴别诊断

1．临床诊断　需结合流行病学资料及临床表现进行诊断。

（1）流行病学资料：①通常情况下好发于 5 ~ 7 月；②常见于学龄前儿童，婴幼儿多见；③常在婴幼儿聚集场所发生，发病前有直接或间接接触史。

（2）临床表现：①普通病例：典型病例表现为口痛、厌食、低热或不发热，手、足、口、臀部斑丘疹疱疹样损害。同一患者皮肤黏膜病损不一定全部出现，可仅出现皮疹或疱疹性咽峡炎。病程短，多在 1 周内痊愈。②重症病例：如手足口病或疱疹性咽峡炎表现加上下列并发症一项以上者为重症病例。a. 脑炎：有意识障碍，严重病例可表现为频繁抽搐、昏迷、脑水肿及脑疝、脑干脑炎者可因呼吸、心搏骤停，迅速死亡。b. 无菌性脑膜炎：有头痛、脑膜刺激征、脑脊液的核细胞 > 10×10^6/L，脑脊液细菌培养阴性。c. 弛缓性瘫痪：急性发作，一个或多个肢体的一群或多群骨骼肌麻痹或瘫痪。d. 肺水肿或肺出血：有呼吸困难、呼吸节律不稳、心动过速、粉红色泡沫痰、X 线胸片可见进行性肺实变、肺充血。e. 心肌炎：心律失常、心肌收缩力下降、心脏增大、心肌损伤指标增高。③危重病例：3 岁以下的患儿，低体重儿、非母乳喂养的患儿可能在短期内发展为危重症病例，应密切观察病情变化，进行必要的辅助检查，有针对性地做好救治工作。危重病例具体可表现为：a. 持续高热不退，体温（腋温）大于 39℃，常规退热效果不佳。b. 精神差、呕吐、肢体肌阵挛、肢体无力、抽搐。c. 呼吸、心率增快。d. 出冷汗、末梢循环不良。e. 高血压或低血压。f. 外周血白细胞计数明显增高，超过 15×10^9/L。g. 高血糖，大于 8.3 mmol/L。

2．实验室确诊　临床诊断病例具有下列之一者即可确诊。

（1）病毒分离：自咽拭子或咽喉洗液、粪便或肛拭子、脑脊液、疱疹液或血清以及脑、肺、脾、淋巴结等组织标本中分离并鉴定为 EV71、Cox A16 或其他可引起手足口病的肠道病毒。

（2）血清学检测：血清中特异性 IgM 抗体阳性，或急性期与恢复期血清 EV71、CoxA16 或其他可引起手足口病的肠道病毒中和抗体有 4 倍以上的升高。

（3）核酸检测：咽拭子或咽喉洗液、粪便或肛拭子、脑脊液、疱疹液或血清以及脑、肺、脾、淋巴结等组织标本中肠道病毒（CoxA16、EV71 等）特异性核酸检测阳性。

3．临床分类 临床可分为普通病例和重症病例两种临床类型，其中重症病例根据病情严重程度有重型和危重型两种临床分型。普通病例表现为手、足、口、臀部皮疹，伴或不伴发热。重症病例出现神经系统受累表现，如精神差、嗜睡、易惊、谵妄，头痛、呕吐，肢体抖动、肌阵挛、眼球震颤、共济失调、眼球运动障碍，无力或急性弛缓性瘫痪，惊厥。体征可见脑膜刺激征，腱反射减弱或消失。危重型重症病例为出现以下表现之一者：频繁抽搐、昏迷、脑疝，呼吸困难、发绀、血性泡沫痰、肺部啰音等，休克等循环功能不全表现。

4．临床分期 根据发病机制和临床表现，EV71 感染可为 5 期。第 1 期（手足口出疹期），即普通病例，病程多在 1 周，绝大多数病例在此期痊愈；第 2 期（神经系统受累期），即重症病例的重型，可持续数天，至此大多数病例仍可治愈；第 3 期（心肺功能衰竭前期）。即重症病例的危重型，及早识别和干预可阻止病情发展至第 4 期，降低死亡率；第 4 期（心肺功能衰竭期），可出现脑疝、神经源性肺水肿、肺出血，可能会迅速死亡；第 5 期（恢复期），体温逐渐恢复正常，对血管活性药物的依赖逐渐减少，神经系统受累症状和心肺功能逐渐恢复，少数可遗留神经系统后遗症状。

5．鉴别诊断

（1）普通病例：需要与其他儿童发疹性疾病鉴别，如疱疹性荨麻疹、摩擦性苔藓样疹、水痘、不典型麻疹、幼儿急疹以及风疹等鉴别。流行病学特点、皮疹形态、部位、出疹时间以及有无淋巴结肿大等可资鉴别，以皮疹形态及部位最为重要。最终可依据病原学和血清学检测进行鉴别。

（2）重症病例：表现为高热、惊厥、昏迷、弛缓性瘫痪及心肺衰竭，可无手足口病的典型表现，需要与其他中枢神经系统感染鉴别，如中毒性菌痢、乙型脑炎、化脓性脑膜炎、结核性脑膜炎、瑞氏综合征、急性呼吸窘迫综合征等疾病。应该尽快留取标本进行肠道病毒，尤其是 EV71 的病毒学检查，结合病原学或血清学检查做出诊断，同时参照手足口病重症病例的处置流程进行诊治和处理。

（3）散发或不典型病例鉴别：应与口蹄疫、疱疹性咽峡炎及脓疱疮等疾病鉴别。口蹄疫一般发生在畜牧区、主要通过接触病畜，经皮肤黏膜感染，成人牧民多见，四季散发。皮疹特征为口、咽、掌等部位出现大而清亮的水疱，疱疹易溃破，继而感染成脓疱，然后结痂、脱落。疱疹性咽峡炎由单纯疱疹病毒感染引起，多发于 3 岁以下。典型表现为口腔黏膜多个针头大小、壁薄透明、成簇分布的小水疱，常累及齿龈，一般无皮疹，常伴有颏下或颌下淋巴结肿痛。脓疱疮多发于夏秋季节，儿童常见。传染性强，常在托儿所、幼儿园中引起流行。皮疹好发于颜面、颈、四肢等暴露部位；形态初起时为红斑、丘疹或水疱，迅速变成脓疱、疱壁薄易破，瘙痒。重者可伴有高热、淋巴结肿大或引起败血症。实验室检查示白细胞总数及中性粒细胞增高，脓液细菌培养为金黄色葡萄球菌或溶血性链球菌。

五、治疗与报告

医生在接诊中要仔细询问病史，着重询问周边有无类似病例、其接触史及治疗经过；体检时注意皮疹、生命体征、神经系统及肺部体征。普通病例可门诊治疗，并告知患者及家属在病情变化时随诊。3 岁以下患儿，持续发热、精神差、呕吐，病程在 5 天以内应留观。留观期间密切观察病情变化，尤其是心、肺、脑等重要脏器功能，根据病情给予针对性的治疗。

需要注意的是具备以下情况之一者应住院治疗，48 h 内病情好转可解除留观：嗜睡、易惊、烦躁不安、抽搐，肢体肌阵挛、无力或瘫痪，呼吸浅促、呼吸困难，面色苍白、冷汗、心率增快或减慢（与发热程度不相称）、末梢循环不良。具备上述后两条之一者应收入 ICU 救治。恢复期治疗时应当避免继发呼吸道等感染，促进各脏器功能恢复，功能康复治疗或中西医结合治疗。

临床诊断病例和确诊病例按照《传染病防治法》中的丙类传染病的要求进行报告。

第三节　流行病学特征

一、流行过程

（一）传染源

本病的传染源包括患者和隐性感染者。流行期间，患者为主要传染源，无明显前驱期，病毒主要存在于血液、鼻咽分泌物及粪便中，其中粪便中病毒排毒时间为 4 ～ 8 周，一般以发病后 1 周内传染性最强；散发期间，隐性感染者为主要传染源。

（二）传播途径

手足口病主要是经过粪 - 口途径传播，其次是经呼吸道飞沫传播和密切接触传播，如接触了患者的口鼻分泌物、疱疹液及被污染的手及物品等。手足口病的传染性强，患者和病毒携带者的粪便、呼吸道分泌物及患者的黏膜疱疹液中含有大量病毒，接触由其病毒污染的手、日常用具、衣物以及医疗器具等均可感染。其中，污染的手是传播中的关键媒介。在流行地区，苍蝇、蟑螂可机械携带病毒，在传播中起一定作用。

（三）人群易感性

人群对引起手足口病的肠道病毒普遍易感，隐性感染与显性感染之比约为 100：1，显性及隐性感染后可获得一定的免疫力，持续时间不明确。低年龄组儿童（5 岁以下儿童为主，3 岁以下发病率最高）最为易感，成年人大部分为隐性感染。感染后机体可产生具有感染的病毒型以及亚型特异性的中和抗体及肠道局部抗体，产生的中和抗体可在体内存留较长时间，对同血清型病毒产生比较牢固的免疫力，但不同血清型之间鲜有交叉免疫保护，也可发生再次感染，因此，人体可先后或同时感染多种不同血清型或病毒亚型。由于肠道病毒分布广泛、传染性强，多数人在婴幼儿时期已经感染当地流行着的几种肠道病毒，到青少年和成年时期，多数已通过感染获得相应的免疫。

二、流行特征

EV71 和 Cox 16 为主要病原体，重症及死亡病例中 EV71 占大多数；EV71 短期内易造成暴发流行，因其传染性强、传播快及隐性感染比例大，大规模流行多发生于暴发后，周期为 2 ～ 4 年。自 2008 年以来，Cox A6 和 Cox A10 在全球范围内引起了多次手足口病暴发，也成为了引发手足口病的主要病原体。

1. 地区分布 1957 年，HFMD 最早于新西兰报道，1958 年由病例中提取出柯萨奇病毒，1959 年临床上将其命名为手足口病。1969 年美国加利福尼亚学者首次在 9 月脑炎婴儿中分离出 EV71。我国 1981 年在上海首次报道手足口病，后期，广东、青海、天津、河北、山东、吉林、福建、湖北、北京等十几个省份均出现相关报道。1995 年，在武汉的 HFMD 病患体内分离出 EV17。手足口病流行形式多样，无明显地区性，世界各地广泛分布。在世界范围内如欧洲的英国、保加利亚、匈牙利、德国、法国、美国、澳大利亚、日本、马来西亚、新加坡以及整个亚太地区，EV71 病毒感染后引起的手足口病受到越来越广泛的关注，其在整个亚太地区的流行呈不断上升趋势。

新加坡一个横断面研究表明，随着母亲体内抗体的下降，EV71 的血清学患病率以平均每年 12% 的速度在 2 ～ 5 岁的儿童中增加，其在 5 岁及以上儿童体内达到大约 50%。中国台湾省进行的一项血清流行病学的横断面研究同样发现由于 EV71 病毒在社区中的循环减少，导致易感儿童增加最终导致 1998 年在台湾省发生大规模手足口病流行。2008 年以前，主要为 EV71 和 CoxA16 感染交替出现。近年，Cox A6 和 Cox A10 也分别成为引发手足口病的主要病原体之一。多项研究报道表明在世界许多国家，如芬兰、美国、法国、西班牙等国家手足口病报道中，Cox A6 占肠道病毒阳性比例甚至超过 EV71 和 Cox A16。在中国天津市，2013—2017 年间，EV71、Cox A16、Cox A6 和 Cox A10 分别占肠道病毒阳性病例的 23.94%、25.62%、29.62% 和 6.97%。在广西壮族自治区，2017 年 Cox A6、EV71、Cox A10 分别占肠道病毒阳性病例的 37.26%、36.44%、13.84%。在上海市，2012—2013 年间，Cox A6、EV71、Cox A16 分别占比 46.6%、28.9%、15.3%

2. 季节分布 EV 71 和 Cox A16 两种病毒感染在亚洲热带及亚热带地区全年都有发生，尤其是雨季，温带地区冬季感染较少，夏秋季 5—7 月可有一明显的感染高峰。东北亚地区 HFMD 呈夏季流行，而在近赤道的亚洲国家 HFMD 发病相对缺乏季节性。中国具体不同地区，Cox A6 的季节高峰可能有所不同，在深圳、广州、上海及广西等省份，Cox A6 感染的主高峰发生在秋冬季节，次高峰在夏季；而北京和长春的 Cox A6 与 EV71、Cox A16 引起的手足口病发病高峰均在夏季。

3. 人群分布 人群对引起手足口病的肠道病毒普遍易感，但主要以低年龄组儿童（5 岁以下儿童为主，3 岁以下发病率最高）为主，由于引起本病的肠道病毒型别众多，传染性强，感染者排毒期较长，传播途径复杂，传播速度快，控制难度大，故在流行期间，常可发生幼儿园和托儿所集体感染和家庭聚集发病，有时可在短时间内造成较大范围的流行。Cox A6 和 Cox A10 多为 2 岁左右，同时在成人中 Cox A6 和 Cox A10 较 EV71 及 CVA16 更为常见。

4. 危险因素 不良习惯（经常喝生水、有吸吮手指习惯、饭前很少或不洗手等）、不良的公共卫生条件，人口密度及家长手足口病健康知识了解缺乏等因素为危险因素。

第四节 预防与控制措施

一、监测报告

（一）病例监测

各省市县（区）疾控中心要加强手足口病病例监测，定期对手足口病发病情况进行分析，针对重点人群、高发地区进行干预。

（二）病原学监测

各省区市卫生行政部门组织医疗卫生机构开展重症和死亡病例、聚集性病例及暴发疫情病原学监测，了解病原动态变化。

1. 标本的采集、保存和运输

（1）粪便标本：采集患者发病 3 日内的粪便标本。粪便标本采集量为每份 5 ~ 8 g，采集后立即放入无菌采便管内，外表贴上带有唯一识别号码的标签，4℃暂存 12 h 内送达实验室，−20℃以下低温冷冻保存，需长期保存的标本存于−70℃冰箱。

（2）咽拭子标本：采集患者发病 3 日内的咽拭子标本。用专用采样棉签，适度用力拭抹咽后壁和两侧扁桃体部位，应避免触及舌部；迅速将棉签放入装有 3 ~ 5 ml 保存液的 15 ml 外螺旋盖采样管中，在靠近顶端处折断棉签杆，旋紧管盖并密封以防干燥，外表贴上带有唯一识别号码的标签。4℃暂存并在 12 h 内送达实验室，−20℃以下低温冷冻保存，需长期保存的标本存于−70℃冰箱。

（3）疱疹液：从疱疹液中分离到病毒即可实验室确诊，可同时采集多个疱疹作为一份标本。先用 75% 的酒精对疱疹周围的皮肤进行消毒，然后用消毒针将疱疹挑破用棉签蘸取疱疹液，迅速将棉签放入装有 3 ~ 5 ml 保存液的病毒采样管中，在靠近顶端处折断棉签杆，旋紧管盖并密封，采样管外表贴上带有唯一识别号码的标签。所采集标本 4℃暂存立即（12 h 内）送达实验室，−20℃以下低温冷冻保存，需长期保存的标本存于−70℃冰箱。

（4）血清标本：采集急性期（发病 0 ~ 7 d）和恢复期（发病 14 ~ 30 d）手足口病患儿的双份配对血清用于阐明和分析 EV71 和 Cox A16 感染后 IgG 和 IgM 抗体的动态变化。静脉采集 3 ~ 5 ml 全血，置于真空无菌采血管中，自凝后，分离血清，将血清移到 2 ml 外螺旋的血清保存管中，外表贴上带有唯一识别码的标签。将血清置于−20℃以下冰箱中冷冻保存。

（5）脑脊液标本：出现神经系统症状的病例，可采集脑脊液标本，进行病毒分离或核酸检测。采集时间为出现神经系统症状后 3 d 内，采集量为 1.0 ~ 2.0 ml。采集后立即装入无菌带垫圈的冻存管中，4℃暂存立即（12 h 内）送达实验室，−20℃以下低温冷冻保存，需长期保存的标本存于−70℃冰箱。但 EV71 感染神经系统时，很难在脑脊液中检测到 EV71 病原。

（6）尸检标本：采集脑、肺和肠淋巴结等重要组织标本，每一采集部位分别使用单独的消毒器械。每种组织应多部位取材，每部位应取 2 或 3 份约 5 ~ 10 g 的组织，淋巴结 2

个。分别置于 15 ～ 50 ml 无菌的有外螺旋盖的冻存管中，采样管外表贴上带有唯一识别号码的标签。

临床标本在运输和贮存过程中要避免反复冻融。标本采集后要全程冷藏或冷冻保存和运输，12 h 内送达实验室。依照《人间传染的病原微生物名录》，肠道病毒或潜在的含有肠道病毒的标本按 B 类包装，置于冷藏保存盒内运输，尽量缩短运输时间。可采用陆路或航空等多种运输方式，但在运输过程中应采取保护措施，避免强烈震动，重力挤压等现象。在送到省、地、市级 CDC 实验室时，包装盒内应带冰且包装完整。在上送标本的同时，需附带相关的《手足口病病例临床标本采样登记表》。

（三）疫情报告

对于明确诊断的手足口病病例，需在 24 h 内在《疾病监测信息报告管理系统》中进行报告。

1. 个案报告 各级各类医疗机构应按照《传染病防治法》和《传染病信息报告管理规范》的有关规定，对符合病例定义的手足口病病例进行报告。

2. 聚集性病例或暴发疫情报告

聚集性病例定义为 1 周内，同一托幼机构或学校等集体单位发生 5 例以上但不足 10 例手足口病病例；或同一班级（或宿舍）发生 2 例及以上手足口病病例；或同一个自然村 / 居委会发生 3 例及以上，但不足 5 例手足病病例；或同一家庭发生 2 例及以上手足口病病例。

暴发疫情定义为 1 周内，同一托幼机构或学校等集体单位发生 10 例及以上手足口病病例，或同一个自然村 / 居委会发生 5 例及以上手足口病病例。

托幼机构和学校、医疗机构发现手足口病聚集性病例或暴发疫情时，应 24 h 内向属地区（县）疾控中心报告。经核实确认的暴发疫情，县（区）疾控中心应当按照《国家突发公共卫生时间相关信息报告管理工作规范（试行）》的有关规定。通过突发公共卫生事件管理信息系统进行相关信息的报告。

二、疫情处置

发现手足口病聚集性病例、重症或死亡时，县（区）级及以上疾病预防控制机构要立即组织开展现场调查处置。

1. 流行病学调查

（1）聚集性病例调查：了解聚集性病例的临床表现及流行特征，以分析流行因素，为采取防控措施提供依据。要对首发或指示病例开展流行病学调查。

（2）重症或死亡病例调查：详细了解病例的基本信息、临床症状、发病就诊治疗过程、感染传播过程及病原体检测结果，以分析重症及死亡病例的主要危险因素。

（3）专题调查：根据当地手足口病疫情特点及流行特征，可开展专题调查，以了解当地的主要传播方式以及感染危险因素等，为制定干预措施提供依据。专题调查的方案及其内容，应根据调查目的专门设计。

（4）医疗机构要协助疾病预防控制机构对病例进行流行病学调查。

2. 传染源的管理 患儿应及时就医，并遵医嘱采取居家或住院方式进行治疗。居家患儿，家长或监护人应在社区（村）医生的指导下，密切关注患儿的病情变化，如发现神经系统、呼吸系统和循环系统等相关症状时，应立即送医院就诊，同时，要尽量避免与其他儿童接触。住院患儿应在指定区域内接受治疗，防止与其他患儿发生交叉感染。

管理时限为自患儿被发现起至症状消失后1周。乡镇卫生院/社区卫生服务中心、村卫生室/社区卫生服务站等负责本辖区居家治疗的手足口病患儿的随访工作，掌握居家治疗患儿的病情进展情况。

3．标本采集和检测

（1）所有重症和死亡病例均要采集标本，可以采集咽拭子、粪便或肛拭子、疱疹液、脑脊液、血清等，死亡病例还可采集脑、肺、肠淋巴结等组织标本。聚集性病例至少要采集2例病例标本开展病原学检测。

（2）医疗机构负责样本采集，疾病预防控制机构应指导医疗机构进行相关生物学标本的采集。

（3）疾病预防控制机构根据本地的技术能力，对采集的标本开展核酸检测、病毒分离；不具备技术条件时，及时送上级机构进行检测。

4．消毒措施　患者居家环境、托幼机构和小学的消毒应在当地疾病预防控制机构的指导下，由单位及时进行消毒，或由当地疾病预防控制机构负责对其进行消毒处理。医疗机构的消毒由医疗机构安排专人进行。应选择中效或高效消毒剂如含氯（溴）消毒剂、碘伏、过氧乙酸、戊二醛和甲醛等进行消毒，并尽量避免破坏消毒对象的使用价值和造成环境的污染。消毒方法参见《手足口病疫源地消毒指南》。

5．联防联控　国家机构提供实施预防和控制方案的行政框架，并加强与教委、学校、居委会等单位信息互通。教委、学校、居委会等单位应主动告知疫情动态，以便及时采取相应防疫措施。卫生管理部门，依照疫情控制要求，决定是否采取小学或幼托机构放假等举措。同一班级出现2例或以上病患时，应根据实际情况，实施部分或全部停课，停课时间控制为2～3周。对卫生条件欠佳、通风差、易发生接触传播、场地小的小学或幼托机构，应考虑全部停课。停课建议应由当地疾病预防机构结合流行病学调查结果，予以书面建议，学校依照建议对年级或班级停课上报给卫生部门及教育行政部分批准，待获批后实施。按照实际病情，患儿实施住院隔离或居家治疗，时间建议为临床症状完全消退后1周。

三、健康教育

各级医疗卫生机构应在政府领导下，与当地教育、宣传、广电等部门密切合作，充分利用网络媒体，如微信公众号和微博等以及大众媒体如广播、电视、报纸、手机短信、宣传单/宣传画等多种方式，开展手足口病防治知识的宣传工作，使5岁以下儿童家长及托幼机构工作人员等了解手足口病的临床症状，掌握最基本的预防措施，强调保持良好的个人卫生习惯及环境卫生措施对于有效预防手足口病的重要性，动员托幼机构老师和管理人员、儿童家长成为手足口病防控工作的主动参与者，形成群防群控。与重症或死亡病例发病前1周或发病后有共同生活、居住史的5岁以下儿童，要对其家长或监护人进行健康教育，做好儿童的密切观察，出现症状要及时就诊和治疗。手足口病传播途径多，婴幼儿和儿童普遍易感。搞好儿童个人、家庭和托幼机构的卫生是预防本病感染的关键。因此对于个人、家庭家庭和托幼机构的相关健康教育尤为重要。

四、重点人群及重点机构

为降低人群手足口病的发病率，减少聚集性病例，避免医院感染，各地要做好以散居儿童为主的重点人群和以托幼机构、医疗机构为主的重点场所的预防控制工作。

1．散居儿童的预防控制措施

（1）饭前便后、外出回家后要用肥皂或洗手液等给儿童洗手；看护人接触儿童前、替幼童更换尿布、处理粪便后均要洗手，避免接触卫生质量较差的公共设施、定期更换衣物。

（2）婴幼儿的尿布要及时清洗、曝晒或消毒；注意保持家庭环境卫生，居室要经常通风，勤晒衣被；此外，居家治疗的患儿避免与其他儿童接触，以减少交叉感染；患儿粪便需及时进行消毒处理。

（3）婴幼儿使用的奶瓶、奶嘴及儿童使用的餐具使用前后应充分清洗、消毒；不要让儿童喝生水、吃生冷食物。

（4）本病流行期间不宜带儿童到人群聚集、空气流通差的公共场所；避免接触患病儿童。

（5）儿童出现发热、出疹等相关症状要及时到医疗机构就诊。

2．托幼机构预防控制措施

（1）每日进行晨检，发现可疑患儿时，要采取立即送诊、居家观察等措施；对患儿所用的物品要立即进行消毒处理。

（2）出现重症或死亡病例，或1周内同一班级出现2例及以上病例，建议病例所在班级停课10天；1周内累计出现10例及以上或3个班级分别出现2例及以上病例时，经风险评估后，可建议托幼机构停课10天。

（3）教育、指导儿童养成正确洗手等良好的卫生习惯，老师要保持良好的个人卫生状况。

（4）教室和宿舍等场所要保持良好通风；定期对活动室、寝室、教室、门把手、楼梯扶手、桌面等物体表面进行擦拭消毒；定期对玩具、儿童个人卫生用具（水杯、毛巾等）、餐具等物品进行清洗消毒；若当地出现流行，可适当增加消毒次数。

（5）托幼机构应每日对厕所进行清扫、消毒，工作人员应戴手套，工作结束后应立即洗手。

（6）托幼机构应配合卫生部门采取手足口病防控措施。

3．医疗机构的预防控制措施

（1）各级医疗机构应加强预检分诊，专辟诊室（台）接诊发热、出疹的病例，增加候诊及就诊等区域的清洁消毒频次，室内清扫时应采用湿式清洁方式。

（2）医务人员在诊疗、护理手足口病病例过程中所使用的非一次性仪器、体温计及其他物品等要及时消毒；在诊疗、护理每一位病例后，均应认真洗手或对双手消毒，或更换使用一次性手套。

（3）对住院患儿使用过的病床及桌椅等设施和物品必须要消毒后才能继续使用。

（4）患儿的呼吸道分泌物和粪便及其污染的物品要进行消毒处理。

（5）若发现当地手足口病病例显著增多或发现死亡病例时，应及时通报当其疫情防预部门与卫生行政部门。

（6）通过开展培训，全面提高医务人员的手足口病防治能力，做到早报告、早诊断、早治疗，即使发现重症病例，减少死亡病例发生。

五、疫苗接种

手足口病疫苗是目前预防手足口病的有效手段之一，因此，建议适龄儿童尽早注射疫苗。各级地区流行病控制部门与医疗服务部门应根据本地手足口病病原学特点，积极制定出相应的疫苗，以降低发病率。同时，还应加强疫苗接种相关知识的宣传，帮助家属树立对疫苗安全性的信心，以提升其对疫苗的认识与接受。

目前 EV71 灭活疫苗已应用于临床，但仅能预防 EV71 所致手足口病，并不能预防其他肠道病毒所致手足口病的流行。EV71 疫苗的成功研发对 Cox A16 疫苗提供有价值的经验和思考，目前我国已有多家单位开展了 Cox A16 疫苗的研究包括灭活疫苗、病毒样颗粒、亚单位疫苗、DNA 疫苗以及 Cox A16 与 EV71 联合疫苗。Cox A10 疫苗的研发主要集中在灭活疫苗以及病毒样颗粒疫苗等方面，目前均处于实验室研究阶段。现尚无针对 CVA6 型手足口病的疫苗。

（杜　敏　刘　珏）

参考文献

[1] 卫生部. 卫生部办公厅关于印发《手足口病诊疗指南（2008 年版）的通知》（卫办医政发〔2008〕197 号），2008.

[2] 贺雄，王全意. 重点传染病识别与防制. 北京：科学出版社，2016.

[3] WHO. A Guide to Clinical Management and Public Health Response for Hand，Foot and Mouth Disease（HFMD）. Geneva：World Health Organization. 2011.

[4] 李静，戴莹，雷亚克，等. 人类肠道病毒 71 型研究进展. 公共卫生与预防医学，2012，23（01）：59-62.

[5] 马士恒，李明. 柯萨奇病毒 A 组 16 型的研究进展. 医学研究与教育，2020，37（06）：7-13.

[6] 陈月，许红梅. 柯萨奇病毒 A16 型感染引起手足口病的研究进展. 儿科药学杂志，2020，26（01）：53-56.

[7] 张婉雪，刘珏. 柯萨奇病毒 A 组 6 型手足口病的流行病学研究进展. 中华疾病控制杂志，2021，25（05）：605-611.

[8] 高微捷，岳磊，谢忠平. CVA10 致手足口病的流行情况与疫苗研究进展. 医学研究杂志，2019，48（09）：9-12.

莱 姆 病

莱姆病（Lyme disease）是伯氏疏螺旋体（*Bolrrelia burgdorferi*）通过硬蜱虫叮咬人而引起的自然疫源性疾病。本病病程长，临床表现以发热、头痛、乏力、慢性游走性红斑、关节炎、心脏异常、神经系统性等多脏器、多系统受损为主。本病最早在 1910 年由欧洲报道，1975 年在美国东北部康涅狄格州莱姆镇（Lyme）发生流行，1980 年被命名为莱姆病，并确定硬蜱虫叮咬是引起本病的主要原因。该病在世界各地广泛分布，近 70 个国家有病例报告。1992 年世界卫生组织（World Health Organization，WHO）将其列为重点防治疾病。自 1985 年我国黑龙江省海林县首次发现莱姆病疑似病例以来，全国各地相继出现此病病例报告。

第一节 发现与确定

1975 年 11 月，美国康涅狄格州卫生部得知莱姆镇及附近地区有许多孩子患幼年型类风湿关节炎，Steere 等在该地区对此病进行了流行病学调查，发现该病与欧洲早前已报道过的慢性游走性红斑极为相似。Steere 认为此病与慢性游走性红斑相关，且传播模式相似。他们以莱姆关节炎（Lyme arthritis）报道了此病，1978 年将其改称为莱姆病。

1977 年，Steere 发现了鹿蜱是引起欧洲慢性游走性红斑的媒介。1982 年，Burgdorfer 对鹿蜱成虫进行研究发现，鹿蜱消化道研碎物内有许多外形不规则的螺旋体，对螺旋体进行纯培养后检验莱姆病患者的血清，呈现明显的抗体反应。用感染螺旋体的蜱叮咬兔可以出现类似慢性游走性红斑的病变，兔皮肤病变标本中可检出螺旋体。

1982 年夏，纽约州卫生部和耶鲁大学的研究人员从莱姆病患者的血液、皮肤病灶和脑脊髓液中也分离出了和上述形态一致的螺旋体。明尼苏达大学医学院的 Russell 等根据该螺旋体的 DNA 将它鉴定为疏螺旋体属（*Borrelia*）的一个新种，1984 年将这个新种命名为伯氏疏螺旋体。

第二节 病原学和临床特征

一、病原学特征

伯氏疏螺旋体是一种单细胞疏松盘绕的革兰氏阴性疏螺旋体，由表层、外膜、鞭毛、原生质柱四部分组成。长 4 ~ 30 μm，横径在 0.22 μm 左右。表层为糖类，外膜为脂类，其中排列大量脂蛋白，位于外膜表面，称为外膜表面蛋白（outer surface protein，Osp），如 OspA、OspB 和 OspC 等；其鞭毛与普通细菌的鞭毛不同，位于外膜和原生质柱之间的腔隙中，故称为内鞭毛（endoflagellum），通常为 7 ～ 15 根，鞭毛的摆动可使螺旋体活跃地运动。将螺旋体在 BSK-Ⅱ液体培养基培养到对数生长期，用玻片悬滴法或压滴法，在普通光学显微镜的暗视野下可以观察到其进行折光性强的螺旋状运动。原生质柱从外到内由内膜（脂质双层）、细胞质和核质构成，细胞质中含有数量不一的质粒，核质中主要含螺旋体的线状染色体。

伯氏疏螺旋体可用革兰染色法染色，但染色效果较差，为革兰氏阴性，呈淡红色。Giemsa 染色法、Wright 染色法和镀银染色法效果较好。也可以对伯氏疏螺旋体外膜表面蛋白特异的荧光抗体进行染色，并且可对螺旋体进行鉴定。

伯氏疏螺旋体为微需氧菌，有氧代谢能力弱，主要通过无氧酵解获得能量，属发酵型菌。营养要求高，能合成脂质和主要氨基酸，但不能合成长链脂肪酸，所以需要由宿主提供或在培养基中添加。葡萄糖是主要的碳源和能源，被螺旋体发酵后产生乳酸。

伯氏疏螺旋体蛋白至少有 30 种，A、B、C、D 和 41 kD 5 种蛋白为外膜蛋白的主要成分，其中 41kD 蛋白为鞭毛抗原，在各分离株同无差别，感染人体后 6 ～ 8 周产生特异性的 IgM 抗体达高峰，以后下降，可用于诊断莱姆病。A 和 B 为两种主要外膜抗原，株间变异较大，可致机体在感染 2 ～ 3 个月后出现特异性 IgG 及 IgA 抗体并持续多年，可用于流行病学调查。伯氏疏螺旋体的抵抗力很弱，在自然环境中不能独立生存，对热、干燥、紫外线和一般消毒剂如酒精、戊二醛、漂白粉等均较敏感，对潮湿、低温有较强抵抗力，对青霉素、氨苄西林、四环素、红霉素等抗生素均敏感，对庆大霉素、卡那霉素等不敏感。

二、发病机制与病理表现

1. 发病机制　人被感染了伯氏疏螺旋体的蜱叮咬后，伯氏疏螺旋体随唾液进入宿主皮肤，经 3 ～ 32 天由原发性浸润灶向外周迁移，并经淋巴或血液蔓延到其他部位皮肤及中枢神经系统、关节、心脏和肝、脾等器官。

伯氏疏螺旋体游走至皮肤导致慢性游走性红斑，同时螺旋体入血引起全身中毒症状。伯氏疏螺旋体黏附在细胞外基质、内皮细胞和神经末梢上，诱导免疫反应，活化与神经、心脏和关节等大血管闭塞发生有关的特异性 T 和 B 淋巴细胞；同时螺旋体的脂多糖具有内毒素的生物学活性，非特异性激活单核 - 巨噬细胞、滑膜纤维细胞、B 淋巴细胞和补体，产生多种细胞因子，两者共同作用引起脑膜炎、脑炎、心脏和关节受损。HLA-2、DR3 及 DR4 等免疫遗传因素与本病的发生有关。然而，伯氏疏螺旋体的致病机制迄今尚无定论，莱姆病的发病机制尚不完全清楚，可能与以下因素有关。

（1）不同基因种：伯氏疏螺旋体的不同的基因种可引起不同的临床表现，狭义伯氏疏螺旋体（*B. burgdorferi sensu stricto*）基因种与关节炎有密切联系，伽氏疏螺旋体（*B. garinii*）常从脑脊液分离出来，埃氏疏螺旋体（*B. afzelii*）主要侵犯皮肤组织。3 个基因种均可引起游走性白斑。北美基因种比较单一，主要是狭义伯氏疏螺旋体，而中国和欧洲基因种比较复杂，以伽氏疏螺旋体和埃氏疏螺旋体基因种比较多见。

（2）炎性细胞因子产生：伯氏疏螺旋体可以刺激单核细胞产生白细胞介素 -1（IL-1）、白细胞介素 -6（IL-6）和肿瘤坏死因子 -α（TNF-α）。IL-1 和 TNF-α 可诱导滑膜细胞产生胶原酶和前列腺素，这在关节炎的形成和加重上起重要作用。TNF-α 和硝基酪氨酸对神经鞘细胞和轴索有直接损伤。

（3）自身免疫因素：一些比较难治的关节炎可能是由于伯氏疏螺旋体的外膜蛋白与关节中某些组织细胞成分相类似而引起免疫性疾病，目前的研究主要有 3 种解释：持续感染、T 细胞表位的模仿和其他细胞的活化。新的研究表明，难治性莱姆关节炎是伯氏疏螺旋体感染后的一种长期慢性免疫性关节炎，与自身抗体和 T 细胞的免疫应答有密切关系。而且，人类淋巴细胞功能相关抗原 -1（LFA-1）与伯氏疏螺旋体 OspA 肽链部分有部分同源性，OspA 会延长关节炎的病程，LFA-1 是一种局部激动剂，会引起关节炎的持续症状。Steere 等通过小鼠模型研究发现，伯氏疏螺旋体感染人体的同时，OspA 可以激活 Th1 的免疫应答，继而引起自身免疫性应答引发关节炎。此外，伯氏疏螺旋体的 OspB 有抗吞噬作用，细胞壁中的脂多糖具有类似细菌内毒素的生物学活性，提示可能参与致病过程。伯氏疏螺旋体 41kDa 有特异性和强免疫原性，其抗体出现也是早期感染指标之一，但与其他疏螺旋体有交叉反应。研究发现，菌体蛋白 41kDa 的单克隆抗体与人神经轴突存在部分共同或相似抗原，从而引起病理性免疫反应参与致病过程，导致自身免疫病的发生。

2．病理表现

（1）皮肤病变：早期可见充血，表皮淋巴细胞浸润，浆细胞、巨噬细胞浸润等非特异性的改变，偶见嗜酸细胞，生发中心的出现有助于诊断。晚期出现表皮和皮下组织浆细胞为主的细胞浸润，明显的皮肤静脉扩张和内皮增生。

（2）神经系统病变：主要为进行性脑脊髓炎和轴索性脱髓鞘病变。

（3）关节病变：主要表现为滑膜绒毛肥大，纤维蛋白沉着，单核细胞浸润等。

（4）此外，还可出现心脏、肝、脾、淋巴结、眼等部位的受累。

三、临床表现

1．临床分期 潜伏期为 3 ~ 32 天，平均为 7 天。临床表现多样，是以某一器官或某一系统的反应为主的多器官、多系统受累的炎症反应综合征。主要特征为慢性游走性红斑，根据病程经过可将莱姆病分为 3 期，患者可仅有 1 个病期，也可同时具有 3 个病期。早期以慢性游走性红斑为特征，中期以神经系统损害（15%）和心脏传导异常（8%）为特征，晚期以慢性关节炎（60%）为特征并继发慢性萎缩性肢端皮炎。部分患者有精神异常的表现，严重者可致残甚至死亡。它严重危害人类的健康及生活质量。个别患者可以出现后遗症。

2．皮肤病变 皮肤是莱姆病最常受影响的组织，莱姆病皮肤损害的三大特征是游走性红斑、慢性萎缩性肢端皮炎和淋巴细胞瘤。这些症状见于 80% 的莱姆病患者。伯氏疏螺旋体群具有高度的遗传性，至少可分为 12 个基因种型，目前已知这 12 个基因种型中至少有 3 个基因种型对人类有致病性，即狭义伯氏疏螺旋体、伽氏疏螺旋体及埃氏疏螺旋体。研究发现，狭义伯氏疏螺旋体和伽氏疏螺旋体在 1/3 的莱姆病患者中引起游走性红斑，埃氏疏螺旋体也可引起游走性红斑，但其主要引起慢性萎缩性肢端皮炎，埃氏疏螺旋体和伽氏疏螺旋体已经证实与莱姆淋巴瘤有关。

（1）慢性游走性红斑。慢性游走性红斑是莱姆病早期最常见的临床症状，同时也是莱姆病一种可靠的临床诊断标准。人被疫蜱叮咬后，伯氏疏螺旋体由蜱的唾液及肠反流物等侵入皮肤并在局部繁殖。经 3 ~ 30 天潜伏期，在叮咬部位出现一个或数个移行性红斑，初起为红色斑疹或丘疹，随后逐渐向四周呈环形扩大，外缘有鲜红边界，中央呈退行性变，似枪靶形。皮损逐渐扩大直径可达 5 ～ 50 cm，扁平或略隆起，表面光滑，偶有鳞屑，有轻度灼热和瘙痒感。

慢性游走性红斑一般发生在蜱叮咬后 3 ～ 32 天，某些患者的红斑不仅发生在蜱叮咬处，还可发生于其他部位。起初为充血性红斑，由中心逐渐向四周呈环形扩大，直径 8 ～ 52 mm，边缘色鲜红而中心色淡，扁平或略隆起，表面光滑，偶有鳞屑。有轻度灼热和瘙痒感。皮疹中心有时呈深色红斑、硬结、水疱或坏死，可发生在身体的任何部位，大腿、腹股沟及腋窝为常见部位，手掌、足部和黏膜较罕见。儿童的游走性红斑多见于耳后发际，直径 10 ～ 16 cm，病变部位的大小主要取决于疾病的持续时间，一般在 3 ～ 4 周内消退，形态学上可表现为单个孤立的游走性红斑或多个游走性红斑。成年患者的游走性红斑常出现在腿部，多数患者的红斑随病程进展而逐渐增大，同时伴有疲劳、发热、头痛、淋巴结肿大、颈部轻度强直、关节痛、肌痛等。也有些患者会发生继发性游走性红斑、弥漫性红斑或荨麻疹。皮损一般经 2 ～ 3 周可自行消退，偶留有瘢痕与色素沉着。

（2）慢性萎缩性肢端皮炎：慢性萎缩性肢端皮炎是莱姆病晚期一种罕见的皮肤损害表现，皮损为紫癜样皮疹，逐渐融合成片状损害，又有萎缩，呈瓷白色。好发于下肢末端，原因不明，多见于老年妇女前臂或小腿皮肤，但近年来研究发现该病正在年轻化，儿童中也有此病的病例报告。全球每年每 10 万人中约有 50 例病例报告。

10% ～ 20% 的患者发病与细胞因子（如 TGF-β）的过度表达有关，病变多见于肘部和膝盖，起初为红色或淡黄色皮疹，随之演变成肢端硬化性皮炎，需与硬皮病相鉴别。

（3）莱姆病引起的淋巴细胞瘤：莱姆病引起的淋巴细胞瘤是由于 B 淋巴细胞受损而出现的一种比较罕见的皮肤症状，由皮肤或皮下组织的密集淋巴细胞组成的 1 ～ 5 cm 的单个蓝 / 红色肿包。莱姆病引起的淋巴细胞瘤在儿童中多见于耳部，在成年妇女中多见于乳晕，而腋窝和阴囊部位比较少见，常出现在游走性红斑之前或伴随游走性红斑出现，欧洲国家多见。临床上鉴别诊断主要包括皮肤的淋巴瘤、异物肉芽肿、结节病、瘢痕疙瘩和乳腺癌等，真皮外的体征和症状较罕见。

3．神经系统病变　10% ～ 15% 的莱姆病患者在皮疹同时或皮疹消退后 1 ～ 6 周会出现神经系统损害症状（也可发生在无皮疹史者），常见的临床表现包括淋巴细胞性脑膜炎、脑炎、脑神经炎和神经根炎，晚期患者会出现神经系统的并发症，如脊髓炎、周围神经炎、舞蹈症、小脑共济失调或假性脑瘤（良性颅内压增高）、痴呆及人格障碍等，发生率为 15% ～ 20%。这些表现可单独或联合出现。脑脊液的典型变化为淋巴细胞增高，同时伴蛋白质增高。症状持续数月，大多数患者可以痊愈。

淋巴细胞性脑膜炎一般出现于感染后数周或数月，是莱姆病神经系统损害早期的典型特征。其表现类似无菌性脑膜炎，患者多表现为发作性头痛和轻度颈强直，头痛程度不等，伴有疲劳和关节疼痛，无发热，颅内压不高，无病理反射，常伴有面神经麻痹。脑脊液特征表现为淋巴细胞增高，蛋白质增高，糖含量正常。研究发现，80% ～ 90% 的患者脑脊液检查可见特征性的 IgG 和 IgM，血清学检查可见 IgG。脑膜炎可演变为慢性复发性或轻度脑炎，主要表现为嗜睡、记忆力下降和情感障碍。

脑神经炎的典型表现是面神经麻痹，50% ～ 60% 的患者可造成单侧或双侧的面部瘫痪，伴随脑脊液细胞增多。少数患者会累及三叉神经和动眼神经。病程一般持续数周至数月不等。有时也可出现其他损害症状如复视、视神经萎缩、听力减退等。青少年多可完全恢复，中、老年常出现后遗症。

疼痛性神经根炎常表现为胸、腹部的带状剧烈疼痛，夜间发作，可移行至其他部位，严重者影响睡眠，症状持续数周至数月不等。其他神经系统损害的并发症如末梢神经炎，常表现为四肢远端麻木、疼痛，呈手套、袜套样分布。

4．心脏病变　约 80% 患者在皮肤病变后 3 ～ 10 周发生房室传导阻滞、心肌炎、心包炎及左心室功能障碍等心血管系统损害。主要表现为急性发病、心前区疼痛、呼吸短促、胸痛、心音低钝、心动过速和房室传导阻滞，严重者可发生完全性房室传导阻滞、心肌病和心功能不全。心脏损害一般持续数日至 6 周，但可反复发作。研究发现，在美国，莱姆心脏炎是莱姆病最常见的并发症，常发生于发病后的 21 天内，包括房室传导阻滞（一度、二度和三度）、急性心包炎及轻度左心室功能不全等，其中莱姆心肌炎在成年人中的发病率为 4% ～ 10%，暂时性房室传导阻滞的发病率约为 77%，约 50% 患者发展为完全性房室传导阻滞。儿童也会出现心脏病变，发病起初无症状，很快就演变为房室传导阻滞。

伯氏疏螺旋体寄居于房室结，影响房室结传导功能，严重者出现三度房室传导阻滞。此外，急性心肌心包炎、轻度左心室功能衰竭、心脏扩大和导致死亡的全心肌炎等也可见。使用抗生素治疗后，临床症状和心电图异常会消失，病程持续仅数周，但可复发，多数病例可以治愈，严重者亦可致死。

5．关节病变　在蜱叮咬几个月后，60% 未经治疗的莱姆病患者可出现关节病变，发展为莱姆关节炎。莱姆关节炎是莱姆病晚期最常见且最严重的临床表现，危害也最大。常表现为关节肿胀和疼痛，但很少出现发红，有水波感，是不对称，反复发作，可有少量积液，严重者可引起肌炎、肌腱炎等。部分患者可出现持续性关节炎，伴有软骨和骨组织的破坏。少数病例可发生骨髓炎、脂膜炎或肌炎。人类主要累及膝、踝、肘、髋等大关节，表现为反复发作的单关节炎，出现关节和肌肉僵硬、疼痛、关节肿胀、活动受限，可伴随体温升高和中毒症状等。受累关节的滑膜液出现嗜酸性粒细胞及蛋白质含量升高，并可查出伯氏疏螺旋体。小关节周围组织也可受累，实验用动物模型的病变多见于胫跗关节。莱姆关节炎在儿童和成人中的发病率相当，多数患者表现为间歇发作的单关节受累。其与类风湿关节炎的主要区别是：莱姆关节炎多为间歇发作的单关节炎，或者一侧关节病变重另一侧关节病变轻；而类风湿关节炎的两侧关节均会累及且病变较重。

四、实验室及其他检查

1．血常规　外周血白细胞总数正常，红细胞沉降率快。

2．病原学检查

（1）伯氏疏螺旋体检查：取患者病损皮肤、滑膜、淋巴结及脑脊液等标本，用暗视野显微镜或银染色镜检发现伯氏疏螺旋体即可诊断，但检出率低。还可用游走性红斑周围皮肤培养分离螺旋体，阳性即可诊断，但培养需 1 ～ 2 个月。

（2）PCR 检测：检测血液及其他组织标本中的伯氏疏螺旋体 DNA，具有高的灵敏度和特异度，皮肤的检出率高于脑脊液。

3．血清学检查

（1）酶联免疫吸附测定（enzyme linked immunosorbent assay，ELISA）测特异性抗体：检测血清或脑脊液中的特异性抗体，主要用于初筛检查。特异性 IgM 抗体多在游走红斑发生后 2 ～ 4 周出现，6 ～ 8 周达高峰，4 ～ 6 个月降至正常水平；特异性 IgG 抗体多在病

后 6 ～ 8 周开始升高，4 ～ 6 个月达高峰，持续至数年以上

（2）免疫印迹法检测特异性抗体：免疫印迹（immunoblot，IB）法用于 ELISA 法筛查结果可疑者，用做确认试验。

（3）两步检测法（two-tier testing）：对 ELISA 法阳性结果者，用 IB 法进行确认试验（减少 ELISA 法假阳性的影响），称为两步检测法。ELISA 法检测阴性结果，则不需进行 IB 法确认试验。

五、诊断与鉴别诊断

莱姆病主要根据流行病学资料、临床表现和实验室检查进行诊断。流行病学资料包括：生活在流行区或数月内曾到过流行区，或有蜱虫叮咬史。临床表现包括：疾病早期出现皮肤慢性游走性红斑损害有诊断价值，晚期出现神经、心脏和关节等受累。实验室检查包括：分离培养到伯氏疏螺旋体或检测特异性抗体可以确诊。

本病临床表现复杂，出现多系统损害，需与下列疾病进行鉴别：

1．鼠咬热 发热、斑疹、多发性关节炎并可累及心脏等临床表现与本病相似，但都有鼠或其他动物咬伤史，血培养小螺菌阳性，并可检出特异性抗体可以与本病鉴别。

2．恙虫病 发热、淋巴结肿大等临床表现与本病相似，但可见恙螨叮咬处皮肤焦痂、溃疡，周围有红晕等特征表现；进行血清学检测可帮助鉴别。

3．风湿病 发热、环形红斑、关节炎及心脏受累等临床表现与本病相似，但抗溶血性链球菌"O"抗体、C 反应蛋白阳性，并可分离出链球菌等可帮助鉴别。

4．Ⅱ期梅毒 皮疹特点是斑疹泛发全身，以躯干及四肢较多，四肢曲侧较伸侧又多见。皮疹较小，约为 1 cm，圆形或椭圆形，无迁移性，先为玫瑰色，以后变为红褐色，不痛不痒，左右对称分布。皮疹抽出液在暗视野显微镜下可查到螺旋体。血清学检查发现性病研究实验室试验（VDRL）阳性，莱姆病患者血清检查为阴性。

5．药疹和荨麻疹 患者均有服药史或过敏史。发病突然，可伴有畏寒、发热等前驱症状。此类皮疹多为全身性、对称性，也可广泛存在，而不是在蜱咬的特定部位。服抗组胺类药物可抑制皮疹再现，而莱姆病患者服抗组胺类药物其皮疹不会消退。

6．森林脑炎 两者的流行病学相似，如自然疫源地均在森林、草原，均有蜱叮咬史，发病多在夏季等，但临床表现不同。森林脑炎起病突然，有高热，可迅速出现神经系统症状，尤以典型的颈项强直和上肢弛缓性瘫痪为其特点，伴有意识障碍及脑膜刺激症状和脑脊液变化。莱姆病脑膜脑炎患者除阵发性头痛外，尚有嗜睡、注意力不集中、记忆力减退、易激惹等。这些症状也是阵发性的，一般可持续数周至数月。

7．风湿性心脏病 莱姆病的心脏损伤多影响传导系统，最常见为不同程度的房室传导阻滞。病程较短，一般可在数日至数月内恢复正常，无心瓣膜受损。而风湿性心脏病心瓣膜受损较多见，尤其是二尖瓣受损具有典型体征。其他如风湿性结节（阿绍夫小体）及抗溶血性链球菌"O"试验均能鉴别。

8．类风湿关节炎 莱姆关节炎多侵犯大关节，尤其是膝关节受累较多，呈游走性、不对称。局部肿胀超过疼痛，局部发热，但很少发红。无早晨僵硬感，无关节畸形，类风湿因子呈阴性等。类风湿关节炎多侵犯小关节，尤其是近侧的指间关节受累最多，最后可呈梭状肿大，之后累及其他关节如肩、瞭、脊柱等。由于关节肿痛和运动的限制，关节附

近肌肉的僵硬和萎缩也日益显著，因此有早晨僵硬感。

9. 急性传染性单核细胞增多症　急性传染性单核细胞增多症的确诊为在血涂片中可找到异型淋巴细胞，嗜异性凝集试验在发病 5 天后可阳性（滴度大于 1 ∶ 160），可以此与莱姆病鉴别。

六、预后

本病早期发现、及时抗病原治疗，其预后一般良好。能在播散感染期进行治疗，绝大多数能在 1 年或 1 年半内获痊愈。若在晚期或持续感染期进行治疗，大多数也能缓解，但偶有关节炎复发；也可能出现莱姆病后综合征（pos-Lyme disease syndrome），即患者经抗病原治疗后，螺旋体死亡的残留细胞引起皮炎及自身免疫反应等表现。少数中枢神经系统严重损害者可能留后遗症或残疾。

第三节　流行病学特征

一、流行过程

（一）传染源

莱姆病是一种自然疫源性传染病，在全世界广泛分布，能携带伯氏疏螺旋体的动物较多，包括鼠、鹿、兔、狐、狼、蜥蜴等 30 多种野生动物，狗、牛、马、猪等多种家畜及 49 种鸟类。其中啮齿动物由于数量多、分布广及感染率高等特点成为主要的传染源。北美疫源地以白足鼠、白尾鹿为主要传染源。欧洲疫源地以林姬鼠、黄喉姬鼠和沙洲田鼠为主要的储存宿主，一旦感染可终生携带伯氏疏螺旋体。中国已从黑线姬鼠、黄胸鼠、褐家鼠、白足鼠等 12 种啮齿动物中分离到伯氏疏螺旋体，其中黑线姬鼠和棕背鼠由于种群数量和带菌率较高，成为主要的储存宿主。

另外，牛、马、狗、猪等家畜也有不同程度的感染，其中狗的感染率较高。鸟类（海鸟和候鸟）作为伯氏疏螺旋体宿主的重要性在于它能长距离传播伯氏疏螺旋体。人类患者也是莱姆病的传染源，但仅在感染早期的患者血液中有伯氏疏螺旋体，作为传染源的意义不大。

（二）传播途径

莱姆病主要通过节肢动物硬蜱（*Ixodes*）在动物宿主间及动物宿主和人之间传播。蜱之所以成为主要的传播媒介，是因为它有着很复杂的形态发育过程，而且雌蜱一次产卵可达 3000 ～ 5000 只。蜱的个体发育分为 4 个阶段：卵、幼虫、稚蜱及成蜱，后三个阶段均需要吸食宿主血液才能继续发育。幼蜱的主要宿主是自然疫源的小型啮齿动物，稚蜱叮咬中小型甚至大型哺乳动物，成蜱一般叮咬大型哺乳动物。迄今已在数十种节肢动物体内检测到伯氏疏螺旋体的存在。因为蜱的唾液中含有具有麻醉功能和免疫抑制剂功能的蛋白质，人群被蜱叮咬后很难感觉到，对莱姆病的及时诊断造成一定的困难。

在不同的地方，莱姆病的传播媒介有所不同。美国疫源地的传播媒介主要是肩突硬蜱

（*I. scapularis*）和太平洋硬蜱（*I. pacificus*）。欧洲疫源地的传播媒介主要是篦子硬蜱（*I. ricinus*）。中国疫源地主要在新疆天山以北、内蒙古和黑龙江北部地区，现已证实全沟硬蜱（*I. persulcatus*）在北方为优势蜱种而且带菌率高，是中国东北林区莱姆病的主要传播媒介。二棘血蜱是长江中下游地区的优势蜱种。同时也从粒形硬蜱和寄麝硬蜱中分离到伯氏疏螺旋体，并证实粒形硬蜱和二棘血蜱是南方林区的重要传播媒介。一些其他蜱类及吸血节肢动物（软蜱、蚊、吸血蜱、蚤）也可以携带伯氏疏螺旋体，但它们在莱姆病流行病学中的意义尚待研究。此外蚊、马蝇和鹿蝇等可成为本病的传播媒介。

莱姆病可通过母婴传播引起先天性感染，影响胎儿发育，可导致婴儿畸形。另外，莱姆病在人、牛、马、鼠等动物中也可通过胎盘垂直传播；动物与动物间可通过尿液相互感染，甚至可以传染给接触密切的人；皮下注射及输血也可能引起本病的传播。

（三）人群易感性

人群对本病普遍易感，无种族、性别及年龄差异，男性患病多于女性，以青壮年居多。莱姆病以散发为主，生活在自然疫源地有蜱滋生林区的居民和工人、野外工作者及旅游者等感染率较高，同时也是本病的高发人群。大多数国家莱姆病发病年龄有两个高峰期，第一个高峰期是 5 ~ 15 岁的儿童，第二个高峰期是 45 ~ 55 岁的成年人，感染后显性感染与隐性感染之比例为 1：1。

人感染伯氏疏螺旋体后，伯氏疏螺旋体可在人体内长时间生存，可引起多器官、多系统的损害。临床症状的多样性主要与患者的年龄、病原体的基因型以及一些其他因素有关。埃氏疏螺旋体主要引起皮肤病变，伽氏疏螺旋体与神经系统症状有关，狭义伯氏疏螺旋体与关节炎密切相关，这三个基因种均可引起慢性游走性红斑。

感染者体内均可产生特异性 IgM 和 IgG 抗体，特异性 IgG 抗体可长期存在，但对人体无保护作用。

二、流行特征

1. 地区分布 莱姆病在全世界广泛分布，人群感染率林区为 5% ~ 10%、平原地区在 5% 以下。除南北极外，各大洲均有病例报告，但主要集中在北半球，如北美（从南部的墨西哥边境一直到北部的加拿大各省）、欧洲、北非的部分地区（马格里布）和亚洲北部（日本、中国、韩国及俄罗斯西伯利亚和远东地区、萨哈林岛），每年均有大量莱姆病的病例报告，其中以欧美地区最严重。南半球的少数地区也有莱姆病的病例报告，如南美地区、撒哈拉沙漠以南的非洲地区、南亚地区和澳大利亚等，但迄今没有病原学证据证实这些地区是疫源地。莱姆病的地区分布与其传播媒介蜱的地理分布一致。欧洲的疫源地多集中在北纬 35° ~ 60° 的区域，北美的疫源地多集中在北纬 30° ~ 55° 的区域。

中国莱姆病的疫区主要集中在东北、西北和华北部分地区的林区，分布范围广，我国已有 29 个省和自治区报告了伯氏疏螺旋体感染病例，包括东北林区、内蒙古林区和西北林区等主要流行地区在内的 19 个省份存在本病的自然疫源地，而且大多数省份已经分离出病原体。

2. 季节分布 莱姆病的发病时间有明显的季节性，每年有 2 个感染高峰期，第一个高峰期在夏季（6 月），第二个高峰期在秋季（10 月），其中以 6 月的最明显，这与蜱的活动周期高峰基本一致。由于不同地区的气候条件不同，蜱的生长曲线也不同。因此，不同地区莱姆病流行的高峰期也有差异。

美国大部分病例的高峰期在 6—7 月。澳大利亚莱姆病的高峰期在 7—8 月。其他如法国、德国、俄罗斯、保加利亚、克罗地亚、塞尔维亚、斯洛伐克和瑞典东南部等国家和地区的莱姆病高峰期一般在 5—6 月。而在欧洲南部的一些国家，如斯洛文尼亚，莱姆病的高峰期多为 10—11 月，主要是因为这些地区在此时间段气候变暖，蜱类开始滋生，人群户外活动的机会增加，户外活动时间延长，莱姆病的发病率随之升高。

莱姆病在中国的发病高峰期一般在 5—10 月，其发病时间与各地区不同传播媒介蜱的种类、数量和活动周期高峰基本一致。

3. 人群分布　不同年龄和性别的人均可感染发病，但一般以少年和青壮年感染率最高，这与接触储存宿主和传播媒介机会的多少有关。莱姆病的发生与职业密切相关，野外工作者、林业工人、旅游者、牧民及猎人的感染率较高，这与他们在林区活动多，被蜱叮咬机会较多有关。

莱姆病的流行除了以上影响因素外，还包括自然因素和社会因素。自然因素如某地区的气候、地理地貌特征及该地区动植物的种类。社会因素如户外旅游活动，家庭饲养猫、狗宠物等因素。

第四节　治疗措施

一、早期莱姆病的治疗

早期莱姆病主要为局部损害，单纯慢性游走性红斑或伴有流感样症状可口服多西环素即强力霉素每次 100 mg，每天 2 次，疗程 3 ~ 4 周，或口服阿莫西林每次 500 mg，每天 3 次，疗程 3 ~ 4 周，或口服头孢呋辛酯每次 500 mg，每天 2 次，疗程 3 ~ 4 周。多西环素及阿莫西林是治疗莱姆病游走性红斑的推荐疗法，多西环素在治疗游走性红斑上效果显著，但其在孕期、哺乳期妇女和小于 8 岁的儿童中是禁忌的。口服头孢呋辛在治疗游走性红斑上与多西环素同样有效，但其成本较高，可用于对多西环素和阿莫西林禁忌的患者。大环内酯类抗生素不被推荐作为早期莱姆病的一线治疗药物，只有当患者不能服用阿莫西林、多西环素和头孢呋辛时，才使用大环内酯类抗生素。成人治疗方案如下：口服阿奇霉素，500 mg/d，疗程 6 ~ 10 天；口服红霉素，每次 500 mg，每天 4 次，疗程 2 ~ 3 周；口服克拉霉素，每次 500 mg，每天 2 次，疗程 2 ~ 3 周。

二、中期莱姆病的治疗

莱姆病中期为感染播散期，主要表现为循环系统损害和神经系统损害。

1. 莱姆病心脏病变的治疗　虽然莱姆病的心脏炎多为自限性，但某些病情严重者需进行及时的全身抗生素治疗。无严重传导阻滞病史的早期、一度或二度房室传导阻滞及轻微心脏炎的莱姆病患者可口服抗生素治疗，治疗方案如下：口服多西环素每次 100 mg，每天 2 次，疗程为 2 周；或口服阿莫西林每次 500 mg，每天 3 次，疗程 3 ~ 4 周，或口服头孢呋辛，每次 500 mg，每天 2 次，疗程 3 ~ 4 周。出现三度房室传导阻滞及其他严重心脏异常，如心肌炎需住院治疗的莱姆病患者，建议静脉滴注头孢曲松 2 g/d，疗程 3 ~ 4 周。

如出现心律不齐，近期头晕、心悸或出现二度或三度房室传导阻滞，或一度房室传导阻滞伴 RP 间期大于 0.3 s，患者应入院进行心电图监测。若因高度房室传导阻滞出现症状或损伤了心功能，应使用心脏起搏器。阿托品和异丙肾上腺素仅对部分房室阻滞患者有效。应用洋地黄类药物和维拉帕米等治疗房性心律失常时应在心电图监护下进行，因为此类药有诱发房室阻滞和心动过缓的危险性。心包炎患者应卧床休息，室性心力衰竭应用利尿剂、血管扩张剂治疗并吸氧。治疗后少见持续性心功能失常，很少需要永久置起搏器。

2. 莱姆病神经系统病变的治疗 莱姆病的神经系统表现多发生于疾病的中期，但早期、晚期也可受累。在早期莱姆病中静脉滴注头孢曲松（每天 1 次，每次 2 g，疗程 2 ~ 4 周）是用于治疗由脑膜炎或颈椎病引起的急性神经系统疾病的推荐方法。对于莱姆病引起的脑膜炎、脑神经炎或神经根炎，欧洲的治疗方案为口服多西环素，每次 100 mg，每天 2 次，疗程 2 周；美国的治疗方案为静脉注射头孢曲松 2g/d，疗程 2 ~ 4 周。对于晚期或严重的因感染伯氏疏螺旋体而引起神经系统病变，治疗方案为静脉注射头孢曲松 2 g/d，疗程 2 ~ 4 周；替代方案为静脉注射头孢噻肟（每次 2 g，每 8 小时一次），或静脉注射青霉素（1800 万 ~ 2400 万 U/d，每 4 小时一次，用于肾功能正常的患者），疗程为 2 ~ 4 周。由于血中浓度低，不建议使用青霉素中的长效氨苄西林制剂。

对于因感染伯氏疏螺旋体而引起的面神经麻痹，抗生素并没有有效治疗，为防止发生更严重的后遗症，仍应给予抗生素治疗。对于脑脊液正常的患者，应口服多西环素每次 100 mg，每天 2 次，疗程为 2 周，或口服阿莫西林每次 500 mg，每天 3 次，疗程为 2 周，或口服头孢呋每次 500 mg，每天 2 次，疗程为 2 周。对于临床和实验室证明有中枢神经系统参与的患者，则应当给予同治疗脑膜炎有效的方法进行治疗，即欧洲的治疗方案为口服多西环素每次 100 mg，每天 2 次，疗程为 2 周；美国的治疗方案为静脉注射头孢曲松 2 g/d，疗程为 2 ~ 4 周。

对于患者来说，与静脉注射抗生素相比，口服疗法更方便，很少引起严重的并发症，并且相当节省成本。经口服药物治疗的一些患者，可能会发生明显的神经性关节炎，这可能需要静脉注射才能成功治疗；进一步的控制还需要权衡口服疗法与静脉注射法后决定。

三、晚期顽固性莱姆病的治疗

晚期莱姆病主要表现为关节炎，莱姆关节炎通常可以通过口服或静脉滴注抗生素治疗成功。早期抗菌治疗效果好，晚期治疗常较困难。最佳方案是感染早期给予口服抗生素，晚期则应选用头孢曲松，并应避免使用糖皮质激素，因应用糖皮质激素时，易导致抗菌治疗失败。对于临床上没有明显的神经系统疾病的莱姆关节炎患者，建议其口服多西环素（每次 100 mg，每天 2 次）或阿莫西林（每次 500 mg，每天 3 次），或头孢呋辛（每次 500 mg，每天 2 次），疗程为 4 周。口服抗生素治疗无效的莱姆关节炎患者应该接受静脉注射头孢曲松（每次 2 g，每天 1 次，疗程 2 ~ 4 周），替代疗法包括静脉注射头孢噻肟（每次 2 g，每 8 小时一次）或青霉素（1800 万 ~ 2400 万 U/d，每 4 小时一次，用于肾功能正常的患者）。对于有持续的或复发的关节肿胀的患者，在抗生素疗法的推荐疗程之后，建议另外 4 周疗程的口服抗生素或者 2 ～ 4 周的静脉注射头孢曲松钠治疗。对于慢性萎缩性肢皮炎的患者，治疗方案为口服阿莫西林，每次 500 ～ 1000 mg，每天 3 次，或口服多西环素，每次 100 mg，每天 2 次，或静脉注射头孢呋辛 2 g/d，疗程均为 3 周。

抗生素对晚期后遗症疗效不佳，如与 HLA-DR4 及 OspA 抗体有关的慢性关节炎需抗炎剂和滑膜切除术治疗。口服抗生素 2 个疗程或静脉注射 1 个疗程后，患者仍患有持续的关节炎，推荐使用非甾体抗炎药进行对症治疗；关节内激素治疗也可能是有利的。如果持续的滑膜炎伴显著的疼痛或功能受限，关节镜滑膜切除术可以降低关节炎症的周期。

四、儿童莱姆病的治疗

儿童莱姆病的皮肤表现主要为早期局限期的游走性红斑，扩散期的淋巴细胞瘤以及晚期的慢性萎缩性肢端皮炎。对于表现为游走性红斑或淋巴细胞瘤的儿童，推荐口服阿莫西林 25 ～ 50 mg/（kg·d），或口服头孢呋辛，30 ～ 40 mg/（kg·d），疗程均为 2 周。当儿童患者对阿莫西林和头孢呋辛难以忍受时，可以使用大环内酯类抗生素，剂量如下：第一天口服阿奇霉素 20 mg/kg，随后连续 4 天口服阿奇霉素 10 mg/kg。对于慢性萎缩性肢端皮炎患者，应口服阿莫西林 25 ～ 50 mg/（kg·d），或静脉注射头孢呋辛 50 ～ 100 mg/（kg·d），疗程为 3 周。

儿童莱姆病的神经系统表现为周围性面瘫和浆液性脑膜炎，建议使用头孢曲松，治疗由脑膜炎或颈椎病引起的急性神经系统疾病，日常静脉注射头孢曲松，75 ～ 100 mg/（kg·d），最大剂量为 2g/d；或者使用头孢他啶，150 ～ 200 mg/（kg·d），分 3 ～ 4 次静脉注射，最大剂量为 6 g/d，持续 2 ～ 4 周。对于肾功能正常的儿童，另一个替代方案是静脉注射青霉素 20 万 ～ 40 万 U/（kg·d），最大剂量为 1800 万 ～ 2400 万 U/d，每隔 4 小时分开注射。对于周围性面瘫的儿童患者推荐静脉注射头孢呋辛 50 ～ 100 mg/（kg·d），疗程为 2 周。神经系统病变早期治疗疗效明显，而晚期治疗不起作用。

儿童莱姆病的关节表现为关节痛、急性关节炎、慢性关节炎，绝大部分受累关节是单侧或双侧膝关节。具有关节炎和神经系统客观证据的儿童莱姆关节炎患者建议给予头孢曲松 75 ～ 100 mg/（kg·d），最多 2 g/d，或头孢噻肟 50 ～ 200 mg/（kg·d），分 3 ～ 4 次静脉注射，最多 6 g/d，疗程 2 ～ 4 周。对于肾功能正常的儿童，另一个替代方案是静脉注射青霉素 20 万 ～ 40 万 U/（kg·d），最多 1800 万 ～ 2400 万 U/d，每 4 小时给予 1 次。

对于间歇性或慢性关节炎的儿童，建议口服阿莫西林 25 ～ 50 mg/（kg·d），或静脉注射头孢呋辛 50 ～ 100 mg/（kg·d），疗程为 3 周。

五、孕妇莱姆病的治疗

多西环素等四环素类抗生素除了可导致恶心、呕吐、腹痛、腹泻等消化系统不良反应和变态反应外，还可致肝毒性，通常为肝脂肪变性，孕妇、原有肾功能损害的患者易发生肝毒性；并且，还能与新形成的骨、牙齿中所沉淀的钙结合，致牙釉质发育不全、棕色色素永久性沉着，抑制婴儿骨骼发育，故孕妇、哺乳妇女和 8 岁以下儿童禁止服用。

莱姆病的孕妇患者，除了禁用多西环素之外，其各种临床表现治疗方案均与正常成年人相应的治疗方案相同。

第五节 预防与控制措施

一、宏观防控措施

1．加强组织领导 强化各级爱国卫生运动委员会组织、协调、宣传与监督控制蜱害的功能，进一步提高干部、群众和广大官兵对蜱害综合治理重要性、必要性和可行性的认识，并在国家重点林区和农牧区创建蜱害综合治理的示范区，以全面推动防蜱活动。

2．建立监测网络 有关单位应进一步加强蜱害种类、数量、分布等种群、亚群落生态学和物候学等长期定位监测的调查研究工作，建议有关部门增加研究资金投入，加强联合攻关的组织协调工作。

3．纳入政府规划 把蜱害综合治理纳入我省各级政府经济建设规划，并制定相应的法规，以保障综合治理的顺利实施。

4．做好科普宣传 有关部门通过电视台、广播、报纸、板报、宣传册和杂志进行教育、宣传，办短期莱姆病培训班，提高广大临床医务工作者的诊治水平和卫生防疫人员的综合治理水平；亦可在相关社区和人群中办科普教育讲习班，使广大群众对莱姆病预防措施了解、熟悉和掌握，为莱姆病的群防群治奠定基础。

5．加强国境口岸的防控 虽然国家质量监督检验检疫总局 2005 年制定和颁布了《国境口岸莱姆病监测规程》（SN/T 1638—2005）以利于发现和处理传染源，但公众认知程度不高，为此病的防治带来一定困难。对黑龙江口岸莱姆病的流行病学特点的研究表明，在传染源方面，口岸两国均有传染源存在，且发病率较高。在传播途径方面，黑龙江省莱姆病的主要宿主动物是鼠，经火车、汽车、船只传入境内。在预防方面，各级各类口岸应做好联防工作，加强疫情监测；检验检疫机构认真履行职责，切实做好出入境交通工具的鼠媒控制工作；各口岸加强卫生监督管理工作。

二、多层次防护策略

1．集体防护

（1）对宿主动物与传染源的措施：莱姆病病原体的宿主动物种类比较广泛，分布也比较复杂，很难将其一举消灭。因此，对莱姆病传染源的措施重点在于改变环境，从生态学方面影响野生动物、家畜和小型啮齿动物的分布，以控制其传染。加强灭鼠，鼠类是莱姆病的重要宿主，人的驻地容易吸引鼠类，因此，应特别注意清洁整齐，防止鼠侵入，可应用挖洞、凿洞、药物毒杀及饲养家猫等方法捕杀鼠。捕鼠方法较多，一般归纳为器械灭鼠、毒饵灭鼠、熏蒸灭鼠、生物灭鼠和生态灭鼠，这些方法至今仍为民间所采用。控制家犬，消灭野狗，在牧区尽量做到不养或少养牧羊犬，在城镇养犬热不宜过高，要经常降温，做好预防接种，禁止流行区的狗流入非流行区；牧区的野狗常成群流窜到住区附近觅食，危害甚大，必须动员群众积极防范或捕杀。积极治疗病畜，对家畜必须严格管理，尽量做到登记编号和定期检查莱姆病血清抗体，对已患莱姆病的家畜可给予大剂量抗生素治疗。

（2）切断传播途径

- 环境治理：应对驻地及其周围清除杂草，使蜱无栖身之地，也使鼠类难以荫蔽。一般在住区以外 10～20 m 范围铲除杂草或用化学除莠剂消灭草丛，清扫树、草落叶和腐败物，破坏蜱类的栖息场所。应尽量铲除林区主要通路两旁的杂草，使通路加宽，以免人畜通过时在草上待机的蜱侵袭于人畜。
- 家畜管理：为达防蜱的目的可在家畜的耳、颈、腹部，尤其是四肢靠近腹面的部位涂搽驱避剂。家畜圈舍、牛栏、马厩、鸡舍均应离开住房 10～20 m，修砌在另外地方，禁止人与家畜、家禽在同一院子生活。尤其家犬不能进入人的住室。
- 柴草管理：刚刚砍来的柴草应放在户外指定地点晾晒一段时间，不可直接堆放于厨房内，以免将蜱随柴草带进房间。
- 加强屠宰场的科学管理：在莱姆病流行区对屠宰场、肉食加工、运输和出售环节必须实行严格的卫生监督。
- 加强血源管理：对流行区及有疫区接触史的人群献血者应做莱姆病检查，血清抗体阳性者不能作为供血者。
- 做好杀蜱灭蜱工作：控制蜱密度，这是切断莱姆病传播途径的重要环节。

（3）提高人群抵抗力：人群对伯氏疏螺旋体普遍易感。锻炼身体、增强体质，是提高抗莱姆病能力的有效措施之一。

2. 个人防护

（1）控制蜱与人接触的机会：当穿过有蜱类栖息的狭窄有限的地段时宜疾步快行、迅速通过，切勿东张西望、徐缓挪步，尽量缩短蜱类与人接触的时间。

（2）检查人体有无蜱的侵寄：在野外进入无蜱或少蜱地段后，应即休息一下，并在原地先行检查外衣、内衣有无蜱类附着；身体外露部位有无蜱类爬动或侵寄，如发现有蜱，当即取下用药物杀灭（切勿直接用手捏破或弄碎）。

（3）警防蜱类叮咬：确需在蜱类栖息环境休息时，选一避鼠穴和见不到蜱类在活动的安全地点并保持戒备状态，如发现蜱类爬来，随时警防蜱类叮咬。

（4）穿戴防护服：较长时间在蜱类栖息生境停留或从事野外作业时，护林员、林业工人、放牧人员、旅游人群、地质勘探、生物学野外考察人员、中草药采者，在山区、林牧副业、天文、气象观测点、雷达监视站、边防侦察巡逻、孤立据点等各领域从事各种野外活动人员，有条件时可着五紧防护服，即衣服的袖口、领口、裤脚等部位缝有松紧带或拉链的特制防护服装，也可用改装的工作服或防疫服代替。无类似装备条件而穿普通衣服时，应把袖口、裤脚扎紧，将袜筒套在外面；改穿长筒白布袜并穿长靴或高腰靴也有防护作用。衣、鞋、袜经药物处理后能增加防护作用。

（5）选好地形休息：在作业场地或疫区必须休息时，避开蜱类活动的微小生境，如林间草地、林缘灌丛，家畜、兽类通行的小径，野生大小哺乳动物的洞穴、鸟类巢窝附近等地。脱下的衣帽最好挂在大树较高枝杈上，可用腰带捆绑好挂在绳索或铁丝上。

（6）互相检查：在野外疫区从业，工间休息或收工时要互相检查身体和衣服上有无蜱类，要仔细察看衣服缝、皱褶处、口袋兜、翻领及围在颈部的毛巾等。脱去内衣或掀开内衣认真检查蜱类多侵寄的部位，如头发、两耳、颈项、腋下、毛多及易汗湿的多皱褶部位，方便时也要检查腹股沟、腰背下区和腿部。在多蜱生境活动过程中应每小时检查 1 次，野外作业结束时最好设检蜱站，且只有检蜱站经彻底检查无蜱后才能回到宿舍或住处。要求午休时、晚上就寝之前都养成检蜱习惯。

三、药物防制

1. 室内表面药物喷洒处理

（1）处理靶标：地板、地面、墙壁低洼处、门窗框、墙缝、裂隙及其他可处理的日常用具表面等。

（2）适合的药物和应用剂量：5%DDT、西维因、3%氯丹、倍硫磷、2%马拉硫磷、皮蝇磷、1%二溴磷、0.5%林丹、狄氏剂、二嗪磷（二嗪农）。通常剂型为油剂、水乳剂及粉剂等。

2. 户外区域药物喷洒处理

（1）处理人、畜经常与其接触的蜱类栖息活动场所：如家屋房舍周围、宿营地帐篷附近、林中作业区段、旅游地风景区、路旁、小径、兽迹等。

（2）适合的药物和应用剂量：适于地面和航空喷洒的有 DDT、毒杀芬、西维因、氯丹、杀虫畏、乐果、二溴磷、倍硫磷等。每公顷（1公顷=0.01平方千米）的剂量均为 2.24 kg。

3. 对家栖动物及厩舍的喷洒处理 对家畜体表进行直接喷洒时应配制混悬液、水乳剂等，液体比粉剂更易于透过畜毛，使用也方便；对畜舍处理，剂型并不很重要；用于药浴，最好使用水剂或水乳剂。

4. 使用驱避剂 使用驱避剂是加强个人防护的措施之，在一些不适于喷洒处理或药物处理环境无效的情况下，也可采用驱避措施。当今广泛使用的驱避剂有避蚊胺、避蚊酮、驱蚊酯、驱蚊醇等，对蜱类驱避效果显著者为避蚊胺和避蚊酮。

四、莱姆病疫苗

从理论上说，莱姆病最有效的预防措施是接种有效的疫苗。科学家 1981 年分离出疏螺旋体。1989 年发现并克隆出疏螺旋体外膜蛋白 OspA，1989—1990 年在许多慢性莱姆病患者体内发现 OspA 抗体。1990 ~ 1992 年动物研究表明鼠接种 OspA 可预防莱姆病。1995 年临床试验表明莱姆病患者接种莱姆病疫苗安全而有效。1998 年 FDA 批准了第一个莱姆病疫苗，命名为 LYMErix。疫苗的销售量已经自 1999 年疫苗首次进入市场的 550 万剂下降到 2001 年的 1 万剂。2002 年由于市场需求下，葛兰素史克（GSK）公司宣布将疫苗退出市场。目前市场上无莱姆病疫苗。

尽管上述第一代莱姆病疫苗并不完美，有效率约为 80%，且需要加强注射接种。这种重组外膜表面蛋白 A 疫苗于第 0、1 和 12 个月接种 3 剂，用于 15 ~ 70 岁高危人群预防莱姆病的免疫。高危人群是在有大批伯氏疏螺旋体感染蜱出没的草原或林区生活、工作或旅游的群体。但是莱姆病流行地区的人接种莱姆病疫苗还是非常重要的。

（吴 俣 梁万年）

参考文献

[1] 李兰娟，任红．传染病学．9 版．北京：人民卫生出版社，2018．

[2] 宝福凯，柳爱华．莱姆病：基础与临床．北京：科学出版社，2017．

[3] Schoen RT．Lyme disease：diagnosis and treatment．Current Opinion in Rheumatology，2020，32（3）：1．

[4] Sanchez JL．Clinical manifestations and treatment of lyme disease．Clinics in Laboratory Medicine，2015，35（4）：765-778．

[5] Schoen RT．Challenges in the diagnosis and treatment of Lyme disease．Current Rheumatology Reports，2020，22（1）：3．

[6] Hengge UR，Tannapfel A，Tyring SK，et al．Lyme borreliosis [J]．Lancet Infectious Diseases，2003，3（8）：489-500．

[7] Marques AR．Lyme disease：a review [J]．Current Allergy and Asthma Reports，2010．10（1）：13-20．

[8] Fang LQ，Liu K，Li XL，et al．Emerging tick-borne infections in mainland China：an increasing public health threat．The Lancet Infectious Diseases，2015，15（12）：1467-1479．

[9] 郝琴．莱姆病的流行现状及防制措施．中国媒介生物学及控制杂志，2020，31（06）：639-642．